"十三五"卫生高等职业教育校院合作"双元"规划教材

供护理、助产及相关专业用

护理伦理与法规

主 编

许丽红　张建英

副主编

颜小芬　王小丽　刘　琼

编　委　（按姓名汉语拼音排序）

陈雅容（广州卫生职业技术学院）　　　王小丽（惠州卫生职业技术学院）

贺冰心（湖南环境生物职业技术学院）　许丽红（广州卫生职业技术学院）

李靖萍（大理护理职业学院）　　　　　颜小芬（漳州卫生职业学院）

林斌松（漳州卫生职业学院）　　　　　张建英（大理护理职业学院）

刘　琼（湖南环境生物职业技术学院）　张翔堂（惠州卫生职业技术学院）

罗莉红（曲靖医学高等专科学校）

北京大学医学出版社

HULI LUNLI YU FAGUI

图书在版编目（CIP）数据

护理伦理与法规 / 许丽红，张建英主编 . —北京：北京大学医学出版社，2019.12（2024.12 重印）
ISBN 978-7-5659-2079-0

Ⅰ.①护… Ⅱ.①许…②张… Ⅲ.①护理伦理学 - 教材 ②卫生法 - 法规 - 中国 - 教材 Ⅳ.① R47-05 ② D922.161

中国版本图书馆 CIP 数据核字（2019）第 238942 号

护理伦理与法规

主　　编：许丽红　张建英

出版发行：北京大学医学出版社

地　　址：（100191）北京市海淀区学院路 38 号　北京大学医学部院内

电　　话：发行部 010-82802230；图书邮购 010-82802495

网　　址：http://www.pumpress.com.cn

E - m a i l：booksale@bjmu.edu.cn

印　　刷：北京瑞达方舟印务有限公司

经　　销：新华书店

责任编辑：刘云涛　　责任校对：靳新强　　责任印制：李　啸

开　　本：850 mm×1168 mm　1/16　印张：12.25　字数：348 千字

版　　次：2019 年 12 月第 1 版　2024 年 12 月第 7 次印刷

书　　号：ISBN 978-7-5659-2079-0

定　　价：30.00 元

　　《国务院办公厅关于深化医教协同进一步推进医学教育改革与发展的意见》要求加快构建标准化、规范化医学人才培养体系，全面提升人才培养质量。明确指出要调整优化护理职业教育结构，大力发展高职护理教育。《国家职业教育改革实施方案》指出要促进产教融合育人，建设一大批校企"双元"合作开发的国家规划教材。新时期的护理职业教育面临前所未有的发展机遇和挑战。

　　高质量的教材是实施教育改革、提升人才培养质量的重要支撑。为深入贯彻《国家职业教育改革实施方案》，服务于新时期高职护理人才培养改革发展需求，北京大学医学出版社在教育部、国家卫生健康委员会相关机构和职业教育教学指导委员会的指导下，经过前期广泛调研、系统规划，启动了这套"双元"数字融合高职护理教材建设。指导思想是：坚持"三基、五性"，符合最新的国家高职护理类专业教学标准，结合高职教学诊改和专业评估精神，突出职业教育特色和专业特色，与护士执业资格考试大纲要求、岗位需求对接。体现以人为本、以患者为中心的整体护理理念，强化技能训练，既满足多数院校教学实际，又适度引领教学。实践产教融合、校院合作，打造深度数字融合的精品教材。

教材的主要特点如下：

1. 全国专家荟萃

　　遴选全国近 40 所院校具有丰富教学经验的骨干教师参与建设，力求使教材的内容和深浅度具有全国普适性。

2. 产教融合共建

　　吸纳附属医院或教学医院的临床护理双师型教师参与教材编写、审稿，学校教师与行业专家"双元"共建，保证教材内容符合行业发展、符合多数医院护理实际和人才培养需求。

3. 双重专家审定

聘请知名护理专家审定教材内容，保证教材的科学性、先进性；聘请知名职教专家审定教材的职教特色和规范。

4. 教材体系完备

针对各地院校课程设置的差异，部分教材实行"双轨制"。如既有《正常人体结构》，又有《人体解剖学》《组织学与胚胎学》；既有《护理学基础》，又有《护理学导论》《基础护理学》，便于各地院校灵活选用。

5. 职教特色鲜明

结合护士执业资格考试大纲，教材内容"必需、够用，图文并茂"。以职业技能和岗位胜任力培养为根本，以学生为中心，贴近高职学生认知，采用布鲁姆学习目标，加入"案例/情景""知识链接""小结""实训""自测题"等模块，提炼"思维导图"。

6. 纸质数字融合

将纸质教材与二维码技术相结合，融PPT、图片、微课、动画、护理技能视频、模拟考试、护考考点解析音频等于一体，实现了以纸质教材为核心、配套数字教学资源的融媒体教材建设。

本套教材的组织、编写得到了多方面大力支持。很多院校教学管理部门提出了很好的建议，职教专家对编写过程精心指导、把关，行业医院的临床护理专家热心审稿，为锤炼精品教材、服务教学改革、提高人才培养质量而无私奉献。在此一并致以衷心的感谢！

本套教材出版后，出版社及时收集使用教材院校师生的质量反馈，响应《关于推动现代职业教育高质量发展的意见》，按职业教育"岗课赛证"融通教材建设理念及时更新教材内容；对照《高等学校课程思政建设指导纲要》《职业教育教材管理办法》等精神要求，自查自纠、深入贯彻课程思政教学要求，更新数字教学资源；力争打造培根铸魂、启智增慧，适应新时代要求的精品卫生职业教育教材。

希望广大师生多提宝贵意见，反馈使用信息，以臻完善教材内容，为新时期我国高职护理教育发展和人才培养做出贡献！

"十三五"卫生高等职业教育校院合作"双元"规划教材审定委员会

湛蓝天空映衬昆明湖碧波粼粼，湖畔长廊蜿蜒诉说历史蹉跎，万寿山风清气爽，昂首托起那富贵琉璃的智慧海、吉祥云。护理融有科学、技术、人文及艺术特质，其基本任务是帮助人维持健康、恢复健康和提升健康水平。护士被誉为佑护健康与生命的天使。在承载这崇高使命的教育殿堂，老师和学生们敬畏生命、善良真诚、严谨求实、德厚技精。

再览善存之竖版护理教材——《护病新编》（1919年，车以轮等译，中国博医会发行），回想我国护理教育发展历程，尤其20世纪80年代以来，在护理和教育两个领域的研究与实践交汇融合中，护理教育经历了"医疗各科知识＋护理、各科医学及护理、临床分科护理学或生命周期分阶段护理"等三个阶段。1985年首开英护班，1991年在卫生部相关部门支持下，成立全国英护教育协作会，从研究涉外护理入手，进行护理教育改革；1989年始推广目标教学，建立知识、技能、态度的分类目标，使用行为动词表述，引导相应教学方法的改革；1994年开始推进系统化整体护理；1997年卫生部颁布护理专业教学计划和教学大纲，建构临床分科护理学课程体系，新开设精神科护理、护士礼仪等六门课程。2000年行业部委院校统一划转教育部管理，为中高职护理教育注入了现代职业教育的新鲜"血液"。教育部组织行业专家制定了专业目录，将护理专业确定为83个重点建设专业之一，并于2003年列入教育部技能型紧缺人才培养培训工程的4个专业之一，在国内首次采用了生命周期模式，开始推进行动导向教学；2018年高职护理专业教学标准（征求意见稿）再次采纳了生命周期模式。客观地看，在一个历史阶段，因为教育理念和教学资源等差异，院校可能选择不相同的课程模式。

当前，全国正在落实《"健康中国2030"规划纲要》和《国家职业教育改革实施方案》，在人民群众对美好生活的向往和护理、职业教育极大发展的背景下，护理教育教学及教材的改革创新迫在眉睫。北京大学医学部是百余年前中国政府依靠自己的力量开办的第一所专门传授现代医学的国立学校，历经沧桑，文化厚重，对中国医学事业发展有着卓越贡献。北京大学医学出版社积极应对新时期、新任务和新要求，组织全国富有教学与实践经验的资深教师和临床专家，共同编写了本套高职护理专业教材，为院校教改与创新提供了重要保障。

教材支撑教学，辅助教学，引导学习。教学过程中，教师需要根据自己的教学设计对教材进行二次开发。现代职业教育不是学科化课程简版，不应盲目追求技术操作，不停留在零散碎片的基本知识或基本技能的"名义能力"层面，而是从工作领域典型工作任务引导学习领域课程搭建，以工作过程为导向，将知识和操作融于工作过程，通过产教融合和理实一体，系统地从工作过程出发，延伸到工作情境、劳动组织结构、经济、使用价值、质量保证、社会与文化、环境保护、可持续发展及创新等方面，培养学生从整体角度运用相对最佳的方法技术完成工作任务。这些职业教育需达成的基本能力维度与护理有着相近的承载空间，现代职教理念和方法对引导我国护理教育深化与拓展具有较大的意义。

本套教材主编、编者和出版社老师们对课程体系科学建构，教学内容合理组织，字里行间精心雕琢，信息技术恰当完善。本套教材可与情境教学、项目教学、PBL、模块教学、任务驱动教学等配合使用。新技术的运用丰富了教学内容，拓展了学生视野，强化了教学重点，化解了教学难点，提示了护考要点，将增强学生专业信心，提高学生学习兴趣。

教材与教学改革相互支撑，相辅相成，它们被人类社会进步不断涌现的新需求、新观念、新理论、新方法、新技术引导与推动，永远不会停步。它是朝阳，充满希望；是常青树，带给耕耘者硕果累累。

　　"三分治疗，七分护理"，护理工作是医疗工作的重要组成部分，在医疗卫生事业的发展中发挥着不可替代的作用。护士在实践工作中，由于工作性质、工作情境及服务对象的特殊性和复杂性，有时很难分辨医疗行为或事件的正确与错误、合法与非法。随着我国社会经济、文化迅速发展，人们对自身的健康需求和法律维权意识不断增强，护士在实践工作中所涉及的伦理与法律问题日益增多。因此，学习有关伦理与法律知识，可以使护士了解与自身工作密切相关的各种伦理与法律规范，正确认识自己在护理工作中应该遵守的护理行为规范、享有的权利及承担的义务，以法律的手段有效维护服务对象及自身的权利，避免伦理及法律纠纷的发生，提高护理工作质量，增进社会和谐，为促进我国卫生事业的发展做出应有的贡献。

　　《护理伦理与法规》主要由护理伦理和卫生法律法规两部分构成，以培养护理人员的伦理与法规观念为目标。本教材的特色之一是案例先导。通过案例导入并提出问题引发学生的思考，然后进一步引出理论阐述，使学生能够将护理伦理与法规的学习与护理实践结合起来，这不仅能够激发其学习兴趣，还能让其体会到伦理与法规的职业素养对护理技术工作的重要性，改变其重技轻德的观念。特色之二是数字资源拓展。每个章节均拓展了相关知识及最新的研究，以二维码数字资源及知识链接的方式插入，增加了教材的容量，拓展了学生的知识面。特色之三是考点标注及习题辅助。护理伦理、法律法规是护士执业资格考试的内容之一，为帮助学生掌握知识点，教材将考点作了标注，并在章后辅之相应习题，帮助学生学习与记忆。

　　本教材的编写在北京大学医学出版社的支持下，由广州卫生职业技术学院、大理护理职业学院、漳州卫生职业学院、湖南环境生物职业技术学院、惠州卫生职业技术学院的教师共同完成。其中，第一章、第九章由许丽红编写；第二章、第三章由张建英编写；第四章由贺冰心编写；第五章由王小丽编写；第六章、第七章由颜小芬编写；第八章由李靖萍编写；第十章由罗莉红编写；第十一章由陈雅容编写；第十二章由刘琼编写；第十三章由林斌松编写；第十四章由张翔堂编写。在此，对这些单位的支持与协助表示衷心的感谢，对各位编者的努力与付出表示感谢。

在《护理伦理与法规》的编写中，我们广泛吸收了近年来国内外医学伦理学与法规及护理伦理与法规教学和科研的成果，援引了以往一些教材、著作的某些论述，由于篇幅所限，未一一列举出处，在此，对《护理伦理与法规》引用了内容的作者致以衷心的感谢。

由于水平有限，加之编著时间仓促，本书错漏和不足之处在所难免，恳请专家、同行和广大读者批评指正。

许丽红

二维码资源索引

目 录

第一章

绪 论

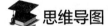

思维导图

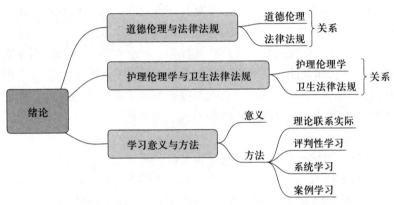

学习目标

1. 说出道德、伦理的关系，了解学习本课程的意义。
2. 阐述护理伦理学与法律法规的关系。
3. 概述本课程学习的方法。

第一节　道德伦理与法律法规

案例 1-1　　　一产妇剖宫产后第六天，医生认为没什么异常，说周一可以出院。周日，其丈夫和婆婆与产妇商量后想当天出院回家，因医生不在，其丈夫和护士商量能否先行回家，等周一再回来办出院手续。护士说不可以，得把钱结清。产妇丈夫说周末医院不结账，而且账户中还有余额，足够支付本次医疗费用。护士不让产妇走，便把孩子抱到了另一个房间，产妇想抱回自己的孩子，护士不给，遂和护士争吵起来。

　　问题： 1. 该护士的做法是否存在伦理道德方面的问题？为什么？

　　　　　　 2. 护士的做法是否存在法律方面的问题？为什么？

　　　　　　 3. 如果你是这个护士，你会怎么做？

下载资源：
案例 1-1 解析

1

随着社会的进步，人们生活和文化水平的提高，患者对保护自己就医的权利意识逐步增强，对医疗护理质量、服务态度、医疗护理安全等方面的要求越来越高。同时，护士在实践工作中，由于工作情境及服务对象的特殊性和复杂性，有时很难分辨行为或事件的正确与错误、合法与非法。护理人员稍有不慎或者违反操作规程，就会引起患者的不满和投诉，造成护患之间的矛盾、纠纷，甚至是法律纠纷。而护士在这种氛围中工作，一方面要维护患者生命健康，另一方面要同时维护自身的权益，保障自己的人身安全。这就带来了令人困惑甚至两难的问题，而这些问题的解决要求护理人员必须具备良好的伦理修养和法律意识，以正确判断并妥善处理各种伦理和法律问题，保护护患双方的合法权益，促进护理事业的发展。本章简要介绍伦理与法律的基本概念、二者之间的关系，同时指出学习护理道德伦理与卫生法律法规的意义和方法。

一、道德与伦理

（一）道德

"道"的原意为"路"，后逐渐引申为事物运动、变化和规则、规律，"德"则表示人们对"道"的认识并使其内化为情感信念，且在行为上有所表现。荀子在《劝学篇》中指出"故学至乎礼而止矣，夫是之谓道德之极"，即学习的目的就是为了达到"礼"，这是道德的最高境界。这里"礼"就是指社会规范和行为准则。实际上，社会规范和行为准则是人在劳动分工过程中，意识到自己的存在和利益，还意识到他人及社会的存在和利益。个人与他人、个人与社会的关系是否和谐，取决于个人与他人、个人与社会利益关系的协调程度，而协调这些关系的行为规范就是道德。也就是说，道德是调整人与人、人与社会以及人与自然之间关系的行为规范的总和。

道德作为一种特殊的社会意识形态，它是由经济关系决定的，它以善与恶、荣与辱、正义与非正义等作为评价标准，通过社会舆论、个体的内心信念和传统习俗来维系。如果有人违反道德，不会有哪个人或机关强制其承担责任，但他内心的不安和社会舆论的压力会让他为自己的行为付出相应的代价。

道德广泛涉及人们的生活、家庭、工作等各个层面。本书主要探讨护理职业道德，即从事护理工作的人需要遵守的道德规范。

> ➤ **考点**：道德的评价标准和维系方式。

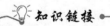 **知识链接**

道德的功能

道德具有认识功能（cognitive function）和调节功能（adjusting function）。道德的认识功能是指道德可以通过善恶观念来能动地反映社会现实，特别是反映社会经济基础的客观要求，从而使人们认识道德必然性和各种利益关系，了解个人在社会中的地位和应承担的责任等。道德的调节功能是指道德能够通过教育、评价、命令、指导、激励、惩罚等方式来调节、规范人们的行为，调节社会关系。

（二）伦理

汉语"伦理"一词，最早见于《礼记·乐记》："乐者，通伦理者也"。《说文解字》解释说："伦，从人，辈也，明道也；理，从玉，治玉也"。在这里，"伦"即人伦，指人的血缘辈分关系，即人与人之间的关系；"理"即治玉，指整理玉石的纹路，引申为事物的条理、道理和规则；"伦理"就是人们处理相互关系应遵循的道理和规则。

（三）道德与伦理的关系

道德和伦理是既相联系又相区别的两个相关联的概念。首先它们是相互联系的，即道德是伦理的根源，伦理是道德现象的概括，是道德现象的系统化和理论化。因而在有些时候，道德与伦理被人们混同使用。其次两者又有区别，一是道德侧重于实践，反映道德活动或道德活动主体自身应当遵守的行为，更强调内在操守方面，是主观的，属于自律；而伦理一般侧重于理论，反映人伦关系以及维持人伦关系所必须遵守的规则，是客观的，属于他律。二是道德是具体的，个别的，特殊的；伦理是抽象的、共性的、普遍的。三是道德是对人们行为境界的表达，而伦理则是对人们行为理由的说明。

二、法律法规

（一）法律

法律作为一种特殊的社会规范，是在人类进入阶级社会以后出现并不断发展的。根据我国法学界解释，法律是由国家制定或认可并依靠国家强制实施的，反映特定社会生活条件所决定的统治阶级意志，规定权利和义务，以确认、保护和发展有利于统治阶级的社会关系和社会秩序为目的的行为规范体系。

就我国现行法律来说，"法律"有广义和狭义之分。广义的法律是指法律的整体，包括作为根本法的宪法，全国人民代表大会及其常务委员会制定的法律，国务院制定的行政法规，中央军事委员会制定的军事法规，地方国家权力机关制定的地方法规，民族自治地方人民代表大会制定的自治条例和单行条例，以及国务院部门规章和地方政府规章等。狭义的法律仅指全国人民代表大会及其常务委员会制定的法律。在社会生活中，人们所讲的法律通常指广义的法律。法律具有指引、预测、评价、教育、强制等重要作用。

（二）法规

法规是法令、条例、规则、章程等法定文件的总称，它是指国家权力机关制定的规范性文件，如国务院制定的行政法规，地方国家权力机关制定的地方法规，从内容和形式上来说，法规比法律更加具体，是法律的一部分。

法律与法规是相互联系的，他们都是依靠国家的强制力量来保障实施，都反映了统治阶级的意志。但两者又是有区别的，一是两者的地位和效力不同，法律的地位和效力高于法规；二是制定的主体不同，法律由全国人民代表大会及其常务委员会来制定，而法规由国家行政机关制定。

三、道德伦理与法律法规

道德伦理与法律法规的关系实质上就是道德与法律的关系。道德与法律都是调整社会关系和规范社会行为的基本准则，各自发挥着不可替代的作用，两者既对立又统一，既相辅相成又相互区别。

（一）道德与法律的联系

1. 目的相同　道德与法律均属上层建筑，同受经济基础的制约，都具有一定的独立性、历史性，都是为了维护统治阶级的利益服务，也是调整社会关系的重要手段。法律要求的是最低限度的标准，因而法律是最低限度的道德；法律能使道德力量发挥到最大限度，因而也是最高限度的道德。

2. 内容上有相同　法律是以道德为基础的，法律将部分道德规范转变为法律规范。凡是法律所禁止和制裁的行为，也是道德所禁止和谴责的行为；凡是法律所要求和鼓励的行为，也是道德所培养和倡导的行为。例如，在护士伦理守则里面，要求护士尊重、关爱患者；我国《护士条例》也明确规定，护士有义务尊重、关心爱护患者，保护患者的隐私。

3. 道德与法律在功能上相辅相成　道德与法律同属于社会精神文明范畴，都是调整社会关系的途径。道德是法律的基础，法律是道德的屏障。法律的实施是个惩恶扬善的过程，不但有助于人们法律意识的形成，同样也可以促进道德教化；执法者职业道德的提高，守法者法律意识、道德观念的加强，也可促进司法和执法的公正。

（二）道德与法律的区别

道德与法律在产生条件、表现形式、强调内容和评价标准等方面相互区别，在某些特殊情况下甚至相互对立。

1. 产生的条件不同　法律的产生以国家的形成为前提条件，没有国家就没有法律。而道德则不以国家的产生为前提，早在原始社会就已经有了道德的存在。法律随着国家的产生而产生，也随着国家的消亡而消亡。在法律消亡之后，道德依然存在。

2. 表现形式不同　法律是以"国家意志"形式出现的，表现在权力机关所制定的宪法、法律、法规、决议、条例、指示等规范性文件中，具有强制性；道德则是以"社会意志"形式出现的，作为"社会意志"，它有多种多样的表现形式，如医务道德、政治道德、商业道德、社会舆论、社会公约等，违反道德规范的后果是行为人要受到社会舆论的谴责，以及行为人自身的自责内疚、忏悔。

3. 强调内容不同　法律强调权利与义务，以权利为本位，认为权利与义务是对等的；而道德主要强调义务，以义务为本位，提示人们应该做什么。

4. 评价标准不同　道德评价以善、恶作为标准，即道德行为或不道德行为；法律法规则以法律条文为标准，要么合法，要么不合法。

第二节　护理伦理学与卫生法律法规

案例 1-2　李某因感冒到某医院就诊。青霉素皮肤试验结束后，甲护士认为针眼处皮肤红肿不能注射，于是又找来两位护士，其判断结果为"阴性"并输液。输液 10 min 后，李某诉头痛、发冷。护士随即向医生汇报，医生询问症状后随即开了安痛定肌内注射。在输液结束后回家的路上，李某感觉身体极为不适，立即返回该院门诊找护士长。护士长说："青霉素过敏，先交两小时吸氧费。"当时李某丈夫见缴费队伍长一时无法缴费，要求先吸氧后补缴费，护士长开始坚决不同意，后来在周围患者的指责下才勉强同意。遗憾的是李某最终因抢救无效死亡。

问题： 你认为该案例中护士应该承担责任吗？你得到什么启示？

下载资源：
案例 1-2 解析

护理伦理学是由护理学与伦理学相结合而形成的一门交叉学科，既是伦理学的一个分支，又是护理学的有机组成部分。而卫生法律法规则是卫生学与法律法规的有机结合。

一、护理伦理学

护理伦理学是研究护理职业道德的科学，是运用一般伦理学原理去解决护理科学发展中，特别是护理实践中护理人员与他人、护理人员之间、护理人员与社会之间关系的护理道德意识、规范和行为的科学，也是研究护理人员在为患者、为社会提供服务过程中应当遵循的道德原则和规范的科学。

二、卫生法律法规

卫生学与法律法规的有机结合形成了卫生法律法规。目前学术界对卫生法律法规的概念表述不尽一致，多数观点认为，卫生法律法规是由国家制定和认可、由国家强制力保证实施的，调整和保护人体生命健康权益，并规范与人体生命健康相关活动中形成的各种社会法律规范的总称。卫生法律法规是中国社会主义法律体系的组成部分，是国家意志和利益在卫生领域的具体体现，它规定了公民在医学发展和保护人体健康的实践中的各种权利与义务，调整、确认、保护和否定各种卫生法律关系和医疗卫生程序，为国家开展科学的卫生管理提供了法律依据和保障。卫生法律法规的实施目的是保护和促进人民健康，促进卫生事业的发展。

三、护理伦理学与卫生法律法规的关系

护理伦理学与卫生法律法规都是以调整护理实践中人们相互关系为目的的行为规范。二者的共同目的就是在协调人们关系的基础上，使得护理工作能在伦理与法律约束和保护的前提下顺利进行，更好地维护广大人民的健康利益和社会秩序。因而，护理伦理与卫生法律法规一方面相互渗透、彼此包涵，即卫生法律法规包含有护理伦理的内涵，护理伦理又包含卫生法律法规的要求；另一方面，二者又相互作用、彼此补充，护理伦理为卫生法律法规的先导，卫生法律法规是护理伦理的依靠。一般情况下，护理伦理观念的普及与宣传是为了更好地贯彻和执行卫生法律法规，卫生法律法规的制定则是为了更好地促使人们选择合乎护理伦理的行为。

护理伦理学与卫生法律法规又有明显的区别。第一，研究对象不同。护理伦理是以护理实践中的职业伦理为研究对象，卫生法律法规则是以卫生领域中的法律规范为主要研究对象。第二，适用范围不同。护理伦理主要适用于所有社会护理职业的所有方面；卫生法律法规则主要适用于违法者，而且只存在于阶级社会。第三，作用形式不同。护理伦理主要是靠社会舆论、内心信念和传统习惯来维持的。多数情况下，护理伦理通过护理人员对某种伦理观念的接受，转化为其个人的内在需求而在护理实践中自觉遵守；卫生法律法规则主要依靠强制手段加以贯彻。只要有违法的护理行为，它就要以不同的处罚方式强行制止一切损害人们健康的行为。因而，卫生法律法规是培养和传播护理伦理的有力武器，护理伦理则是维护和实施卫生法律法规的有效基础。

正因为如此，护理人员要做好护理工作，一方面必须懂得护理伦理知识，另一方面必须懂得卫生法律法规知识。只有这样，才能在护理伦理与卫生法律法规指导下，顺利地完成护理任务，更好地维护患者的利益，同时也就实现了自己的人生价值。

第三节　学习护理伦理与法律法规的意义与方法

> **案例 1-3**　一个农民病重，东拼西凑借了些钱，到他认为"水平最高"的县医院挂了个专家号。专家看了检查报告，就说："你来晚了""没救了""回家吧"。患者很难受，央求医生说："大夫，您给看看还有没有其他办法，求求您了。"可医生接下来说："你早干什么去了？"患者当场就站不起来了。
>
> **请问**：该医生的做法是否存在伦理道德方面的问题？为什么？

一、学习护理伦理与法律法规的意义

（一）提高护理人员的伦理修养和法律意识

现代护理是一门艺术，而不单纯是技术，这就需要护理人员有高尚的道德情操和高度的法

律意识。在复杂的医疗环境下，学习护理伦理与法律法规，能提高护理人员的伦理修养和道德素质，更好地解决护理工作中遇到的伦理问题，从而更好地为患者提供优质的护理服务，有助于护患关系的和谐，还能增强护理人员的法律意识，减少医疗纠纷，保证护患安全。

（二）有助于规范护理人员的行为

具备了护理伦理和法律法规知识，可以使护士了解与自身工作密切相关的各种法律规范，正确认识自己在护理工作中应享有的权利及承担的义务，护理人员可以以此为准绳，在对患者及其家属等服务对象实施服务的过程中，自觉约束自己的行为，把握好尺度，使护理活动更加符合伦理要求和法律规范。

（三）有助于护理质量的提高和患者安全的保障

护理人员依据伦理和法律规范为患者提供护理，使得护理工作始终从患者的利益出发，尊重患者的权利；护理工作者严格遵守各项规章制度和操作规程，这样避免不良事件的发生，保障患者安全，提高服务质量，从而提高医院的护理管理水平，促进护理事业的发展。

二、学习护理伦理与法律法规的方法

（一）理论联系实际

护理伦理与法律法规是一门应用理论学科，具有很强的实践性，因而对于护理伦理与法律法规的学习，做到理论联系实际非常重要。首先，学习者要系统地学习护理伦理学的基本理论、基本知识、基本内容等，为医疗护理行为提供理论依据；其次，学习者还要身体力行，把所学到的护理伦理学和卫生法律法规知识应用到临床护理工作中，自觉地约束自己的行为，践行护理伦理、道德和卫生法律法规要求，做到知行合一；再次，学习者要密切关注国内外护理伦理学和卫生法律法规的发展情况，尤其是在市场经济条件下，护理领域中出现的新问题、新矛盾，并应用学到的方法解决这些问题和矛盾。

（二）评判性学习

关于护理伦理与法规的知识，目前纷繁复杂，各种不同的观点、学说不断呈现。护理人员不能盲目遵从或接受所有的观点，而是要带着思考来学习，能够辨识，能够合理选择，做出自己的判断。

（三）系统学习

护理伦理与法律法规有着各自独特的体系。护理人员在学习方面，要树立系统观，全面了解其基本概念、核心知识、伦理准则、法规要求等，这样才能在工作中树立全局意识，从容面对各种问题。

（四）案例学习

学习者应该充分结合护理实践中经常遇到的伦理与法律案例，正确理解相关的护理伦理与法律法规的理论，并积极参与临床护理实践，获取相关护理伦理与法律法规行为的直接经验。增强自身对护理实践中伦理与法律问题的敏感性，提高护理伦理与法律素质，培养解决护理伦理与法律问题的实践能力。

总之，护理工作牵涉诸多的伦理与法律问题。伦理与道德均是调节人与人之间、人与社会之间关系的规范。法律与道德互相转换，功能互补，但在产生方式、调整内容、调整机制等方面存在不同。两者对保障护患双方的权益、提高护理质量、构建和谐护患关系具有重要意义。护生采取理论联系实际的方法来学习，可以进一步加深对知识的理解和掌握。

（许丽红）

思考题

一、选择题

1. 下面不属于道德的维系力量的是
   A. 社会舆论 　　　　　　　　B. 传统习俗
   C. 正义与非正义 　　　　　　D. 个体的内心信念
   E. 他人评价

2. 关于伦理的论述，下列正确的是
   A. 反映人伦关系以及维持人伦关系所必须遵守的规则，是主观的
   B. 伦理是抽象的、具体的、普遍的
   C. 伦理是道德现象的概括，是道德现象的系统化和理论化
   D. 护理伦理与法规是一门应用理论学科，具有很强的理论性
   E. 伦理依靠社会舆论来评价

3. 护理伦理与卫生法规有明显的区别，下列不正确的是
   A. 目的作用不同 　　　　　　B. 研究对象不同
   C. 适用范围不同 　　　　　　D. 作用形式不同
   E. 评价方式不同

4. 以下是关于护理伦理与卫生法规的关系，不正确的是
   A. 护理伦理是卫生法规的依靠，卫生法规是护理伦理的先导
   B. 两者相互作用、彼此补充
   C. 两者都是以调整护理实践中人们相互关系为目的的行为规范
   D. 护理伦理观念的普及与宣传是为了更好地贯彻和执行卫生法规
   E. 卫生法律法规的制定是为了更好地促使人们选择合乎护理伦理的行为

5. 下面有关道德与伦理的关系不正确的是
   A. 道德是伦理的根源，伦理是道德现象的概括
   B. 道德侧重于实践，伦理侧重于理论
   C. 道德强调内在操守方面，是主观的；伦理反映人伦关系以及维持人伦关系所必须遵守的规则，是客观的
   D. 道德是抽象的、共性的、普遍的，伦理是具体的、个别的、特殊的
   E. 道德属于他律，伦理属于自律

第二章

护理伦理学的发展与理论基础

本章思维导图

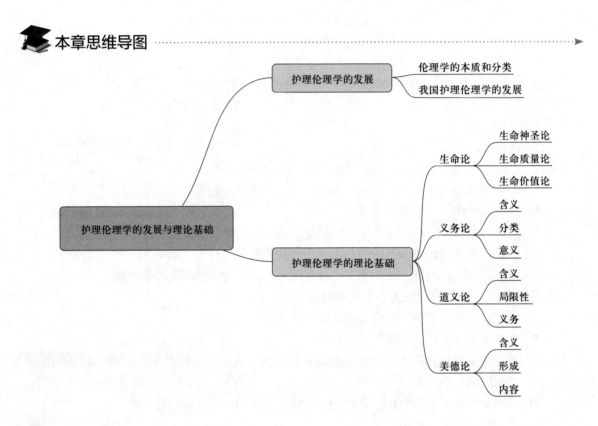

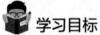 **学习目标**

1. 概述伦理学的本质。
2. 说出我国护理伦理学发展的基本情况。
3. 阐述生命论、义务论、道义论和美德论等护理伦理理论基础的主要内容。

第一节　护理伦理学的发展

> **案例 2-1**
>
> 　　1884 年 3 月，在美国从事护理工作的麦克奇尼，受教会派遣来到上海，参与创建妇孺医院，由于护理工作繁重，人手紧缺，麦克奇尼在 1887 年开办护士训练班。
>
> 　　1909 年 8 月 19 日，在江西庐山牯岭，由 7 名外籍护士和 2 名外籍医师成立了中国第一个全国性护理组织："中国中部看护联合会"，旋即更名为"中国看护组织联合会"。从此，中国护理走上了有组织的发展道路。
>
> 　　随着现代护理事业的传入，南丁格尔精神也日益融入中国护士们的信念中。1929 年之后，全国各地都广泛开始重视"5·12 护士节"的庆祝活动。
>
> 　　在 1937 年抗战爆发之初，护士们踊跃冲上前线参加救护，随军辗转于各战区，冒着枪林弹雨，不畏艰险，抢运、救治伤兵。在野战医院，护士们克服物资缺乏的种种困难，为伤兵洗血衣、清伤口、敷药裹伤，精心照顾伤病员。在当时，护士与士兵一样，成为国家广泛宣传和敬重的楷模。
>
> 　　**问题**：现代护理是如何引入中国的？随着我国现代护理事业的发展，护理伦理在实践中获得怎样的丰富、发展？

一、伦理学的本质和分类

　　伦理学是关于道德的起源、发展，人的行为准则和人与人之间的义务的学科。作为把道德思想观点系统化、理论化的伦理学，其本质就是一门关于道德问题的科学，或者说，伦理学将道德现象从人类的实际活动中抽分开来，以探讨道德的本质和发展、道德水平同物质生活水平之间的关系、道德的最高原则和道德评价的标准、道德规范体系、道德的教育和修养、人生的意义、人的价值、生活态度等的问题。伦理学在诸多的复杂问题中要解决的基本问题只有一个，即"义"与"利"的关系问题，也就是道德与经济利益、物质生活的关系，个人利益与整体利益的关系问题。对这些问题的不同回答，形成了不同的甚至相互对立的伦理学派别。马克思主义伦理学将道德作为社会历史现象加以研究，着重研究道德现象中的带有普遍性和根本性的问题，从中揭示道德的发展规律。马克思主义伦理学建立在历史唯物主义基础之上，强调阶级社会中道德的阶级性及道德实践在伦理学理论中的意义。

　　伦理学的学科性质表现在它既是一门哲学理论科学，又是一门特殊的价值科学，还是一门特殊的实践科学。

　　中外学者通常将伦理学分为三类：描述伦理学、规范伦理学和元伦理学。这三种类型实际上反映了对伦理学研究客体道德现象的三种研究方法和研究视角。如果依据经验描述的方法，仅仅从社会的实际状况来再现道德便是描述伦理学。描述伦理学是伦理学的一个特殊部分、分支或派别，是以描述和归纳的方法对社会道德进行经验研究或事实研究的理论或研究方法。规范伦理学是侧重于研究道德规范体系的学说，其中包括道德心理学、道德社会学和道德人类学等。规范伦理学着重从道德规范的论证、制定和实施来研究道德，其中涵盖了理论伦理学和应用伦理学的内容。元伦理学又叫分析伦理学，是科学实证主义在伦理学中的另一表现。元伦理学凭借逻辑语言分析的方法，从分析道德语言（概念、判断）的意义和逻辑功能入手来研究道德，反映道德的语言特点和逻辑特征。也有学者将伦理学分为元伦理学（"优良道德制定的方法"）、规范伦理学（"优良道德之制定"）、美德伦理学（"优良道德之实现"）。

二、我国护理伦理学的发展

护理伦理学作为新兴的交叉学科，是以一般的伦理学基本原理为指导，研究护理道德的一门新的独立学科。它运用一般伦理学原则解决医疗护理实践和护理学发展过程中的护理道德问题和护理道德现象，是介于护理学和伦理学之间的交叉学科，同时又是医学伦理学的一个重要组成部分。

我国护理道德的发展随着医疗实践活动的不断丰富、发展和医疗护理实践经验的不断积累而形成。我国医护道德的发展可以追溯到《黄帝内经》。《黄帝内经》可谓中国古代医学理论的巨著，分《素问》和《灵枢》两大部分，书中有大量医德思想的评论。到封建社会以后，我国的医学科学发展很快，并取得了很大的成就。东汉著名医学家张仲景结合社会和临床实践写下巨著《伤寒杂病论》和《金匮要略》，其《序言》就是一篇具有极高研究价值的医德文献。《千金药方》中的《大医精诚》和《大医习业》篇，比较全面地论述了医护品德，进一步发展了我国古代医学道德思想，使之更加系统化。

在近代，西方国家对中国进行政治、军事、经济侵略的同时，还进行着文化侵略，他们在中国开教堂、办医院、学校等，同时西方现代护理思想也传入中国。1887年美国传教护士麦克奇尼在上海西门妇孺医院用南丁格尔方法开展护理工作并开办护士培训班。1888年美国护士约翰逊在福建创立了基督教协和医院护士学校，代表我国正规护理教育的起步。

1907年信宝珠女士提议在中国成立护士会组织，1909年在江西牯岭，由7名外籍护理人员和2名外籍医生组成的第一个全国性护理组织成立，即"中国看护组织联合会"。1914年，第一届全国护士会员代表大会在上海举行，并将学会组织命名为中华护士会，大会选举美籍护士盖仪贞（Nina D. Gage）为会长，中国护士钟茂芳为副会长，美籍护士信宝珠为总干事。1928年，第九届全国护士代表大会召开后，学会由中国护士伍哲英首任理事长，这是学会成立后第一次由中国护士当会长。1922年中华护士会参加国际护士会，中国成为国际护士会第11个会员国。

新民主主义革命期间，解放区非常重视护理工作。1931年在傅连暲医生的主持下开办了红军自己的护士学校；1939年毛泽东同志发表《纪念白求恩》一文，高度评价了白求恩的国际主义精神、共产主义精神和对技术精益求精的精神，并指出"在一切事情中，要把患者放在最前头"，号召共产党员和医务工作者向白求恩同志学习，对医学护理伦理学的建设也起了重要推动作用；1941年，毛泽东在延安为中国医科大学题词："救死扶伤，实行革命的人道主义。"这个题词是对新民主主义革命时期医疗道德基本原则的高度概括，确定了我国社会主义医护道德的核心内容。

在抗日战争时期，护理队伍有了很大发展，并吸收了一批国民党统治区高级护士学校毕业的护士，也受到国际援华医疗队的帮助与支持，在护理组织建设与工作制度、护理教育、护理操作技术方面，有了很大的发展与提高。1941年在党中央、毛主席直接关怀下，成立了中华护士会延安分会，共产党领导的人民军队护理工作第一次有了专业组织和学术指导机构。1941年的护士节前夕，毛泽东为护士题词："护士工作有很大的政治重要性"，1942年5月，他再次为护士题词："尊重护士，爱护护士"，指出了护理工作的重要性，肯定了护士的社会地位，护士更加受到人们的尊重。

新中国成立后，全国护士的工作热情被调动起来，医院护理走上轨道并开始发展，护理工作制度逐步规范，护理技术得到快速发展与突破，中国护理事业得到飞速发展。1981年，我国首次全国医学伦理学会议在上海召开，开启了我国医学伦理学研究的新篇章，人们已经意识到医学伦理学理论建设对医学自身发展的重要作用。

1983年中华护理学会和各省、自治区、直辖市的护理学会相继恢复，护理工作开始向正规化、科学化迈进。1986 年，国家卫生部在南京主持召开第一次全国护理工作会议，这是建国以来召开的第一次全国护理工作会议，体现了党和国家领导人对护理工作的重视、对护士工作的关心，使护理事业进入了一个新的历史时期。

2005 年国家卫生部在大连召开了全国护理工作会议，在这个会议上总结了改革开放以来护理工作的形势，分析了面向 21 世纪护理工作面临的问题和困难，提出了发展的思想和思路，颁布实施《中国护理事业发展规划纲要（2005—2010 年）》，明确了"十一五"时期护理工作的发展目标和工作重点，这就为全国护理事业的发展指明了方向。

2008 年国务院颁布的《护士条例》，是第一部为了维护护士的合法权益，规范护理行为，促进护理事业发展，保障医疗安全和人体健康的法律法规，体现了党和国家对护理工作的重视。

2011 年护理学科升级为一级学科，为护理学发展提供了更广阔的空间。护士队伍不断壮大，专业素质和服务能力逐步提高。

随着现代社会医学技术日新月异，护理学的发展也进入了高速时代。护理伦理学的研究范围日趋扩大、护理伦理关系日趋复杂、护理伦理学的研究内容不断丰富、深化。由此也引发了多种护理伦理学的难题，比如安乐死中的伦理矛盾、脏器移植、人类辅助生殖技术中的伦理争议、人类基因工程中的伦理难题等问题。尤其随着生物医学技术的进步，对护理决策提出了许多新的挑战，同时也促进了护理伦理学的发展，出现了生命伦理学等新的伦理学分支。

护理伦理学与护理相伴而生，护理伦理学的发展是护理学进步的精神保障和有力支撑。中国护理事业已经走过了漫长的历史时期，在长期的护理实践中，护理伦理学经历无数变迁、凝练，积淀发展成了今天的诸多护理道德规范、行为原则。护理伦理理论观念必将随着社会的发展演变而继续与时俱进，不断完善发展。护理事业和护理伦理的未来有待护理工作者更努力地去推动。在新形势、新任务、新挑战、新考验面前需要护理人员一起努力，使护理伦理体系不断科学化和系统化、规范化，去解决更多的伦理问题，为全人类的健康服务。

第二节　护理伦理学的理论基础

护理伦理学的理论基础是构建护理伦理学理论体系的基石，它与护理伦理学的基本原则，规范和范畴共同构成了护理伦理学的规范体系。深刻理解护理伦理学理论基础并能够在护理工作中践行，对于全面提高护理人员的道德境界、加强其道德修养具有重要的意义。

> **案例 2-2**　2012 年 10 月，艾滋病病毒感染者晓某因肺癌入住天津某医院接受治疗，但在手术前夕被院方告知因携带艾滋病病毒不宜手术，被迫出院。天津"海河之星"感染者工作组负责人李某通过更改病历的方式，让晓某在天津另一家医院成功接受手术。此事被"海河之星"公布后，在全国范围内引起巨大争议。2013 年 2 月 17 日，晓某在以"侵犯一般人格权"为由将天津该医院起诉后，晓某提出了书面道歉和经济精神损失费赔偿两项要求，经法庭调解，双方达成一致，以"一般人格权被侵害"的名义，天津某医院支付原告晓某 9.5 万元。
>
> **问题**：试分析在该案例中天津某医院的做法是否违背医护伦理道德？请用生命神圣论的理论进行伦理剖析，并说明原因。

下载资源：
案例 2-2 解析

一、生命论

（一）生命神圣论

生命神圣论是指强调人的生命至高无上、神圣不可侵犯的伦理理论及医德观念。它强调无条件地保持生命，要不惜任何代价地维护和延长生命，认为一切人为终止生命的行为都是不道德的。

生命神圣论在人类思想发展史中具有重要价值，它唤醒人们关心、珍视人的生命的良知，激发了医护人员救治患者的使命感和责任感，推动了医学科学和医护道德发展，为医学人道主义理论的形成和发展奠定了思想基础。

生命神圣论的局限性体现在以下几个方面：面临高速发展的现代科学技术的挑战，依据生命神圣论难以完成对这些问题的理论分析、道德评判和现实决策；过分绝对强调生命存在的至上性和无条件性，片面关注生命数量及生物学生命；只重视个体生命意义而忽视人类的整体利益。

（二）生命质量论

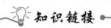 **知识链接**

"生命质量论"的新诠释

美国加州大学的一位教授对人的生命质量提出新说："生得好，活得长，病得晚，死得快。"其意就是告诉人们：健康地活着。

"生得好"不但是指五官端正，更重要的是没有疾病，尤其是没有遗传疾病。

"活得长"就是希望每个人都能长命百岁。一般而言，女性比男性寿命长2~6岁，但是，如果男性注重自我保重、自我保健，同样可以延年益寿。

"病得晚"给我们的启发是，即使你能活到88岁，可你在20岁就开始生病，病情折磨你六十多年，这一辈子还有什么幸福可言？所以，我们要保持健康的体魄，要让疾病晚点来。

"死得快"就是身患疾病的时间短，如果一个人87岁得病，88岁去世，这样，既减少本人的痛苦，又减轻家庭和社会的负担。

第二次世界大战时，德国纳粹分子借用科学实验和优生之名，用人体实验杀死了600万犹太人、战俘及其他无辜者。德国战败后，纽伦堡法庭制定了人体实验的基本原则，即《纽伦堡法典》，法典特别强调：接受实验的人有同意的合法权力；应该处于有选择自由的地位，不受任何势力的干涉、欺瞒、蒙蔽、挟持、哄骗或者其他某种隐蔽形式的压制或强迫。

生命质量论是以人的自然素质（器官功能、智商、全身状态等）的高低、优劣为依据，衡量生命对自身、他人和社会存在价值的一种道德观念。20世纪50年代以来，由于人类遗传学、分子生物学的兴起、发展以及世界人口迅速增长，它成为制约人类社会发展的突出矛盾而出现一种生命质量的价值观点和理论。

生命质量论反映了人类对生命认识的不断完善和提高，人类已经认识到生命质量对人类自身和社会发展的重要作用。生命质量论为人们提出人口政策、环境政策、生态政策等提供了理论依据。如为人们控制不需要出生的人而采取避孕、人工流产、节育、遗传咨询等措施提供了道德支持和理论依据；促使医务人员追求高质量的生命；为人们的医疗决策提供了理论依据。面对不同生命质量的患者，如严重缺陷新生儿、不可逆危重患者等，是继续救治还是放弃治疗，生命质量的客观标准为人们提供了取舍标准。

主张生命质量道德的观点，对生命质量论采取了极端的立场。认为生命神圣论只注重生命的数量，不注重生命的质量，应该用生命质量的伦理观代替生命神圣的伦理观，并主张如果一个生命无价值，就无必要加以保护或保存。这样的观点带有片面性和局限性，单凭生命质量决定对某一个体生命延长、维持、结束或缩短是缺乏道德依据的。

（三）生命价值论

所谓生命价值论就是以人具有的内在价值与外在价值的统一来衡量生命意义的一种伦理观。根据生命价值主体的不同，生命价值分为内在价值和外在价值。内在价值就是生命具有的对自身具有效用的属性，是生命具有的对自身的效用；外在价值就是生命具有的对他人、社会具有效用的属性，是生命具有的对他人、社会的效用。

根据生命价值是否已经体现出来，生命价值分为现实的生命价值（现实价值）和潜在的生命价值（潜在价值）。现实价值指已经显现出生命对自身、他人和社会具有效用；潜在价值指生命目前尚未显现、将来才能显现出对自身、他人和社会的效用。

衡量人的生命价值主要看其外在价值，即对他人和社会的贡献。一个人对社会的贡献越多，价值就越高，生命也就越有意义。当然，生命是复杂的，人的认识也是复杂的，对生命价值的判断会受到各种主客观因素的影响，尤其是面临生命取舍时，不同的人会产生不同的观点。因此，在评价一个人的生命价值，特别是在决定生命取舍时，必须保持全面、冷静和审慎的态度，这有利于推动医学进步和社会发展，有利于做出科学的医疗决策，有利于全面认识人的生命存在的意义。

二、义务论

（一）含义

义务即道德义务，指一定社会关系中个人应该对社会或他人所承担的道德责任，它同时表明一定社会或阶级、集团对人们行为的道德要求；也指个人在实践道德原则和规范时所产生的一种强烈的责任心。它的表达形式是：该做什么、不该做什么以及如何做才是道德的，与"权利"相对。道德义务大致包括对他人和对社会两大类：前者是对自己的家庭、亲属、朋友、同事等应尽的责任，后者是对祖国、民族、集体等应尽的责任，是人们基于对他人和社会利益的理解，在内心信念的引导下自觉履行的责任。

在西方现代伦理学中，义务论指人的行为必须遵照某种道德原则或按照某种正当性去行动的道德理论，与"目的论""功利主义"相对。认为判断人们行为的道德与否，不必看行为的结果，只要看行为是否符合道德规则，动机是否善良，是否出于义务心等等。义务论认为，评价一个行为的正确与否应依据行为本身所具有的特性或行为所依据的原则，主张道德个体要遵照某种既定原则、规则或事物本身固有的正当性去行动。

人们所处的社会关系的复杂性，决定了道德义务的多样性，道德义务与政治义务、法律义务不仅在内容上不同，实现的形式也不相同。政治、法律义务主要依靠外在的强制力发生作用，拒绝尽这种义务，会受到相应的纪律或法律的追究。道德义务虽然也受外在的社会舆论的约束，但主要靠人们内心自觉的信念。

（二）义务论的分类

义务论有两种类型：行为义务论和规则义务论。

行为义务论：每一个行为皆是独一无二的伦理事件，认为必须凭良心或直觉来判定行为的对错，分析其是否符合道德。行为义务论，亦称"行为道义论""行为非结果论"，是现代西方一种伦理学理论，它反对传统的规范伦理学，否认有任何普遍的道德规则可以作为人们道德行为的指导。认为必须认清行为选择的具体境况，根据自己的感觉或直觉决定做自己认为是正确的、正当的事情，而不必去关心结果。

规则义务论，亦译为"规则非结果论"，是现代西方伦理学的一种义务理论，认为存在着具有普遍性的、绝对正确的道德规则，人们的行为只要服从这些规则，就是道德的和正当的，而不必考虑行为的效果。

两者的缺点：义务论忽视动机与效果的统一，片面强调护理行为的动机，忽视了行为的结果及价值。行为义务论还具有非理性主义的特点，它否认道德关系和境况具有某些共同性，片面强调特殊性，把共性与个性、普遍与特殊割裂开来，否认社会道德原则和规范的普遍意义和作用，并导致道德相对主义。

（三）义务论的意义

强调道德义务和责任的神圣性、履行义务和责任的重要性，以及人们的道德动机和义务在道德评价中的地位和作用。

1. 规定了医护人员在护理实践的各个环节中必须恪守的职责　明确护士的行为标准，应该做什么，履行什么义务，确定了判断行为正确与错误的界限；保证了护理人员行为的目的性、合理性和正当性。

2. 促进道德主体的自我提升和完善　在人们的道德活动中，一旦道德义务升华为道德责任感，道德主体即具有了积极向善的推动力，便会自觉履行道德义务，促进自我的完善和提升。

3. 调节人际关系和社会关系　义务论所包含的道德义务产生于人们的社会实践活动，并经过历史检验证明是对调节人际关系和社会关系非常有用的道德原则和规范。

三、道义论

（一）含义

人道主义，简称道义，是一种认为人具有最高价值从而应该善待每一个人的思想体系。它具有两个基本的涵义：一方面指人本身具有最高价值，另一方面指应该善待每一个人。

人道主义，是源于欧洲文艺复兴时期的一种思想。提倡关怀人，尊重人，以人为中心的世界观，主张人格平等，互相尊重。法国资产阶级革命时期，把它具体化为"自由""平等""博爱"，在当时是反对封建、宗教统治的武器，曾起过积极作用。但资产阶级人道主义作为一种特定的观念形态，始终是资产阶级的思想体系。马克思主义的人道主义是基于马克思主义的阶级斗争学说之上的人道主义，它是维护劳动人民的尊严和权利的学说，同资产阶级人道主义有着本质的区别。

广义的人道主义则指一切维护人的尊严、尊重人的权利、重视人的价值、实现人的全面发展的"以人为本"思想。可以说这种思想贯穿于人类社会的始终。

护理道德的人道主义是指认为人具有最高价值，因此护理人员应该重视患者的生命、尊重患者的人格和权利、维护患者的利益和幸福，尊重、同情和救助服务患者的伦理思想。

医学人道主义的核心内容包括尊重患者的生命、尊重患者的生命价值、尊重患者的人格和尊严、尊重患者的权利。

（二）道义论的局限性

道义论突出了道德的崇高性、绝对性和纯洁性，表现出对道德的弘扬，因而一直是护理伦理学的理论主线。道义论注重行为者的思想动机，不考虑行为的结果，立足于全社会人民大众的长远利益或根本利益，侧重道德规范的建构。道义论的局限性主要表现在以下三个方面：

1. 极端的道义论割裂道德和价值的联系，使道德演化为完全空洞、枯燥、生硬的异己力量。

2. 忽视对患者应尽义务与对社会应尽义务的统一。强调对患者个体负责而忽视护理对他人和社会整体的道德责任。这样，仅依靠道义论作为理论基础和伦理方法，在遇到对个体患者的义务和对他人、社会的义务相矛盾时，会陷入道德理论困境和道德选择难题。

3. 忽视义务的双向性。只强调护理人员对患者尽责的绝对性而忽视了患者自身在健康保健中应负的责任。道义论在价值取向上的重道义轻功利的倾向，受到功利论的挑战。

（三）意义

尽管道义论在发展中有上述局限性的存在，但是它在引导护理人员积极向善，并最终形成护理美德中的作用是其他理论难以取代的。护理人员正是在自觉履行道德义务的过程中，不断提高道德责任感和道德意识，完善个人道德修养的。

四、美德论

（一）含义

美德论又称为德性论或品德论，它是以道德行为者的主体因素和内心世界（道德心理）为中心，研究和探讨什么是道德上完美的人及如何成为道德上完美的人的伦理理论。

护理美德，通常指护理人员的道德品质，是护理人员在长期的医疗护理实践中不断修养、锻炼而逐步形成的稳定的心理状态和行为倾向。这种心理状态和行为倾向经过积淀，形成特定的情感能力。它主要研究的是护理人员应该具有的品格、品德。

（二）形成

护理美德的培养是一个长期、复杂的过程，其形成既有主观方面的因素，又有客观环境的影响。一定的社会物质条件、外在道德教育和客观环境构成了道德品质形成的外因，而个人的自我锻炼和自我修养是道德品质形成的内因。

护理美德包括护士对道德原则和规范的认识，以及基于这种认识所产生的具有稳定性特征的行为习惯，即主观上的护理道德认识与客观上的护理道德行为的统一。护理道德品质是由护理道德认识、护理道德情感、护理道德意志、护理道德信念和护理道德行为诸要素构成的综合体，并且是由护理道德认识开始，经过护理道德情感、意志和信念的中间介体，最后转化为护理道德行为和习惯的。

（三）内容

一般来说，护理美德包括以下几个方面：

1. 仁爱　就是护理人员以仁爱慈善之心对待患者，同情、关心和爱护患者。具体表现为护士以人道主义的精神对待患者，同情患者的遭遇和痛苦，对患者持一颗恻隐之心，尊重患者的各项权利，全身心地为患者服务。孙思邈《大医精诚》中言"凡大医治病，必当安神定志，无欲无求，先发大慈恻隐之心，誓愿普救含灵之苦。"可见，仁爱是成为出色的医护人员最基本的道德品质。

2. 严谨　指护理人员一丝不苟、细心谨慎、严肃认真的工作作风，表里如一的做人准则，勤于思考、刻苦钻研、精益求精的科学精神。

3. 诚挚　作为护理人员应忠诚于护理科学，潜心于护理事业，对患者讲诚信，具有宽厚、诚挚的人格品德。对待患者真诚恳切，护理诊疗工作踏实认真、可靠、守信用，这样才能成为一名真正的医护人员。倡导和践行诚实守信准则，必须同弄虚作假、背信弃义、欺诈取巧的不良医风进行坚决的斗争。

4. 公正　对待患者一视同仁，在医疗资源分配等问题上做到公平公正。

5. 奉献　必要时，医护人员应该具有服务和奉献精神，为了患者和社会的利益而牺牲自身的利益。

（张建英）

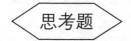

思考题

一、选择题

1. 下列不属于生命神圣论观点的是
   A. 生命至高无上
   B. 生命神圣不可侵犯
   C. 无条件保护生命
   D. 有条件维护生命
   E. 生命价更高

2. 以下哪项是"生命质量论"用以衡量生命对自身、他人和社会的存在价值
   A. 个体生命的器官功能状态
   B. 个体生命的智力状态
   C. 生命的目的和意义
   D. 个体的全身状态
   E. 个体的智商

二、案例分析题

患者王某，男，77岁，农民。因肺癌入院治疗。入院后进一步检查发现已扩散至身体其他部位，医生只能采取放疗和化疗相结合的方法，同时采取减轻疼痛的措施。医生告诉患者和家属借此可延长几个月生命，但患者拒绝继续治疗，因为这样会花掉老两口所有的积蓄，患者想让妻子用这笔钱作为养老费用。而妻子则恳请医生坚持为老伴治疗。

问题：在这种情况下，医生应该如何处置？请用护理伦理的基本理论说明理由。

第三章

护理伦理基本原则、规范和范畴

思维导图

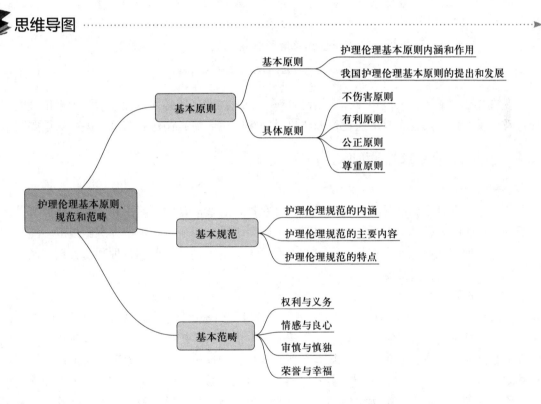

护理伦理基本原则、规范和范畴
- 基本原则
  - 基本原则
    - 护理伦理基本原则内涵和作用
    - 我国护理伦理基本原则的提出和发展
  - 具体原则
    - 不伤害原则
    - 有利原则
    - 公正原则
    - 尊重原则
- 基本规范
  - 护理伦理规范的内涵
  - 护理伦理规范的主要内容
  - 护理伦理规范的特点
- 基本范畴
  - 权利与义务
  - 情感与良心
  - 审慎与慎独
  - 荣誉与幸福

 学习目标

1. 说出护理伦理基本原则的内涵和作用、护理伦理规范的主要内容。
2. 概述不伤害原则、有利原则、公正原则和尊重原则的内容及对护理人员的伦理要求。
3. 阐述患者和护理人员的权利和义务的主要内容。
4. 能够正确处理权利与义务、情感与理智、良心与荣誉、胆识与审慎的关系。

第一节 护理伦理基本原则与具体原则

> **案例 3-1**　2003 年 1 月 6 日，肖某被某医院初步诊断为胃内基底肌瘤，无其他病症。医院于 3 日后对肖某实施胃底肌瘤切除手术。手术结束后，医生告知肖某的家属：患者的脾已被切除。家属询问原因，主刀医师告知是因为胃底肌瘤与脾紧密粘连在一起，分离手术十分困难，强行分离可能损伤脾门处的动脉、静脉血管；切除脾比可能发生的大出血从而危及患者生命的后果要轻得多，为了达到手术目的而不得已采取了切除措施。肖某及其家属认为，医院在没有告知和征得他们同意的情况下，擅自摘除了脾，导致肖某失去部分胃体和脾，并且手术后肖某身体免疫力明显降低，频发感冒、头痛，丧失了劳动能力。故向人民法院提起民事诉讼请求赔偿。
>
> **问题**：请分析医院是否侵犯患者的知情同意权，并阐述原因。

在现代社会，医护人员不仅需要精湛的医疗护理技术，还必须掌握和理解护理伦理的基本规范和要求，不断加强自身的医德修养，这是减少医患纠纷，构建和谐医患关系的重要因素。

一、护理伦理基本原则

（一）内涵

护理伦理学基本原则是社会主义道德原则在护理实践活动中的运用和体现，是调节护理实践活动中形成的各种道德关系的根本规范和准则。它贯穿于所有护理伦理道德规范、准则和要求中，是对护理人员职业道德行为提出的根本要求，是护理人员处理各种利益关系，调节、评价一切道德行为的最高原则。

（二）作用

护理伦理基本原则是护理伦理中最根本、最具有普遍性的道德原则，居于统帅地位，起主导作用，是确定各种护理道德规范、范畴的基本依据，是护理道德规范、范畴的总纲，所有护理道德规范必须符合护理伦理学基本原则的精神；护理伦理学基本原则是对护理人员职业道德要求的最高概括、集中表现，是衡量护理人员道德品质、道德行为的最高标准；护理伦理学基本原则是护理人员进行道德价值判断、道德行为选择、加强道德教育和道德修养、实施道德评价的最高准则。对护理人员的职业道德行为具有广泛的教育、引导功能和广泛的约束、规范功能。

　知识链接

我国护理伦理基本原则的提出和发展

我国护理伦理的基本原则是随着医疗护理事业的发展和社会进步到一定历史阶段而产生、不断发展与完善的。1981 年，在上海举行的"全国第一届医德学术讨论会"，首次明确提出了我国的"社会主义医德基本原则"，其内容表述为："防病治病，救死扶伤，实行革命的人道主义，全心全意为人民服务。"20 世纪 80 年代中期，经修改，把上述提法确定为："防病治病，救死扶伤，实行社会主义人道主义，全心全意为人民身心健康服务。"简称为社会主义医学人道主义。

1983 年上海第二医科大学《医德学概论》问世，标志着医学伦理学体系的基本确立。1988 年 12 月 15 日，国家卫生部颁布的《医护人员医德规范及实施办法》开始生效，医德规范的第一条规定医护人员必须履行救死扶伤的职责，实行社会主义的人道主义，时刻为患者着想，千方百计为患者解除病痛。为了更好地贯彻落实《护士条例》，2008 年，中华护理学会相关专家在借鉴外国经验，广泛征集意见的基础上，制定并发布了《护士守则》，第一条规定护士应该奉行救死扶伤的人道主义精神，履行保护生命，减轻痛苦，增进健康的专业职责。这些规定充分体现了护理伦理基本原则的具体要求和精神实质。2014 年，香港护理学会和中华人民共和国护理人员学会共同起草《21 世纪中国护理伦理准则》。护士伦理基本原则、护士伦理规范、护士伦理范畴构成了《护士伦理准则》的完整体系。

二、护理伦理的具体原则

护理伦理基本原则明确规定了救死扶伤、治病防病的医德根本任务，实行社会主义人道主义的医德基本要求，全心全意为人民健康服务的医德根本宗旨。护理伦理的具体原则包括不伤害原则、有利原则、公正原则和尊重（自主）原则。

（一）不伤害原则

不伤害原则主要是指医护人员在医疗诊治、护理活动中应该尽量避免给患者带来不应该有的伤害。不应有的伤害主要包括因误诊误治等原因而导致患者躯体疼痛、功能损害、身体伤残、生命丧失等伤害；患者因隐私被泄露、人格尊严被侵害等导致的心理、精神伤害等。

不伤害原则是相对的，有些医疗检查、诊断、治疗、护理措施具有双重性。虽然符合适应证，也会给患者带来躯体上或心理上的一些伤害。例如化疗和放疗、X 射线检查、手术等会对患者造成伤害；肝、肾穿刺会引起出血，浅表淋巴结活检会损伤组织，胃镜检查会对上消化道、胃造成机械性损伤。

医疗伤害的类型：医疗伤害主要是由于医疗检查、诊断、治疗、护理等活动存在技术的局限性、护理人员的医德素质和医疗技术水平等诸多主客观因素引起的。医疗活动中的伤害现象根据其与护理人员主观意志的关系，可分为有意伤害与无意伤害、可知伤害与意外伤害、可控伤害与不可控伤害、责任伤害与非责任伤害。不伤害原则主要是针对责任伤害提出的。

医护人员在医疗实践中应该正确对待医疗伤害现象，确定不伤害原则的真正意义不在于消除任何医疗伤害，主要是为了更好地保护患者的权益，规范医护人员的医疗行为，培养医护人员良好的工作作风和职业态度。

不伤害原则对护理人员的具体要求：树立以患者为中心的意识，培养医护人员对患者高度负责、认真的工作态度，坚决杜绝有意和责任伤害；要求医护人员不断提高护理技能、更加精益求精，尽量避免不应有伤害的产生；对易造成患者伤害的医疗技术必须进行医疗风险、伤害和利益的分析判断，权衡利弊，审慎选择最佳的医疗治疗方案，以安全最高、副作用最小、风险最低、伤害最少作为选择的诊疗标准。

（二）有利原则

有利原则是指把有利于患者健康放在第一位，切实为患者谋利益的伦理原则。有利原则是要求医护人员所有的诊治行为都必须以保护患者利益、促进患者健康、增进患者幸福为目的。这一原则在西方也被称为行善原则。在 1973 年国际护士学会修订的《国际护士伦理守则》中规定：护理医德的实质就在于珍视人的生命，尊重人的尊严和权利，为个人、家庭、公众提供高质量的健康服务，并将护士的职责修改为"增进健康、预防疾病、恢复健康和减轻痛苦"。可见，护理工作始终把恢复健康和减轻痛苦作为己任，这本身就是对善的追求。

有利原则对医护人员的具体要求：

1. 在履行职责时，始终把患者的健康利益放在首位，做到以患者为中心，真诚关心患者以生命和健康为核心的客观利益（止痛、康复、治愈、救死扶伤、节省医疗费用等）和主观利益（正当心理学需求和社会学需求的满足等）。努力提供优质服务，包括减轻或解除患者的痛苦；坚持合理检查、治疗和用药，避免过度医疗以及增加患者不必要的经济负担等。

2. 全面权衡利弊得失，选择受益最大、伤害最小的医疗决策，努力预防或减少不必要的伤害。

3. 应该恪守"努力行善，做一个善待生命、善待患者、善待社会的人"的伦理信念，努力实施"最大限度地维护患者的利益"的伦理行为，不仅在主观上、动机上，而且在客观上、行动效果上始终做到对患者确有助益，不伤害患者。

（三）公正原则

公正原则指患者有权享有同样良好的医疗保健服务和基本的、合理的医疗卫生资源，强调医务人员平等对待患者，医疗卫生资源分配体现社会公正。公正原则包括人际交往的公正和医疗资源分配的公正。公正原则对护理人员的要求是：

1. 护理人员在护理活动中，应做到对患者一视同仁，平等对待，对所有患者的正当诉求和合理需要都应同等对待，尽职尽责，提供优质服务。如果护理人员在执业活动中对待患者亲疏有别、嫌贫爱富、厚此薄彼，对不同的患者采取不同的服务态度和施予不同的诊疗护理，将会严重损害社会的公正、公平原则，破坏和谐的护患关系。

2. 公正分配医疗资源，医护人员应以认真负责的态度综合分析权衡患者病情轻重、家庭情况、经济水平、疗效好坏、社会价值、科研价值等因素，力求公正合理地分配医疗资源，应尽量使每个公民享受应有的公正的基本医疗和保健需要。

3. 发生护理纠纷、失误差错、医疗事故后，医护人员必须站在公平、正义的立场上，坚持客观公正、实事求是的原则，从患者的角度出发，依照相关法律法规政策的规定积极进行调解、处理，在处理过程中既不偏袒医院也不能故意推诿、逃避责任，确实有过错，应勇于担当，力求主持公道。

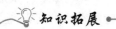

知情同意权和《纽伦堡法典》

患者知情同意权是随着人权运动、医患关系的变迁和医学模式的转变而产生和发展起来的。第二次世界大战后《纽伦堡法典》的相关规定就是知情同意权最初的表现形式，之后知情同意权为越来越多的国家以法律形式明确确认和保护。

（四）尊重（自主）原则

尊重患者是医护人员的一种高尚的美德，是医护人员个人内在修养的外在表现。狭义的尊重原则是指医护人员平等地尊重患者及家属独立的人格、尊严和权利。医护人员应该把患者看作有血有肉、有思想、有感情的独立个体，加以尊重；广义的尊重原则包含尊重患者的自主性，即医护人员在治疗护理过程中尊重患者的自主权，确保患者自主选择、自主决定，经过深思熟虑后做出科学合理的医疗决策，又称为自主原则。

尊重原则的基本内容：尊重患者是建立生物 - 心理 - 社会医学模式的必然要求，也是医学人道主义原则的具体体现，包括尊重患者的人格和尊严，尊重患者的生命和生命价值，尊重患者的自主性等。知情同意、知情选择、要求保守秘密和隐私等均是患者自主性的体现。

1. 尊重患者知情同意和选择权　知情同意是指临床活动中患者有得知自己病况和选择的权利。国家卫生部《医疗机构管理条例实施细则》中规定：医疗机构应当关心、尊重患者对自己的病情、诊断、治疗的知情权利。这是尊重患者权利的体现，也是护理伦理的要求。患者在了解自己的病情、诊断、治疗、预后等相关信息后，有权选择或放弃诊治和护理。护理人员应尊重他们的意见，只能给出建议，不可强迫。

2. 尊重患者的隐私权　护理活动的特殊性，决定了护患交往总是不可避免地涉及患者隐私，护理人员得知患者的隐私后，不得随意将其写入学术论文、教科书和宣传材料中，必须严格限于帮助诊治疾病的目的，并恪守医学道德准则，予以保密，不得随意公开、泄露。

3. 尊重患者的保密权　医疗保密不仅指保守患者的隐私和秘密，即为患者保密，而且也指在一些特定情况下，不向患者透露真实病情，即对患者保密。

> **考点**：护理伦理的具体原则。

第二节　护理伦理基本规范

案例 3-2　　患者赖某，男，48岁，个体户。因服大量的安眠药自杀而被家属送至某医院急诊室。家属告知急诊医生，患者有精神分裂症，一直服药治疗，过去也有服药后睡一天才醒的情况，此次睡了一天一夜未醒，才发现他服用了大量的安眠药自杀；经急诊室两天两夜的抢救，患者仍处于昏迷状态。于是，急诊医生告知家属，采用肾透析也许能挽救患者的生命，但费用较高。家属听了医生的建议后，只是说该患者活着非常痛苦，家属也很痛苦，并让医生看着办！

思考：面对家属的犹豫态度，你认为医护人员应该怎样选择，并阐述原因。

下载资源：
案例 3-2 解析

一、护理伦理基本规范的含义

护理伦理基本规范是医学伦理基本规范的一种表现形式，是遵循一定的护理道德理论和原则而制定的，是规范和调节护理实践中形成的各种护理道德关系的行为准则及判断、评价护理人员行为善恶的行为标准。它规定了护理人员在实施各种护理措施、进行各种检查和治疗等活动中应该做什么、不应该做什么，以及应该如何做的普遍性的职业道德行为要求，是培养护理人员道德品质的具体标准。

二、护理伦理基本规范的内容

（一）救死扶伤、忠于职守

救死扶伤是医护人员职业活动中应该遵循的最基本的行为准则和职业操守，是医疗卫生事业和人民健康利益的根本要求，是从事护理职业活动的根本宗旨和首要道德职责。救死扶伤是护理工作者的神圣天职，护士是患者生命与健康的守护者，护士的职责和使命就是解除患者的病痛，帮助患者维持、恢复健康，挽救、延续生命，协助医生治病防病。护士的职业特性要求护理人员应把患者的生命和健康放在第一位，一心一意为患者谋福利，不畏风险、不辞辛劳、千方百计、全力以赴救治患者，时刻坚守岗位，忠诚地履行自己的岗位职责。

（二）遵纪守法，廉洁行医

遵纪守法、廉洁行医是指护理人员在护理活动中必须自觉遵守国家的法律法规，尤其是卫生法规及各种纪律规范，清正廉洁、光明磊落，奉公守法、不以医谋私。唐朝孙思邈在《大医精诚》中强调："医人不得恃已所长，专心经略财物。"

清正廉洁是护士的一种可贵职业素质，一种高尚的个人品格。提高医护人员廉洁行医、文明行医的自觉性，有利于医护人员在医疗活动中恪守职业道德，自觉抵制医药购销和医疗服务中的不正之风，不收受、索取患者钱物；不接受请吃或馈赠，拒收红包。不乱收费，不侵害患者利益，坚持诚信行医，树立救死扶伤、患者至上、热情服务、文明行医的良好行业风尚，构建和谐护患关系。

（三）平等交往，一视同仁

护患双方平等相处，护理人员把患者摆在和自己平等的地位上，不居高临下、盛气凌人，尊重患者的人格和权利，对待患者，不分民族、性别、职业、地位、财产状况，都应一视同仁。患者虽然在种族、国籍、职业、信仰、社会地位、受教育程度、贫富、容貌等方面千差万别，但人人都享有平等的生命健康权和医疗保健权，对于在医患双方中处于弱势地位的患者，理应给予相同的医疗服务，得到医护人员给予的公正、平等的关怀、医疗与照护。

（四）钻研医术，精益求精

医疗护理水平高低、医疗护理质量好坏，不仅取决于护士是否具有高尚护理道德品质，还取决于护士是否具有精湛的医疗护理技能和高超业务能力。严谨求实，奋发进取，钻研医术，精益求精体现了护士的高度责任感和不断进取的精神。

首先，当今时代医学与护理科学日新月异，新理论、新技术不断涌现；其次，人民群众健康保健意识增强并有更高的健康需求；再次，当今医学科学的发展已由传统的生物医学模式转变为"生物－心理－社会"医学模式，护士应该刻苦钻研、勤奋学习，不断更新和完善知识结构，提高技术水平，了解护理科学发展的动态和趋势，努力学习心理学、社会学、美学、沟通学、礼仪学、伦理学等相关学科知识，更好地为患者防病治病，做好护理诊疗工作。

（五）举止端庄，语言文明

护理人员的形象态度、言谈举止可能会对患者的身心健康产生直接或间接的影响，从而影响医疗护理的质量。医护人员在护理实践活动中应该做到着装整齐、大方，仪表端庄；语言亲切、文明，语气谦逊；态度热情、和蔼；举止文明、步履轻捷，稳重，即使遇到紧急情况也不慌张，而是临危不惧，沉着冷静、有条不紊地应对。这不仅是护理人员良好职业素质和道德修养的体现，也有利于赢得患者的信赖与合作，达到最好的治疗和护理效果。

（六）团结协作，互相尊重

现代医学发展高度分化、高度综合、高度社会化，使医护人员在救治患者时不可能仅靠一己之力单打独斗，需要医护人员间相互合作才能完成各项医疗任务。护士应尊重医生，主动执行医嘱；医生要体贴护士，尊重护士，支持护士。总之，医护人员相互尊重，平等相处，互相支持和帮助，彼此信任，谦虚诚实；顾大局、识大体，一切以患者和集体利益为重，互相配合，取人之长、补己之短，这是集体主义道德原则、团队合作精神的体现，也是发挥集体智慧、力量和整体效应的必然要求。医护人员如果自私自利、为贪图私利而损人利己、不择手段，相互勾心斗角、尔虞我诈必然不利于构建和谐医际关系和护理事业的发展。

（七）态度和蔼，热忱服务

护理人员在与患者接触时，其一言一行及对患者的态度会对患者产生一定的影响。护士服务态度热情、和蔼可亲，认真细心倾听患者倾诉，关心、体贴患者，这是对患者关爱、尊重的表示，能赢得患者的信赖与积极的合作。护士在护理时注意手法轻柔，耐心细致，对患者给予人性化的护理和情感上的支持；用安慰鼓励的语言和举止消除患者的紧张情绪，减轻患者的心理压力，稳定患者情绪，使其保持平衡的心态；同时注意保持环境整洁优美，保持床单被褥的整洁、干燥，为患者提供优质服务。

> **考点**：护理伦理的基本规范。

三、护理伦理基本规范的特点

（一）客观性和主观性

护理伦理道德是人类发展到一定时期对护理道德现象和护理道德关系的一种客观反映，不以人们的主观意志为转移，具有客观必然性；道德对世界的把握是一种主观精神的把握，充分体现着人类的主观能动性，体现人们的强烈要求和愿望、人们对实践的设计和规划，体现了理想对现实和传统的超越。道德总是以人们的自我意识的形成和发展作为前提。

（二）稳定性和时代性

护理伦理道德具有较大的稳定性和连续性，对于被社会认可和倡导，并世代相传的医学道德追求、理念、准则一代一代地被承袭下来，形成比较稳定的职业心理、职业行业习惯和规范，如医乃仁术、医以活人为务等传统医学道德规范；随着社会不断的进步和人民群众健康需求日益呈现多样化、多层次性，护理服务领域不断拓展，护理服务模式和管理模式发生深刻转变，护理道德规范必将不断得到完善和发展。护理伦理道德具有稳定性和时代性统一的特性。

（三）普遍性和特殊性

护理道德规范的普遍性体现为一般性护理道德规范，是要求所有护理人员都必须遵循的普遍性护理道德行为准则，这是由护理道德规范具有的职业性特点决定的，它对所有护理人员都具有明确行为要求和普遍约束力。但并非各种医疗机构相关的部门和科室所有岗位的护理人员在各自的护理服务活动中遵循的规范和准则都相同，必须根据具体的医学服务部门的个性特点、工作方式和任务要求的差别制定不同的特殊护理道德规范。可见护理人员的职业活动既要符合基本的道德规范要求，还要符合各部门、学科、岗位的具体道德要求。

第三节　护理伦理范畴

> **案例 3-3**　一位年轻的未婚妇女因子宫出血过多而住院，她主诉子宫出血与她的月经有关，而且去年发生过几次。一位正在妇科实习的护士和她关系融洽，在一次聊天时谈及病情，患者说："你能为我保密吗？"在护士保证为她保密的前提下她说她怀孕了，自己服了流产药物后造成出血不止。
>
> **问题**：此时，护士应该怎样选择，请说明理由。

下载资源：
案例 3-3 解析

一、权利与义务

（一）护士的权利与义务

护士的权利是护士在为患者提供护理服务的过程中所拥有并能行使的权力以及应享有的利益。为了切实保障护士的合法权益，使护士能够更好地履行对患者承担的诊疗、护理、照护的职责，满足人民群众对护理服务的需求，作为护理人员应该在执业活动中享有以下权利：人格被尊重，人身安全不受侵犯的权利；获得劳动报酬的权利；享有安全卫生执业的权利；享有职务、职称晋升，学习、培训的权利；享有与履行护理职责相关的权利；享有获得表彰、奖励的权利。

为了保证护士更好地履行护理职责，规范护士执业行为，提高护理质量，构建和谐护患关系，护士应当履行以下义务：依法执业义务；紧急救治患者的义务；正确执行医嘱的义务；尊重、爱护患者，保护患者隐私的义务；积极参加公共卫生应急事件救护和疾病预防控制工作的义务；努力钻研业务，提高专业技术水平的义务。

> **考点**：护士的权利和义务。

（二）患者的权利和义务

患者的权利是指患者在患病期间具有的权利和必须保证的利益，尊重和维护患者的权利是医务人员的责任和义务。患者作为护患关系中接受诊疗护理的对象，应该享有以下权利：

生命健康权；人格尊严受尊重的权利；自主权；隐私权；公平的医疗权利；知情同意权；医疗质量监督权；要求赔偿与诉讼的权利；患者有免除一定社会责任和义务的权利，按照患者的病情，可以暂时或长期免除服兵役、献血等社会责任和义务。

权利与义务是对等的，患者在享有就医过程中诸项权利的同时也应该遵守一定的就医义务：如实陈述病情的义务；配合医疗机构和医务人员进行一切检查治疗的义务（遵守医嘱的义务）；按时、按数支付医疗费用及其他服务费用的义务；尊重医护人员的劳动及人格尊严的义务；遵守医院各项规章制度与规定的义务；不影响他人治疗，不将疾病传染给他人的义务；爱护公共财物的义务；接受强制性治疗的义务（急危患者、戒毒、传染病、精神病等）；病愈后有及时出院的义务、协助医院进行随访工作的义务；支持医学教学和医学科学研究的义务。

> **考点**：患者的权利。

二、情感与良心

（一）情感

1. 道德情感和护士伦理情感的内涵　道德情感是指人们依据一定的道德标准，对现实的道德关系和自己或他人的道德行为等所产生的爱憎好恶等情绪体验，具有表现为热爱与憎恶、敬仰与鄙夷、喜欢或讨厌、愤怒或喜悦、满意或失望、痛苦与快乐等不同形式的情绪。

护士伦理情感是指护理人员基于对护理伦理原则、规范和范畴等行为规范的认知，对现实的护理道德关系、自己或他人的道德行为进行评价所产生的心理态度体验。

2. 护士伦理情感的内容　情感有正义感、义务感、良心感、荣誉感、幸福感等诸多具体形式，作为护士伦理情感则主要包括以下几种：

（1）正义感：护士的正义感是指护理人员在护理职业实践活动中追求正义、伸张正义、爱憎分明的一种高尚道德情感。护理人员在处理与医生、医技人员、其他护理人员、行政后勤管理人员、患者及家属等诸多道德关系时，拥有正义感，往往表现为能够主持公道、坚持原则，处理事情合情合理，不偏袒任何一方，具有正确的是非、善恶感。对恃强凌弱、以富欺贫、以权压人等不公平的现象和行为感到义愤填膺，敢于打抱不平，维护公道，保护弱者。

（2）责任感：护士的责任感就是指护士对自己、对患者及家属、对医院乃至对社会应尽责任和义务的认知态度。护理人员应该始终把履行保护患者生命、减轻痛苦、增进健康的职责视为自己义不容辞的义务，尽力做到以患者为中心，以质量为核心，全心全意为人民服务。少计较得失、不怕吃苦、不惧承担风险，全力以赴挽救患者的生命、促进患者的康复。

（3）同情感：护士的同情感主要表现在对患者的病痛与饱受的折磨、遭遇和不幸在感情上产生共鸣，给予充分的理解、支持，在行动上给予关心、爱护。表现为护理人员对患者产生移情，能够对患者的处境感同身受，设身处地为患者考虑。

南丁格尔说："护士必须要有一颗同情的心和一双勤劳的手。"同情、关怀患者是医护人员和医院理应具有的基本职业操守。医护人员如果对患者的病痛熟视无睹、无动于衷、麻木不仁，则有违医德。

（4）敬业感：护士的敬业感是一种基于热爱护理事业基础上的对工作、对事业全身心忘我投入的精神境界。它表现为护理人员为了护理事业无私奉献，从内心敬重护理职业，把护士这个职业当作自己追求的事业，具有认真踏实、恪尽职守、精益求精的工作态度，在工作上一丝不苟、勤奋刻苦，尽心尽力。

（二）良心

1. 良心和护士的道德良心的内涵　良心是指主体对自身道德责任和道德义务的一种自觉意识和情感体验，以及以此为基础而形成的对于道德自我、道德活动进行评价与调控的心理机制。护士的道德良心是护士在履行对患者、医院和社会等道德义务的护理实践活动过程中，形成的一种自我内在的道德责任感和自我判断、评价和监督能力。

2. 护士道德良心的特点

（1）自律性：道德良心的自律性是指护士自觉认同社会上存在的外在护理伦理规范、原则和范畴，并将其基本要求内化为自身内在道德准则和道德意识，不断加强自我克制和约束，自觉践行道德规范，从而把被动的服从变为主动的律己，把治病救人等外部的道德要求变为自己内在的自主行动。道德良心是道德规范自律性的最集中的表现形式。

（2）稳定性：护士的道德良心不是与生俱来的，是护士作为道德主体在接受护理道德教育、加强自我道德修养、参与各种护理道德实践活动过程中逐渐形成的，是护士道德生活经验的积淀和个体社会化的产物，形成后具有很大的稳定性，难以改变。

（3）个体差异性：良心是个体在道德认识、道德情感、道德意识、道德信念等因素综合作用下形成的道德心理机制。马克思说："良心是由人的知识和全部生活方式来决定的"。对于同一道德事件，不同的护理人员会有不同的反应和不同的道德行为选择，就是因为良心的个体差异性，各自心中的道德良心标准不同。

道德良心对护理人员的职业活动有着十分重要的调整、控制作用。当护士实施的护理实践活动符合护理伦理良心的要求时，就会激励护士坚持到底、不断前行；反之，则会促使其对违背护理伦理良心的行为进行及时的反馈和改正，以确保其沿着正确的方向发展。

三、审慎与慎独

（一）审慎

1. 护理伦理审慎的内涵　护理伦理审慎是指护理工作人员在行为之前的周密思考及行为之中的小心谨慎、细心操作的态度。它要求护理人员在护理诊疗过程中谨言慎行，处事慎重、严谨、周密、准确、无误。它既是护士在职业中一种良好的职业品质和职业行为习惯，又是护士具有高度事业心和责任心的集中体现。

2. 护理伦理审慎的内容

语言审慎：护士必须谨慎地使用口语语言、书面语言和肢体语言，做到用语文明规范。俗话说："良言一句三冬暖，恶语伤人六月寒"。护士诚恳体贴的语言对于患者来说犹如一剂良药；反之，护士讲话态度欠妥，语言简单、粗暴、尖刻，皆可引起患者的误解，对患者造成恶性刺激，严重时还可能引起医源性疾病，引发医患纠纷。

行为审慎：对于护理实践活动的各个环节及采取的各项护理措施，护士要自觉做到认真负责，小心谨慎，一丝不苟，严格地遵守各项规章制度和操作规程，严格地遵守劳动纪律及值班制度，审慎地坚守工作岗位。

审慎有利于护理人员养成严谨的工作作风、工作态度，提高责任感，从而避免因疏忽大意、敷衍塞责而酿成医疗差错事故；可以促使护理人员钻研业务知识和护理技术；促进护理人员以高度负责的精神对待患者，严格要求自己，自觉以护理道德的原则、规范严格要求自己，不断加强自身道德修养，从而提高自身的护理道德水平。

（二）慎独

1. 慎独的内涵　"慎独"，出自《中庸》，原句为"莫见乎隐，莫显乎微，故君子慎其独也。"慎独是指独自一人，无别人监督时，也要表里一致，严于律己，不做任何对国家、对社会、对他人不道德的事情。护理道德慎独是指护理人员独自工作，没有外在监督时，能严格要求自己，自觉遵守护理道德准则、规章制度和护理操作规范，保持高尚的道德操守。

2. 慎独的特点　慎独精神要求护理人员越是在没有监督时，越要小心谨慎，不做任何违反道德、不负责、有害于患者的事。慎独是一种无需外来监督和任何强制、习以为常的行为习惯；慎独精神突出了道德主体内心信念的作用，体现了道德主体的自律精神和自主性。

慎独既是一种道德修养方法，又是一种很高的道德境界。护理工作的专业技术性和操作的独立性决定了培养护理人员的慎独精神具有十分重要的意义。护理人员在护理昏迷、智障患者、精神病患者，在手术室工作、独立值班时，多属于在患者及家属不知情或患者意识不清时独自进行，必然要求护理人员具备慎独精神，任何的疏忽、差错和不负责任都将造成严重的后果。可见，慎独既是护士加强道德修养行之有效的方法，又是护士必须具备的一种美德。

慎独的修养方法：

（1）树立高度的责任感、事业心：护理人员必须富有同情心，时刻牢记对患者的健康、安全和生命肩负的责任，树立高度的责任感，才能在事业上精益求精，才能达到慎独修养的要求。

（2）防微杜渐，从点滴的"微小"事情做起：俗话说"千里之堤，溃于蚁穴"。积小善而成大德。作为一名护理工作者，进行道德修养，培养慎独精神，就要形成严谨的工作作风和良好的工作态度，从细节抓起，从小事做起，防微杜渐，勿以善小而不为，勿以恶小而为之。在工作中严格执行各项规章制度，一丝不苟，才能提高护理质量、为患者提供良好的护理服务。

（3）经常反躬自省：人非完人，护理人员在工作和生活中不可避免地会存在某些弱点、缺点，甚至错误。经常反思、省察自己是非常必要的。通过时时自我解剖、自我分析、自我评价、自我调控，才能使自己的护理道德境界不断地升华，不断增强抵制各种外界物质诱惑的能力和防腐拒变的"免疫力"。

四、荣誉与幸福

（一）荣誉

1. 荣誉的内涵　荣誉是道德主体履行了社会义务之后，得到社会上的赞许、表扬和奖励及因此产生的主观感受。护士的道德荣誉是指护士履行了自己的职业义务以后，获得患者、他人或社会对其护理工作的褒奖和肯定及内心获得的一种价值认同、自豪和欢悦的情感体验。荣誉包含两个方面的含义：一是社会性的价值肯定，二是个体的心理感受。

2. 树立正确的荣誉观

（1）正确区别荣誉感和虚荣心：护士的天职是维护和保障人民的健康，不是单纯为了攫取名义和地位，获得荣誉。以个人主义为基础，弄虚作假、投机取巧、沽名钓誉，是个人虚荣心的体现。护理人员应该树立一种积极、健康、崇高的荣誉感。始终从患者的根本利益出发，在工作中认真踏实、兢兢业业、任劳任怨，从而获得患者、他人、社会赞扬或褒奖。

（2）实现个人荣誉与集体荣誉的统一：集体荣誉是个人荣誉的基础和归宿，护士个人的荣誉同集体的荣誉是分不开的，集体发展为个人发展创造条件，个人荣誉中包含着集体的智慧和力量、帮助与支持，护理人员应该珍惜、维护集体荣誉。个人荣誉是集体荣誉的体现和组成部分。集体荣誉中包含每个护士的辛勤劳动和贡献，护士应该在追求集体荣誉的过程中获得个人荣誉。

（二）幸福

1. 幸福的内涵　幸福是指人们在物质生活和精神生活中，由于感觉和理解到目标、理想的实现，生存和发展的完满而产生的精神上的满足。

护理人员的幸福是指护士通过自己辛勤劳动，在为患者健康服务的过程中，感觉和理解到救死扶伤，增进健康，延长患者生命的职业目标和理想的实现，自身人生价值的提升，事业的发展而产生的心理满足感和精神上的愉悦状态。

2. 幸福的作用　护理人员树立正确的幸福观，就会摆正个人幸福与集体幸福的位置，懂得真正的幸福是建立于辛勤的劳动和为患者提供高质量的服务上，从而树立为患者、他人、社会服务意识，进一步自觉履行道德义务，增强护士的责任感；护理人员树立正确的幸福观，就会确立正确的人生观、世界观与价值观，能够正确处理物质与精神、个人与集体、创造与享受之间的辩证关系。

（张建英）

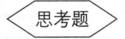

思考题

一、选择题

1. 在以下各项中不符合护理伦理学有利原则的是
    A. 努力使患者受益
    B. 把患者的利益看得高于一切
    C. 选择受益最大、伤害最小的护理治疗方案
    D. 努力预防或减少难以避免的伤害
    E. 真诚关心患者

2. 一高中女学生因腹痛就诊，护士经过耐心询问了解到患者有性生活史，并已经停经40天，后诊为宫外孕。患者要求为其保密，但该护士却在与别人闲谈时，对该女生进行批驳和嘲讽，其行为违背的护理伦理原则是
    A. 不伤害原则　　　　　　　　　　B. 有利原则
    C. 尊重原则　　　　　　　　　　　D. 公正原则
    E. 自主原则

3. 护理伦理中公正原则对护士的要求不包括
    A. 公正地处理患者和家属之间的纷争
    B. 公正地解决护理纠纷
    C. 公正地对待每一个患者
    D. 公正地分配卫生资源
    E. 同等对待患者的正当诉求

4. 在下述各项中，属护士违背不伤害原则的是
  A. 在对患者检查时，由于消毒观念不强，造成交叉感染
  B. 医生满足患者的一切保密要求
  C. 妊娠危及母亲的生命时，医生给予引产
  D. 医生对患者的呼叫或提问给予应答
  E. 医生的行为使某个患者受益，但却损害了别的患者的利益

5. 不属于护理人员在执业活动中应当享有的权利的是
  A. 护士人格被尊重，人身安全不受侵犯的权利
  B. 获得劳动报酬的权利
  C. 享有安全卫生执业的权利
  D. 尊重、爱护患者、保护患者隐私的权利
  E. 护士有获得疾病诊疗、护理相关信息的权利，有自由询问病情的权利

二、案例分析题

案例一

2013 年 5 月 9 日，在贵州省某医院接受治疗的 2 岁女童罗某某，在接受先天性心脏病手术后进入重症监护室却不幸死亡。警方调取监控发现，躺在重症监护室病床上的患儿数次被护士拍打脸部，患儿头部还被护士拎起后重重地放在枕头上。护士竟连续扇患儿耳光，疑为患儿致死原因。

据该医院相关负责人介绍，视频中的患儿是 2013 年 4 月 24 日入住该医院心外科治疗，经诊断为先天性心脏病。5 月 8 日，患儿在全麻体循环下进行手术，术后转入 ICU（重症加强护理病房）监护和治疗。5 月 9 日 18 时 25 分，患儿病情危重经抢救无效死亡。当班护士在护理过程中动作粗暴，患儿父亲告诉记者，手术后，曾有医护人员告诉他手术很成功，女儿生命体征正常。然而，送入 ICU 一天后，女儿突然死亡。这让他感到无法理解，他和家人怀疑救治有问题并报了警。他和家人查看了 ICU 监控录像，录像中护士的举止令他和家人非常气愤。

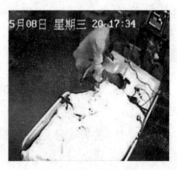

贵州省卫生厅派出两个工作组进驻医院调查了解相关情况，同时组织专家观看相关监控视频并对该护士行为进行研判，明确认为当班护士对患儿面部的拍打动作，不属于重症监护常规镇静、镇痛后的唤醒行为，认定这是一起严重违反护理规范、丧失医护人员职业道德的事件，已责令医院对发生事件的重症监护室负责人停职，护士长撤职，并开除该当班护士。

被开除的当班护士

问题：

请结合上述的材料，根据所学的护理伦理基本原则的理论知识，分析一下被开除的护士违背了护理伦理具体原则的什么要求？并说明原因。作为护理人员在执业活动中应该如何遵守护理伦理原则。

案例二

2001 年 2 月 9 日，卢某之子卢金因"左颈部增生一肿物"到某市立医院外科就诊。同年 2 月 10 日该市立医院为患者卢金进行超声检查，初诊病症为"左下颌角实质性占位（淋巴结肿大）"。2 月 10 日晚，某市医院在未让患者或原告签字的情况下，对卢金的左颈部肿物行门诊手术切除，并将切除的肿物送病理科检验。2001 年 2 月 15 日被告作出病理诊断为："（左颈部）淋巴结反应性增生"。术后不久，患者卢金的手术部位肿大。经外地几家医院诊断，卢金是患非霍奇金淋巴瘤。2001 年 9 月 24 日，卢金又回到该市医院住院治疗。后因卢金是患恶性淋巴

瘤，经化疗后效果不佳，病情加重，经抢救无效死亡。2002 年初，卢某以卢金之死与该市立医院的诊断失误和手术不当有因果关系为由，申请该市医疗事故技术鉴定委员会对该医疗事故鉴定。2002 年 2 月 6 日，医疗事故技术鉴定委员会做出结论：不属于医疗事故。卢某不服，遂提起诉讼，要求该市立医院承担赔偿责任。

问题：未经本人签字即行手术，医院是否侵犯知情同意权？是否应该承担责任？

第四章

护理人际关系的伦理道德

🎓 **思维导图** ···▶

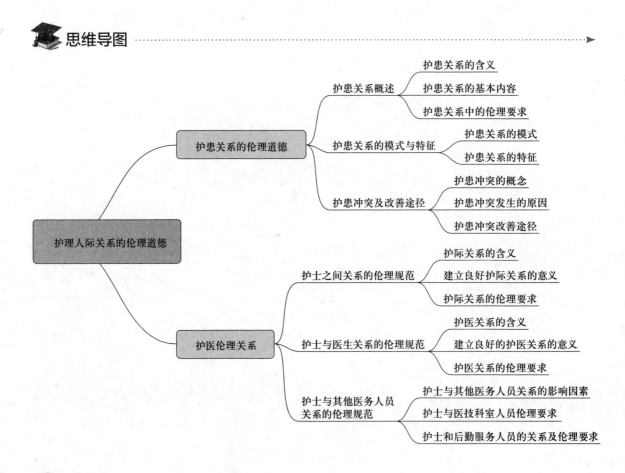

📖 **学习目标** ···▶

1. 概述护患关系的概念、护患关系的伦理要求。
2. 说出护际关系、医护关系的概念，护理人员与医院同事的伦理关系。
3. 阐述护患关系的基本模式与特点，解释护患冲突发生的原因及改善途径。

　　护理人际关系伦理是护理伦理学研究和探讨的重要课题之一，它直接关系到护理伦理规范在护理活动中的贯彻执行，对提高护理质量、加强医德医风建设有重要的意义。科学地建立和调节好各种护理人际关系，不但是护理工作的需要，也是患者的需要，良好的护理人际关系在护理工作中起着极其重要的作用。

第一节 护患关系的伦理道德

> **案例 4-1**
>
> 李先生，65岁，既往有心绞痛病史。2小时前因突发心前区剧烈疼痛，含服速效救心丸无效后被家人紧急送往医院。入院后急查心电图提示急性心肌梗死。值班护士小张根据医嘱迅速准备药物，为患者建立静脉通路，一次、两次，均未穿刺成功，此时患者表情痛苦，大汗淋漓，家属焦急万分。护士小王见状后迅速过来帮忙，一针见血，看着救命的药液顺利流入患者体内，大家终于松了一口气。
>
> 之后护士小张再次来到患者床旁，告诉患者现在是急性期，要绝对卧床休息，以免加重病情。患者和家属对小张的讲解不屑一顾，表现出明显的怀疑。
>
> **问题：** 要建立良好的护患关系，小张要怎么做？

下载资源：
案例 4-1 解析

一、护患关系概述

（一）护患关系的含义

护患关系是指护理人员在医疗、护理活动中，与患者建立起来的一种人际关系，它包括护理人员与患者、患者家属、陪护人、监护人、单位组织等的关系。

（二）护患关系的基本内容

护患双方由于生理、社会心理、文化环境、教育、经济等多重因素的影响，在护理活动的过程中会形成不同形式的护患关系，主要表现为技术性关系和非技术性关系两个方面。

1. 技术性关系　技术性关系是护患双方在护理活动中所建立起来的，以护士拥有相关专业知识及技术为前提的一种帮助与被帮助的关系。如护士为尿潴留的患者导尿以解决患者的痛苦，护士为急性大出血的患者静脉输液以补充血容量、维持有效循环等。

技术性关系集中体现在护患双方在护理活动中彼此的地位及作用的不同。在这种关系中，护士是服务的提供者，占主导地位，患者是服务的接受者，占从属地位。护士如果没有扎实的专业知识、娴熟的操作技能，不能有效满足患者在治疗护理过程中的各种需要，护士就不可能取得患者的信任，良好护患关系的建立也就无从谈起。因此，技术性关系是良好护患关系的桥梁和纽带。

2. 非技术性关系　护患关系中的非技术性关系是指护患双方由于社会的、心理的、经济的等多种因素的影响，在实施护理过程中所形成的道德关系、利益关系、价值关系、法律关系和文化关系。

（1）道德关系：道德关系是护患之间固有的一种基本关系，是非技术性关系中最重要的内容。在护理活动中，护患双方由于所处的地位、利益、文化素质、道德修养等方面的不同，在护理活动及行为方式的理解和要求上存在一定的差距，双方会产生各种矛盾。为了协调矛盾，护患双方必须按照一定的道德原则和规范约束自己的行为，应尊重对方的人格、权利和利益，建立一种和谐的道德关系。一般来说，在护患关系中，护理人员处于指导地位，患者在医学知识、在心理状态方面都处于劣势，因此，社会大众和患者对护理人员的道德期望和要求比较高。

（2）利益关系：利益关系是指在护理过程中护患双方发生的物质和精神利益关系。这种利益关系是双向的。患者的物质利益体现在支付了一定的医疗费用后，获得了护士精心的照料和护理，病痛得以解除、健康得以恢复；精神利益体现在患者的各项权利，如知情同意权、隐私保密权等得到了尊重和维护。护士的物质利益体现在付出辛勤劳动后获得了一定的工资、奖金等福利；精神利益体现在通过自己精心照料和护理的患者，病情好转或康复，患者及家属表达感激之情，精神上获得了某种满足与享受。但是，要特别强调的是，护患之间的利益关系不同于市场经济中商品的买卖关系，护士在任何时候都要以患者的健康利益为重。如急诊患者紧急入院，即使患者未交纳医疗费用，护士也要本着人道主义的精神对患者进行救治。

（3）价值关系：价值关系是指以护理活动为中介的体现双方各自社会价值的关系。护理人员在护理活动中，运用自己所学到的知识和技术为患者提供优质的服务，使患者重获健康，实现了护理人员对患者及社会的责任和贡献，体现了护理人员的社会价值，也为患者实现个人价值创造了条件。帮助患者恢复健康、重返工作岗位不仅是对他人和社会做出贡献，体现了个人的社会价值，同时，也实现了护理人员的社会价值。由此可见，护患关系价值的实现都离不开对方，两者的价值关系是双向的。

（4）法律关系：法律关系是指护患双方在护理活动中各自的行动和权益都受到法律的约束和保护，在法律范围内行使各自的权利和义务，调整双方的关系。护患双方的这种法律关系是国家保护每个公民正当权益的体现，任何侵犯患者和护理人员正当权益的行为都是国家法律所不允许的，无论是患者，还是护理人员，都应当学法、知法、守法，学会运用法律武器保护自己正当的权益。如护士未遵守部门规章制度，诊疗护理规范、常规，因过失造成患者人身损害，患者可依法追究护士的法律责任并请求赔偿。同样，如果护士在正当的职业活动中，受到患者及家属无礼辱骂、恐吓、殴打，护士可通过法律途径寻求保护。

（5）文化关系：文化关系是指护患双方在护理活动中受到不同文化背景的影响所形成的关系。护理的服务对象来自于不同国家、不同民族、不同地区，他们有着不同的文化水平、宗教信仰、风俗习惯、语言文化、素质修养等，这必然会导致护患双方在许多问题上产生不同的看法，甚至是误解或矛盾。因此，护士在护理过程中要综合考虑患者的文化水平、宗教信仰、风俗习惯、语言文化、素质修养等对护理活动的影响，明确并满足不同文化背景患者的需要，提供适合患者文化背景的护理。

当然，我们把护患关系分为技术性关系和非技术性关系是为了分析问题的方便，便于我们更好地理解护患关系的内容，而现实中的护患关系是无法把二者截然分开的。护理活动的完成是通过护患之间技术方面和非技术方面的交往实现的。

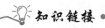 知识链接

"悬壶济世"的由来

悬壶济世是人们对中医的一种称谓，一般把医生开业称作"悬壶"，把医生的事业称为"悬壶济世"。那么，"悬壶"的说法有何来历呢？其实，这个"壶"应该是"葫"，即"药葫芦"。医生从什么时候起开始使用葫芦呢？《后汉书·费长房传》中就记载有这么一个故事。相传汉朝时集市上有位行医卖药的老翁，他店铺前悬挂着一个葫芦，等到集市过午散去时，老翁便化作一道烟，钻进葫芦内。集市上的人都没有看见过，只有管理市场的一个小官员费长房在楼上看到过，他心里感到十分惊奇，自此便更加留心观察。费长房发现老翁给人看病十分灵验，药无二价，知道他绝不是等闲之辈，便备好了一桌酒肉饭菜，恭候老翁。当老翁从葫芦内跳出来的时候，费长房立即磕头跪拜，拜师求教。老翁见费长房诚心求学，就告诉他说："你明天再来，咱们到葫芦中去看看。"第二天，费长房赴约去拜见老翁，老翁领他一同进入葫芦中，只见葫芦内华丽堂皇，侍从多人，桌上摆满了美酒佳肴，两人对酒畅饮，尽兴而出。后来，老翁收费长房为徒，将自己的医术传授予他。费长房为了纪念老翁，行医时总是将一个葫芦挂在身上。自此以后，行医之人纷纷模仿，都用葫芦当作招牌，以表示医术高超，后世就把中医开业称为"悬壶"。

（三）护患关系中的伦理要求

1. 同情与爱心　当人的身心健康出现问题，或由于身受疾病折磨、生命垂危、遭遇各种不幸时，患者最需要的是得到别人的同情和理解，尤其需要医务工作者充满爱心、满腔热情服务和照顾。护理工作要求护士必须做到"待患者如亲人"，设身处地为患者着想，随时准备为患者提供无微不至的关心、支持和帮助。任何对患者的痛苦漠不关心、麻木不仁、冷若冰霜的态度都是不道德的。

2. 平等与合作　护理人员不论面对哪类患者，都应该一视同仁，不能有厚此薄彼，亲疏远近之分，护患之间应是平等合作的同志式关系。患者尊重医护人员的人格和服务，护理人员更应尊重患者，在患者主动参与积极配合的基础上，实施有效的护理措施，并给患者以科学、正确的指导，帮助患者尽早恢复健康。有些患者心理情绪异常，容易变得焦虑、不安、烦躁、挑剔等，护理人员应该以宽容的态度耐心疏导，决不可与之针锋相对，发生争吵，使护患关系紧张。

3. 真诚与负责　护理人员在处理护患关系中要对患者抱以真诚和负责的态度，全心全意，一切为了患者，为了患者的一切，牢记患者的健康高于一切，履行好护理工作职责。"医乃生死所寄，责任非轻"，护理人员要以极端负责的精神做好本职工作，才能取得患者的信任与尊重。

二、护患关系的模式和特征

（一）护患关系的模式

护患关系模式是医学模式在护理人际关系中的具体体现。根据护患双方在共同建立及发展护患关系中发挥的作用、各自具有的心理方位、主动性及感受等的不同，将护患关系归纳为以下三种模式。

1. 主动—被动型模式　亦称支配服从型模式，是最古老的护患关系模式。此模式的特点是"护士为患者做治疗"，模式关系的原型为母亲与婴儿的关系。在此模式中，护士常以"保护者"的形象出现，处于专业知识的优势地位和治疗护理的主动地位，而患者则处于服从护士处置和安排的被动地位。

（1）适用对象：主要适用于那些意识丧失、不能或没有能力表达自己主观意愿的患者，如婴幼儿、昏迷、休克、全身麻醉未清醒者、痴呆以及某些精神病患者等。

（2）伦理规范：上述患者没有能力表达自己的主观意愿，无法对治疗护理方案进行选择和监督。因此，在实施护理活动的过程中，护士要有良好的职业道德和高度的责任心，严格遵守医院的规章制度、诊疗护理规范、常规，及时、安全地为患者提供护理。

2. 指导—合作型模式　这是近年来在护理实践中发展起来的一种模式，也是目前护患关系的主要模式。此模式将患者视为具有生物、心理、社会属性的有机整体。此模式的特点是"护士告诉患者应该做什么和怎么做"，模式关系的原型为母亲与儿童的关系。在此模式中，护士常以"指导者"的形象出现，根据患者病情决定护理方案和措施，对患者进行健康教育和指导；患者处于"满足护士需要"的被动配合地位，根据自己对护士的信任程度有选择地接受护士的指导并与其合作。

（1）适用对象：主要适用于急性病患者和手术后处于恢复期的患者。

（2）伦理规范：上述患者病情重、病情变化快，护士应严密观察患者病情变化，及时、准确地为患者提供护理，以解除患者痛苦。同时患者意识清醒，对疾病治疗和护理了解较少，护士应及时向患者提供疾病信息，维护患者的知情同意权和自主选择权。

3. 共同参与型　这是一种双向、平等、新型的护患关系模式。此模式以护患间平等合作为基础，强调护患双方具有平等权利，共同参与决策和治疗护理过程。此模式的特点是"护士积极协助患者进行自我护理"，模式关系的原型为成人与成人的关系。在此模式中，护士常以

"同盟者"的形象出现，为患者提供合理的建议和方案，患者主动配合治疗护理，积极参与护理活动，双方共同分担风险，共享护理成果。

（1）适用对象：主要适用于具有一定文化知识的慢性病患者和心理疾病的患者。

（2）伦理规范：上述患者对疾病的治疗和护理比较了解，具有一定的自我护理能力，护士应充分尊重患者，鼓励患者独立完成某些自理活动，如洗头、服药、检测尿糖等，以恢复患者在长期治疗过程中丧失的信心与自理能力。同时上述患者缺乏疾病专业知识，当患者的行为可能对其生命或健康构成危害或威胁时，护士要及时地进行指导，必要时行使特殊干涉权。

在实际护理活动中，护士应注意区分不同情况的护理对象，采用恰当的护理模式。选择建立哪一种关系模式，不仅取决于疾病的性质和严重程度，而且需考虑患者的人格特征。护患模式不是固定不变的，即使在同一个患者身上随着患者病情的变化，也可以从一种模式转向另一种模式。

> ➤ **考点提示**：三种护患关系模式的适用范围。

（二）护患关系的特征

护患关系是一种特殊的人际关系，在护患关系形成的过程中，护士处于相对主动地位，护士的态度和行为对护患关系的建立与发展起决定性作用。因此，护患关系的建立与发展过程不同于一般的人际关系。护患关系特点如下：

1. 帮助性的人际关系　护患关系建立于患者的健康需要无法得到满足时。护患之间通过提供帮助与寻求帮助形成特殊的人际关系，这种关系不仅仅是帮助者与被帮助者之间的关系，也是两个系统之间的关系。帮助系统包括医生、护士、辅诊人员以及医院的行政管理人员；被帮助系统包括患者、患者家属、亲友和同事等。帮助系统的作用是为患者提供服务，履行帮助职责；而被帮助系统则是寻求帮助、接受帮助。

2. 治疗性的工作关系　人际关系具有双重作用，在患者这一特殊群体中影响更为明显。良好的护患关系，能有效地减轻或消除患者来自环境、诊疗过程及疾病本身的压力，有助于治疗和加速疾病的康复进程。除此之外，治疗性关系是护患关系执业行为的表现，是一种有目标、需要认真促成谨慎执行的关系，带有一定的强制性。不管护士是否愿意，面对不同身份、年龄、职业和素质的患者，护士作为一名帮助者、治疗者，都有责任使护理工作起到积极的治疗作用，与患者建立并保持良好的护患关系。

3. 专业性的互动关系　护患关系不是护士与患者之间简单相遇的关系，而是护患之间相互影响、相互作用的专业性互动关系。互动双方的个人背景、情感经历、文化水平、性格特点、生活经验以及对健康与疾病的看法都会对相互之间的感觉和期望产生影响，并进一步影响彼此之间的沟通和护患关系的建立与发展。

4. 持续性的指导关系　患者的健康需要与满足构成了双方关系的基础，过去认为，一旦患者出院，面对面的护理服务结束，这种人际关系也就结束。随着护理职能的扩展，护理服务已从一种服务延伸到医前、医后服务。许多患者出院后，仍可能与护士保持联系，寻求帮助和指导，因此，新时期的护患关系是没有终点的。

5. 以护士为主要责任承担者的人际关系　作为护理服务的提供者，护士在护患关系建立的过程中始终处于主导地位，在很大程度上，护士的言行决定着护患关系的发展方向。因此，在一般情况下，护士是促进护患关系向积极方向发展的推动者，也是护患关系发生障碍的主要责任承担者。

三、护患冲突及改善途径

随着人们的价值观念、健康意识、维权意识日益增强，对护理质量的期望值也越来越高，由此引发的护患纠纷也增多及恶化。护患冲突即护患交往发生障碍，是影响护患关系健康发展的一种客观状态，归根结底主要产生于"需要"与"满足"这样一对矛盾中。

（一）护患冲突的概念

护患冲突是指护患双方在诊疗护理过程中，为了自身利益，或对某些医疗护理行为、方法、态度及后果等存在认识、理解上的分歧，以致发生争执或对抗。

（二）护患冲突发生的原因

在护理活动中，护士与患者交往频繁，免不了会发生一些矛盾。若矛盾不能及时化解，不但会影响正常的护理工作秩序，也会影响患者的康复。护患冲突发生除了护士和患者自身的因素外，还有社会方面、医院管理方面等外在的深层次原因。

1. 护方因素

（1）技术因素：护士专业知识缺乏，业务水平低下是引起护患冲突的主要原因之一，其主要表现在两个方面：一是缺乏护理专业知识和临床经验，未能及时发现病情变化或是对患者的病情变化未足够重视，以致延误诊断和治疗，导致患者病情变化，引发护患冲突；二是在治疗过程中，由于操作技术不扎实，或者对科室仪器设备特别是新引进的仪器设备性能不熟，操作生疏，导致给患者做治疗和处理应急事件时手忙脚乱，引起患者的不安全感，使患者或家属对护士业务能力表示怀疑，从而产生抗拒心理，导致冲突发生。

（2）心理因素：由于护士长期承受着来自工作、社会和家庭的压力，易造成情绪不稳、焦虑、心理健康不良，带着不良情绪进行工作，对患者表现出不关心、不热心、不耐心。例如部分护士服务理念差，在工作中忙于应付；对病情观察、健康教育、心理护理等关注较少，导致患者合理的要求得不到满足；同时少数护士对患者的提问缺乏耐心、语气生硬、态度冷漠，甚至对患者提出的疑问不屑一顾，致使患者及家属产生反感，在情绪上与护士对立，从而产生冲突。

（3）道德因素：一些护士不注重职业道德修养，对患者缺乏应有的尊重和同情，对不同身份、经济状况的患者区别对待；在操作过程中缺乏法律意识，未能有效维护患者的各项权利，如知情同意权、隐私保密权等，导致护患关系很紧张。同时有些护士没有严格执行查对制度、交接班制度、诊疗护理规范等，导致发错药、输错液体、遗漏治疗、医嘱执行失误等差错事故，这些都会引起患者家属的不满，导致护患冲突。

（4）其他因素：护士的气质、性格、工作作风、表达能力等方面，同样是影响护患关系的重要因素，如不注意都会导致护患关系紧张和恶化。

2. 患方因素

（1）认知因素：医护服务是一种特殊性质的消费服务，有一部分患者对自己患有的慢性疾病、重大疾病认识不足，认为只要付了钱，就应该"钱到病除"，将医护服务等同于其他形式的商业服务。但医疗服务具有不可预测性和不可控制性，一部分疾病病因不明、诊断困难，治疗不佳，甚至存在一定的误诊误治。当患者及家属发现疗效与预期不符甚至病情恶化、人财两空时，少部分患者及家属不能理解，因而向医护人员发泄怒气，甚至辱骂、殴打医护人员，引发护患冲突。

（2）心理因素：患者生病以后，其社会角色发生了多种变化，尤其是住院治疗的患者，常常会表现出心理失衡、烦恼、愤怒、多疑，当患者不能控制这些情绪反应时，容易向医护人员发泄而导致护患冲突。除此之外，受传统重医轻护观念的影响，少数患者及家属服从医生的权威，尊重医生的诊断、治疗，但歧视护理工作，把护理工作视为是伺候人的事，不管护士的工作是否繁忙，不管患者是否有急事，都要护士有求必应、"呼"之即来、稍不及时回应便横加指责甚至辱骂，很大程度地伤害了护士的自尊心和积极性，导致护士心理失衡引发冲突。

3. 院方因素

（1）人力缺乏：近年来我国护士队伍在数量上有了明显增加，但在临床护理工作中，部分科室加床严重，护士实际配置严重不足，导致临床护士工作强度和负荷过大，护士忙于疾病的治疗和基本护理工作，无暇顾及与患者的沟通交流、健康教育、心理护理等，使患者合理的需求得不到及时和有效的满足，导致护患关系紧张。

（2）管理缺陷：主要表现为管理机制不健全、制度不完善、方法不科学等。如护士上班脱岗，危重患者自行拔出气管插管；部分护理管理者管理能力低下，缺乏科学有效的管理，在治疗护理任务繁重，护士服务不及时或遇到抢救、急诊患者时，顾此失彼，导致差错事故发生而引发护患冲突。此外，少数医院缺乏有效的护患冲突应对和处理机制，一旦发生护患冲突，护理管理者通常选择隐瞒，包庇或一味忍让、妥协，最终导致事态扩大。

（3）收费过高：在市场经济的影响下，一些医院的指导思想发生了偏离，片面追求经济效益，导致医疗服务"过度"，如医生开大处方、重复检查、分解收费，这些都极大地增加了患者的经济负担。患者在住院期间非常关注医疗费用，希望医院能做到公开、合理、透明收费。一旦患者认为医疗费用不合理，存在乱收、多收情况，护士作为收费项目的执行者和解释者，很多时候会成为冲突的对象。

4. 社会方面

（1）供需矛盾：当前，我国医疗卫生事业的发展远不能满足人民群众的需要，主要表现为卫生经费投入不足，分配使用不尽合理，医疗保险报销比例过低，群众的医疗费用负担过重，群众抱怨"看病贵""看病难"。此外，患者就医时出现"三长"（挂号时间长，候诊时间长，交费、取药时间长），"二短"（医生问诊时间短、沟通时间短），这些问题往往引起患者不满而迁怒于医护人员。

（2）法律因素：我国为维护医疗秩序先后制定和颁布了一系列卫生法律法规，如《医疗事故处理条例》《医疗纠纷预防和处理条例》《护士条例》等，但卫生立法仍显缓慢，尤其是有关医疗事故及纠纷处理方面的法律法规更是滞后于医疗和司法实践。

（3）片面宣传：医疗事故、护患纠纷的报道对卫生管理人员、医护人员起到了警示作用，有利于医护人员自觉遵守伦理道德规范，提高医疗护理质量，但也存在部分媒体工作者因医学知识缺乏而片面报道医疗护理纠纷，无形中加深了护患之间的对立，导致护患矛盾激化。

（三）护患冲突的改善途径

护患冲突的发生，一方面说明了医院护理质量不能满足患者，存在一些需改善的薄弱环节，另一方面也说明患者及家属维护其自身合法权益意识的增强，反映了社会的进步。因此，我们应结合社会、医院、护士及患者，对各方面的具体情况采取应对措施，以构建和谐的护患关系，保障医疗卫生服务的正常运转。

1. 提升护士综合素质

（1）提高专业水平：扎实的专业知识，精湛的技术是保证护理安全，避免护患冲突的关键措施之一。每一个患者都会把安全感视为重要的一条，这也是患者就医行为的最终目标。因此护士应加强业务学习和技能训练，不断更新专业技术水平，掌握各项现代护理操作技能，特别对于科室新引进的技术和仪器设备，应定期组织护士培训、考核，使每个护士都能熟练掌握，从而满足患者的各种需求。

（2）提升人文修养：护理工作是集知识、技能、爱心、责任、礼仪于一体的特殊职业，这就需要护士不断转变观念，不仅要关注疾病的治疗，还要满足患者心理、社会方面的需求。护士可利用业务学习，增加心理学、人际沟通、礼仪、法律等方面的培训，提升护士的人文修养。特别要熟练掌握沟通技巧，如在与患者沟通时，切忌用床号称呼患者；在向患者解释疾病的信息时，护士尽可能用通俗易懂的话语，使患者能真正理解，从而达到有效沟通。同时，护士在工作中应注重自己的仪表仪态，做到仪表端庄、举止稳重，给人以美感。除此之外，护士应认真学习相关的卫生法规，自觉守法，提供护理服务时，要从法律的角度审视自己的言行。及时向患者通报与之有关的诊断、检查、治疗、医疗收费等信息，耐心做好医院规章制度的解释工作，使患者能积极配合并参与医疗及护理，从而避免护患冲突。

2. 引导患者正确认知

（1）客观看待治疗效果：医院是救死扶伤、治病救人的场所，患者来到医院理应获得医护人员竭尽全力的救治和护理。但目前，由于受医学发展水平限制，部分疾病诊断困难，治疗效果不明显，当病情恶化或患者出现死亡时，患者或其家属应客观冷静、理智地看待医疗护理过程，正确理解人的生死观和自然规律，展现出良好的就医道德和个人修养。

（2）适应角色配合治疗：人生病了以后，要尽快就医，配合医护人员进行治疗。在住院过程中，患者应向医护人员提供真实的病史、病情信息，配合医护人员进行检查，按照护士的要求进行服药、活动、休息、饮食、康复锻炼等，以免因个人依从性问题而影响治疗护理效果。同时患者在治疗过程中，要充分尊重护士的人格和尊严，积极配合护士的工作，共同提高治疗护理的效果。

3. 加强医院监督管理

（1）合理配备：针对一些医院护理人员不足的问题要采取措施，在不造成医院经营成本增加的前提下，配备足够的护理人员来保证日常护理和紧急情况下的护理需求。比如实行弹性护理制度，以患者需要护理的时间作为护士的工作时间，护士长可根据患者病情、工作量等因素来安排每日不同的上班时间和护理人员数量，改变过去那种忙闲不均，不能满足患者需求的现象。

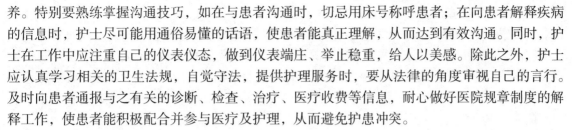

知识链接

根据《医院临床护理岗位名录及配置标准（2013年版）》规定，在普通病区，全院平均实际护床比不低于 0.4∶1（三级医院不低于 0.6∶1，床位使用率≥96%，平均住院日＜10 天），每个护士平均负责的患者≤8 名；综合重症监护病房护床比不低于 2.5∶1；专科重症监护病房护床比不低于 1.5∶1；在手术室，护士与手术间之比不低于 3∶1。

（2）加强管理：护理管理与护理质量、医院整体医疗水平、服务质量都密切相关。良好的管理体制，能有效提高服务质量，从而降低护患冲突发生的风险，可采取以下措施：

1）充分加强护理管理部门与各科室的日常交流与沟通，共同建立起完善的护理管理体制及制度。

2）根据国家医疗卫生相关法律、法规及技术标准，并充分结合医院具体情况及护理工作的特点，制定可行、有效的护理技能操作及护理人员行为的规章制度，做到人人知晓、人人遵守，使护理人员的日常护理服务工作有章可循、有据可依。

3）护理管理部门应定期开展监督、抽查活动，对发现的问题及时提出整改措施，对不恰当护理行为提出批评，纠正其错误，并制定完善的"奖优惩劣"的激励措施。

（3）合理收费：医院要按照国家有关规定和要求，对各项医疗收费公示，落实住院患者费用一日清单制度，使患者能够及时了解收费标准和费用使用情况。在治疗过程中，严格按照收费标准进行收费，护理人员要及时将清单送到患者手中，患者如有疑问，护理人员要耐心解释，必要时要帮助查询直到患者明白为止。

4. 加快社会改革步伐　政府和卫生行政部门应不断增加卫生事业的投入，加快基层医疗机构和社会卫生机构的建设，实现卫生资源合理有效的分配。同时积极制定和完善医疗卫生法规，特别是处理医患、护患纠纷的法律法规，以摆脱目前法律适用上的混乱状态，为护患冲突的处理提供可靠的法律依据。除此之外，还应积极引导舆论，面向社会健康宣传，让人们了解医疗护理工作的性质，从而获得公众的理解和支持。

总之，护患关系是一种特殊的人际关系，是人际关系在医疗情境中的一种具体化形式。护患冲突发生的原因有很多，既有内部因素也有外部因素，而且是相互作用、相互影响的。因此，我们不能片面地认识护患冲突的发生，应该全面、科学地分析其发生的原因，综合治理，需要政府、社会、医院、护士、患者共同做出不懈努力，使医疗护理事业尽快改善现状，构建和谐的护患关系。

> **考点：**护患冲突的改善途径。

第二节　护医伦理关系

一、护士之间关系的伦理规范

> **案例 4-2**　某医院夜班急诊来了位急腹症患者，准备急诊行剖腹探查术。抽血送检验科后，在等检查结果的同时做其他术前准备。其他准备都做好了，检查报告单还未送达，家属很急，过来催问护士什么时候可以入手术室。护士告诉家属："就等检验科的报告单了，要不你去检验科催催。"家属去了检验科，回来说还没好。过了一会儿患者难受，家属又过来催了，护士还是那句话："就等报告单了，你去催催吧。"结果心急的家属又往检验科跑。过了一会儿家属骂骂咧咧地过来，说检验科的工作人员态度如何如何，你们医院怎么怎么，同时检验科的电话打到科里，一接电话对方怒气冲冲地说："出报告单需要多长时间不是可以人为改变的，你们怎么能让患者家属到检验科无理取闹呢？"结果弄得患者家属不高兴，检验科也不高兴，护士接电话后也一肚子火。
>
> **问题：**本案例护理人员与医技人员没有遵循哪些伦理要求？

下载资源：
案例 4-2 解析

（一）护际关系的含义

护际关系即护理人员与护理人员之间的关系，它是护理人员人际关系中的一种基本关系，它包括同一科室护士之间、不同科室护士之间以及护理管理者与护士之间的关系。护士之间建立良好的合作关系，对于圆满完成护理工作任务，提高护理服务质量具有重要的意义。

（二）建立良好护际关系的意义

1. 满足患者需要　良好的护际关系是护士始终以患者利益为重，在工作中相互协作，主动配合，从而使患者获得连续、完整的护理；同时随着医学分科的不断细化，护理专科化趋势日益明显，不同科室、不同资历的护士承担着不同的专科护理操作，如呼吸机的管理、PICC穿刺等。当患者的治疗需要不同专科护士协作时，良好的护际关系能使护士做到有求必应。

2. 提高工作效率　一个和谐与融洽的护理群体必然具有很强的凝聚力和集体荣誉感，在这种氛围的影响下，护士和谐共处、心情舒畅，可使工作积极性、主动性和创造性充分发挥，工作效率大大提高。相反，如果护士之间关系紧张、工作中斤斤计较、相互抱怨，这必然会导致内耗，护士情绪压抑，个人潜力得不到发挥，工作效率低下。

3. 利于护士成长　护士的成长与发展单靠自身的努力是不够的，还得依靠同事的帮助和支持。良好的护际关系有利于护士之间的交往，有利于互通信息、互相启发，从而使自己知识更加丰富，思维更加活跃，思路更加开阔，最终达到互相促进、共同提高的目标。

（三）护际关系的伦理要求

1. 患者至上，荣辱与共　在护理工作中，护士之间的相互联系和交往是以患者为中心的。在处理个人关系时，护士应始终将患者利益放在首位，切忌因为个人利益而影响患者的治疗与护理；同时护士要正确对待荣誉、困难与责任，做到同甘共苦，荣辱与共。当工作中出现困难时，护士要共同承担，绝不能拈轻怕重；出现差错事故时，护士要勇于承担自己的责任，绝不可推卸责任。

2. 彼此尊重，相互学习　护理人员之间是相互平等的，应该相互尊重、相互学习、相互帮助，不断提高业务水平，提高护理质量。在护理人员群体中，不同年龄、不同职称的护士各具优势，各有所长。高年资护士是科室的中流砥柱，具有严格的工作作风和奉献精神，要充分尊重年轻护士，充分发挥她们的优势。年轻护士积极向上，乐于接受新鲜事物，是科室发展的后备军，高年资护士应该主动关心和爱护她们，帮助她们解决在工作和生活中的实际困难，在工作中耐心地做好传、帮、带，帮助她们尽快提高专业技术水平和处理临床实际问题的能力。

3. 分工负责、团结协作　护理工作的目标就是一切为了患者的健康，护理人员为了这一共同目标，应团结一致，密切配合，相互协作。在强调团结协作的同时，也要强调明确分工、各尽其责。护理人员往往按工作内容不同有明确的分工，不同责任护理人员都应明确自己的职责，在各自的岗位上发挥"螺丝钉"的作用，精益求精地完成护理任务，从而形成一个协调一致的整体护理群体，使护理工作达到科学化、制度化、规范化、整体化的要求。

二、护士与医生关系的伦理规范

（一）护医关系的含义

护医关系（nurse-doctor relationship）是指护理人员与医生在医疗过程中的相互关系。治疗和护理是医疗过程中的两个重要组成部分，二者相辅相成，缺一不可。在工作中要求医生和护理人员之间密切配合，相互适应，相互尊重，相互交流，才能提高工作效率，更好地为患者服务。现代护医关系已逐渐形成新型的"并列－互补"型护医关系，这一根本变化意义重大。

（二）建立良好护医关系的意义

1. 促进患者康复　和谐、融洽的护医关系有利于医护人员相互尊重、相互学习、团结一致。医护人员在轻松愉快的氛围下钻研业务，传授知识和技能，集体的业务水平会不断提高；同时医护人员关系的好坏会反映在协调配合的默契程度上，会直接影响到治疗护理效果，如危重患者的抢救，缺少医生的正确判断或护士及时准确的执行，都会导致延误治疗。因此良好的护医关系，对患者来说也是一种无形的激励，它促使着患者很好地与医护人员配合，其本身就可以提高治疗护理的效果。相反，如果医护人员关系紧张，这不仅会影响自身业务水平的提高，而且也会影响患者对医护人员的信赖和配合，最终会影响到患者的康复和生命安全。

2. 利于团队建设　现代诊疗护理活动不是某个医护人员的个人行为，而是需要多个医护人员共同协作的整体性活动。在这个整体中，如果医护之间能够发挥自身优势，密切配合，关系融洽，就会使每个人强化敬业精神，提高工作效率，最大限度地发挥团队效应，使群体产生一种超乎个体能力简单相加的集体力量，这种集体力量具有任何个体所不具备的性质和功能，是护医团体整体正效应的结果。

3. 促进医学发展　当代医学发展呈现出综合性的特点，医学各领域、临床各学科出现可交叉融合与渗透，医护人员之间的合作变得日益密切。为了适应这种综合化趋势，一方面医护人员要博学多才，努力扩大自己知识的广度和深度，另一方面不同专业的医护人员必须加强协作和配合。

知识链接

来自美国的医院安全调查报道显示，医生与护士的关系正趋于紧张，医生常常用恐吓的方式命令护士执行医嘱。医生的恐吓会使护士的注意力转移，有的医生甚至在患者和实习生面前斥责护士，使护士无法集中精力护理患者，因此造成恶性循环。据医院安全研究所最新一次调查表明，7%的护士在2009年中出现了医疗事故，且均是在被恐吓斥责后发生的。可见，不良的工作环境不仅影响了护士的临床操作，更使患者得不到满意的医疗服务。

（三）护医关系的伦理要求

1. 分工与协作　在护医活动中医生和护理人员有维护患者利益的共同目标。两者只有分工的不同，并无主次之分。护医关系在交流－协作与并列－互补中使医护之间产生平等协作的关系。医生的主要职责是做出正确的诊断和采取恰当的治疗手段，护士的主要职责是能动地执行医嘱，做好基础护理、专科护理、心理护理。一方面，向患者解释医嘱的内容，取得患者的理解和合作；另一方面，如果发现医嘱有误，不是盲目执行，而是积极提供信息，主动向医生提出意见和建议，予以纠正，起到互补作用。医生和护士工作本质上是平等的，只是侧重面有所不同。护士执行医嘱，只是护医结合的一种形式，并不说明护士从属于医生。护理工作有它的独立性和专业性，这是医生不能代替的。

2. 尊重与理解　治疗和护理是医疗工作的两个重要组成部分，护医双方承担着恢复患者健康的重任。护医之间应相互尊重、相互理解，双方要充分认识对方的职责和作用，承认双方工作的独立性和专业性，支持对方工作。在医疗过程中，护士接触患者机会最多，对患者的病情变化、心理变化，了解的比较仔细全面，因此，护士在认真执行医嘱的同时，应主动将患者的症状、体征等有关信息提供给医生，并对诊治措施提出合理的意见；医生应充分认识到护医双方只有分工不同，没有高低贵贱之分，要理解护士的辛勤劳动和无私奉献，重视护士提供的信息和合理建议，及时修正诊疗方案。

3. 监督和制约　为了维护患者的利益，防止护医差错事故的发生，护医双方必须相互监督和制约，这既对患者负责，也对护医双方负责。在诊疗护理过程中，工作中的互补可使医护人员发现对方忽略和忘记的一些本身应该做而没有做的医疗护理措施，或者有时因为多种原因，如认识不一致，工作头绪烦多，而忘记执行某一项临时医嘱或措施，这就必须互相提醒对方，监督对方。护医双方在工作中应虚心接受别人的批评、帮助和监督，对彼此出现的差错事故要及时提醒，不能互相包庇，更不能互相责难、互相诋毁或隐瞒。

4. 沟通与协调　护医之间的沟通协调是医疗护理工作顺利开展的前提和基础。在制定诊疗护理方案时，护医之间要互通信息，使医生的诊疗方案与护士的护理计划一致，护士的护理措施能保证医疗方案的实施。当医疗护理工作出现矛盾和争议时，护医之间应本着患者至上的原则进行沟通和协调。

➤ **考点：**护医关系的伦理要求。

三、护士与其他医务人员关系的伦理规范

在医院工作中，护士除了要与医生保持良好的合作关系外，还要与其他医务人员如药剂人员、检验人员和影像检查人员等医技人员保持良好的沟通与协作关系。由于双方的工作内容、工作性质和工作环境不同，受教育程度、对同一问题的看法和处理方式不同，这势必影响相互之间的合作。要处理好护士与医技人员之间的关系，双方必须树立全局观念，相互尊重、相互理解、相互支持、相互配合。

（一）护士与其他医务人员关系的影响因素

1. 护士与医技人员之间关系冲突的因素　由于医技辅诊科室所包含的专业类别与护理专业的区别较大，独立性更强，护士一般不太了解医技辅诊人员的工作内容，医技辅诊人员也不太了解护士的工作特点，因此容易造成工作中不能相互支持和配合，一旦出现问题，还容易产生互相推诿或埋怨的现象。如检验人员埋怨护士采集标本的方法或剂量不正确，护士则埋怨检验报告发送不及时；护士不按时送检患者所留标本，检验人员有意见，检验人员将病房检验单错送门诊，给护士增添了麻烦，引起护士的不满等等。

2. 护士与后勤服务人员之间关系冲突的因素　医院后勤部门是维持医院良好运行的重要支持部门。后勤人员能够为医疗护理提供环境、生活、物资、安全等各种保障，其工作内容与护理工作中的生活服务内容关系密切，因此护理工作离不开后勤人员的支持与理解。但有的护士对后勤人员的劳动成果并不尊重，认为他们不是专业人员，工作技术性不强，不能直接为医院创造经济效益，甚至还有人认为是医院的医护人员养活了后勤人员。因此，在与后勤服务人员的交往中，常以命令的口气要求他们给予帮助，对后勤人员支持和鼓励少，挑剔和指责多。而后勤人员则由于缺少对他们的理解和鼓励，也对自己的工作岗位不重视，不愿为临床一线工作主动提供服务，有的甚至故意拖延时间，导致医疗护理工作不能正常进行，从而影响护士与后勤服务人员的关系。

（二）护理人员与医技科室人员的伦理要求

护理人员与医技人员接触密切，如送标本、领取药品、核对检查结果、协助患者做特殊检查等，都需要医技人员密切配合。正确处理好与这些人员的关系，也是做好护理工作的先决条件。因此，护理人员在处理与医技科室人员关系时，应遵循以下伦理要求。

1. 尊重与理解　护理人员与其他科室工作人员只是分工不同，但目标是一致的，地位是平等的，双方应相互尊重，彼此理解。护理人员应详细了解各医技科室的工作特点和规律，事先做好充分准备，以便及时准确地为患者做相应的检查和治疗。医技人员也应为患者诊疗和护理及时、准确地提供依据。当出现不同意见和矛盾时，应心平气和协商解决，尽量从自己的工作中找不足之处。护理人员在操作中出现失误，要勇敢地承担责任，虚心地进行自我批评。只有这样，才能使彼此的关系健康地发展。

2. 支持与配合　与医技人员保持良好的支持与配合关系，是顺利开展护理工作的保证。

（1）与检验人员配合：正确掌握标本采集的要求与方法，了解疾病的诊断、治疗与检验的关系，做到及时、准确地递送检验标本。

（2）与影像检查人员配合：严格按照影像检查前的要求进行准备，并按照预约时间，及时将检查者和所需物品送至检查场所。

（3）与药剂人员配合：按照药品管理规定，有计划地做好药品领取和报损工作；严格遵守毒麻药品的管理制度。

（三）护理人员和后勤服务人员的关系及伦理要求

医院后勤是临床工作的支持保障系统，对患者能否有舒适、宁静、整洁的疗养环境，生活质量是否有保证，起重要的决定作用。为此，护理人员在处理与后勤服务人员关系时，应遵守

以下伦理要求。

1. 及时反应，协助解决　患者及家属对后勤服务方面的意见和要求，护理人员要及时向后勤有关职能部门反应，协助他们尽快解决问题。对暂时难以解决的问题，要代表院方向患者及其亲友妥善解释，以取得谅解。

2. 相互理解，相互尊重　护理人员应理解、体谅后勤人员劳动的艰辛，珍惜其劳动成果，加强对公共设施的保护，以减少后勤人员不必要的工作量。后勤工作人员应认识到，为临床一线服务，就是为患者服务。后勤工作人员应经常深入临床一线，主动向患者及其家属了解对其工作的意见和要求，对水、电、下水道、厕所等生活设施定期检查维修，对膳食的营养质量和卫生应经常督促检查，并根据患者的需求及时做一定调整。这样，不仅能直接为患者提供服务，也减轻了护士的负担，避免许多不必要的分歧和矛盾。

（贺冰心）

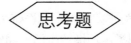

思考题

一、选择题

1. 护患非技术性关系不包含以下哪种关系
   - A. 道德关系
   - B. 技术关系
   - C. 法律关系
   - D. 非价值关系
   - E. 文化关系

2. 护患关系的伦理要求不包含哪些关系
   - A. 同情与爱心
   - B. 平等与合作
   - C. 真诚与负责
   - D. 独立与自主
   - E. 真诚与合作

3. 下列不属于护患关系的模式有哪些
   - A. 主动 – 被动模式
   - B. 指导 – 合作模式
   - C. 共同参与型
   - D. 主动参与型
   - E. 被动参与型

4. 下列哪项是不属于护际关系的伦理要求
   - A. 患者至上，荣辱与共
   - B. 彼此尊重，相互学习
   - C. 分工负责，团结协作
   - D. 各负其责，积极向上
   - E. 相互尊重，共同进步

二、简答题

1. 护患关系的模式有哪几种？每种模式的适用对象及伦理规范是什么？
2. 简述护患冲突发生的主要原因及改善对策。

三、案例分析题

2012 年医务人员被砍被打恶性事件

时间	事件	原因
2012.3.23	哈尔滨某医院内，一名患者闯入风湿免疫科办公室，砍伤 3 名医务人员，砍死一名实习医学生	患者认为医生故意刁难，不给他看病，心生不满
2012.5.2	新疆乌鲁木齐某三甲医院急诊科女医生被患者家属殴打，导致面部软组织受损，双耳鼓膜受伤	70 多岁的老太太抢救无效死亡，患者家属失控
2012.6.19	河北某医院神经外科主任在办公室被患者家属连砍 3 刀，肺部被刺穿	患者术后一直昏迷，家属向医院索要巨额赔偿
2012.9.3	一名男子带着刀具冲进深圳某医院二楼耳鼻喉科，将 3 名医护人员和 1 名保安砍伤	患者认为治疗结果没达到预期，遂起报复之心

由于连续发生刺医事件，2012 年 4 月 30 日，原卫生部、公安部已联合发布了《关于维护医疗机构秩序的通告》，禁止任何单位、任何个人以任何理由和手段扰乱医疗机构的正当秩序，侵害患者的合法权益，伤害医务人员人身安全，损害医疗机构的财产。2012 年 5 月 4 日，原卫生部发出紧急通知，要求各级卫生行政部门协调公安机关向二级以上医院等重点医疗机构派驻警务室，共同加强医疗机构治安管理。

问题：

新形势下应如何建立良好的医患护患关系？

第五章

临床实践中的护理伦理

思维导图

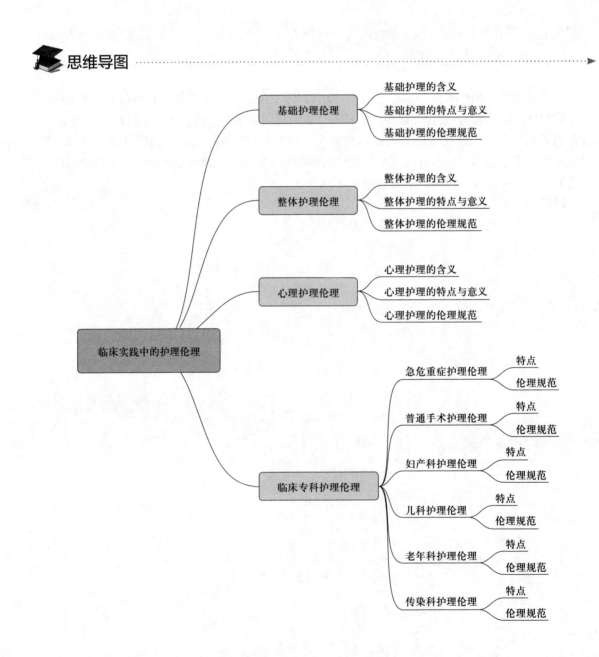

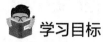

学习目标

1. 解释基础护理、整体护理、心理护理的含义。

2. 描述基础护理、整体护理、心理护理、急危重症护理、普通手术护理、妇产科护理、儿科护理、老年科护理、传染科护理各自的特点。

3. 能够运用基础护理伦理规范、整体护理伦理规范、心理护理伦理规范解决护患关系中的伦理问题。

4. 能够利用临床中常见的护理伦理规范，如急危重症护理伦理规范、普通手术护理伦理规范等解决临床实践中的伦理问题。

第一节　基础护理伦理

> **案例 5-1**　某医院内科病房，治疗护士误将甲床患者的青霉素注射给乙床，而将乙床患者的庆大霉素注射给甲床患者。当她发现后，心理十分矛盾和紧张，并对乙床患者进行严密观察且没有发现青霉素过敏反应。该护士原想把此事隐瞒下去，但反复思虑还是报告给护士长，同时作了自我检查。
>
> **问题：** 请对治疗护士的行为进行伦理分析，并说明是否应告诉患者真相。

下载资源：
案例 5-1 解析

基础护理是满足患者基本需要的护理活动，是临床护理的重要组成部分，是护理人员日常工作的主体，对临床工作好坏的评价中，基础护理占有很大的比重，除了要求护理人员具备基本理论知识和技能外，还要求护理人员具有较高的道德境界。

一、基础护理的含义

基础护理是运用护理学的基本理论、基本知识和基本技能、满足患者基本需要的一系列护理活动，它是临床各专科护理的共同基础，是护理学的一个重要组成部分。凡两个或两个以上的专科所需要的护理理论与护理技术，都被列为基础护理的内容。基础护理内容主要包括：提供安全、舒适、适宜的治疗与康复的环境，病情观察、监测生命体征及做好各种护理记录，维护合理营养和正常的排泄、辅助检查和采集标本、执行药物输注和其他治疗、解除痛苦不适和避免伤害、给予积极的健康指导、心理疏导和咨询等等。

二、基础护理的特点与意义

（一）基础护理的特点

1. 时序性　基础护理是每天例行的常规工作，在时间上有具体的规定，体现了明显的时序性。如晨、晚间护理，生命体征的测量，发药、注射、输液、进餐、午休、就寝等都有规定的时间。比如卫生员的清扫工作要在晨间护理前完成，而医生查房与各种无菌操作要安排在晨间护理之后，这样既可保证病房的各项工作井然有序、有条不紊，又可保证患者的安全、避免发生感染。

2. 连续性　基础护理由于其自身的工作特点需要 24 h 连续进行，护士之间通过排班、交班以及护理记录的连续性，保证护理服务不间断，护士换班不停岗，时刻不离开患者，从而使护理工作处于一个连续的、完整的循环过程中。护士通过对患者连续的观察和了解、时刻掌握患者的病情及心理的动态变化，从而有针对性地采取护理措施。

3. 整体性　患者是一个整体，护士要把患者生物、心理、社会各方面作为一个整体去护理；医护是一个整体，只有互相配合、协调一致才能顺利地完成对患者的诊治与护理；医院是一个整体，病房是患者住院接受诊治和医护人员开展诊疗、护理的基本场所，护士要为患者提供便于医疗、休养的环境，还要为医生提供诊治所必需的物质条件和技术协助。

4. 科学性　基础护理工作的内容虽然琐碎、平凡，但各项基础护理工作都是建立在科学的理论之上的，如服药的间隔时间、注射时应遵循的原则等，护士要根据病种、病情的不同提供特定的措施来满足患者生理、心理、社会、文化等各方面的需要，如果对基础护理的科学性重视不够，护理措施不当，可能会给患者带来伤害或无法挽回的后果。

5. 协调性　病房是各临床科室进行医疗工作的基本场所，病房的日常行政、事务管理及护理技术管理主要由各级护理人员负责，基础护理不仅直接为患者提供护理措施，还要为诊断治疗提供物质条件和技术协助，如器械、敷料、仪器设备等的保管和消毒，医护之间、护护之间、甚至护士与其他科室医护人员之间只有相互协调、彼此配合才能提高工作效率、质量才能得到保证。

（二）基础护理的意义

我国原卫生部于 2010 年就提出了"优质护理服务示范工程"，要求夯实基础服务，全面提高临床护理水平，而在 2016 年底发布的《全国护理事业发展规划（2016—2020 年）》中又强调了要继续深入推进优质护理服务，这足以体现基础护理工作的重要性。首先基础护理可以协调和融洽护患关系，为患者提供良好的就医环境、生活服务，使护理工作更加贴近患者，得到患者的认可，促进护理工作更完善，使得患者早日康复；其次基础护理工作的范围非常广泛，覆盖了护理工作目标的 4 个方面：增进健康、预防疾病、恢复健康和减轻痛苦，做好基础护理工作，有利于提高护理工作质量，实现护理目标，体现对患者生命价值和权利的尊重；再次就是基础护理工作具体、琐碎、繁杂，虽平凡但却是关系到患者生命安危的、有价值的科学性劳动，它包涵了护士对患者的爱心、对生命的热爱、对事业的忠诚。总之，基础护理工作平凡而伟大、平凡中彰显护士的职业道德、平凡中展示护士的天使形象。

三、基础护理的伦理规范

（一）热爱事业，乐于奉献

基础护理工作庞杂而琐碎，护士需要极大的耐心和热心以及非常认真负责的态度才能胜任工作，护士应当担负起自己的神圣使命，热爱本职工作，以高度的责任心，集中精力做好本职工作，为推进基础护理的技术和理论水平的提高做出不懈努力，在减轻患者痛苦、提高疗效和促进康复方面做出贡献。

（二）坚守岗位，遵守纪律

基础护理工作要一切服从患者的利益和工作的需要，护士不仅要服从工作安排，不拈轻怕重、计较工时、挑拣班次，还要严守纪律、坚守岗位。遇到危重患者或紧急情况，要能够做到不分内外、兢兢业业、日夜守护，直到患者情况好转；上班或值班期间不私自离岗，加强病房巡视，及时发现与解决问题。

（三）工作严谨，防微杜渐

基础护理工作中应时刻把患者的安全放在第一位，为他们安排舒适的环境，做好安全防护，要具有严谨的工作作风，科学的工作方法、严肃认真的工作态度；要善于思考、密切仔细地观察患者病情变化，操作规范、行为严谨，审慎地对待每一项护理工作，防止与杜绝任何差错事故的发生。

（四）互相尊重，团结协作

在基础护理工作中，护士必须与其他医务人员互相尊重、互相理解、密切配合、协调一致，强化团队合作意识，共同完成各项医疗护理任务，保障患者的治疗效果与医疗安全。此外，护士还应加强与患者家属的联系，取得家属的配合和支持，对护理员、配膳员给予监督和帮助，共同做好患者的照护工作。

（五）勤奋学习，钻研业务

科学技术的发展使医疗护理日趋现代化，加之人们对健康的要求不断提高，基础护理的内容和标准也在不断变化，护士只有勤奋学习，不断更新知识，钻研业务，了解医学与护理学的新进展，掌握新知识、新技术，在日常工作中善于发现问题、不断创新，才能适应学科的发展，满足社会和群众对健康的照顾需要。

> ➤ **考点**：基础护理的伦理规范。

第二节　整体护理伦理

> **案例 5-2**　　一位中年妇女因胃癌住院，责任护士无微不至的照顾使护士深得该患者的信任。通过聊天护士得知该患者与丈夫离异，儿子马上要参加高考，她怕影响儿子高考一直隐瞒病情。作为单亲妈妈，她承担了家庭的重担和疾病的痛苦，经常心事重重，闷闷不乐。做手术的日子就要到了，儿子无心学习，经常跑到医院看她，为此，她非常担心儿子的学习成绩。她特意叮嘱责任护士不要向别人讲述她的家庭，不要向儿子讲述她的病情，但是在某一次与其他护士聊天中，责任护士谈到她的病情和家庭情况，恰好被前来探望的患者儿子听到。儿子从此天天守在母亲身边再无心学习，并打算放弃高考去打工赚钱，患者因此非常伤心。
>
> **思考**：请对责任护士的行为进行伦理分析。

下载资源：
案例 5-2 解析

整体护理是现代护理理论指导下构建起来的全新护理模式，具有科学的、系统的、丰富的护理内容，是人类对自身、健康和疾病认识不断深化的必然结果，它丰富和完善了护理学的理论体系，对护理人员提出了全方位的素质要求，探讨整体护理的伦理问题有助于完善整体护理、发展护理学科。

一、整体护理的含义

整体护理是以患者为中心、以现代护理观为指导，以护理程序为框架和核心，将护理临床业务和护理管理的各个环节系统化的护理工作模式。整体护理中的"整体"可以从以下几个方面去理解：①强调人的整体性，将护理对象视为生物、心理、社会、文化等多方面组成的人，强调人与环境的相互影响。②强调护理的整体性，要求对护理对象提供全方位的包括生理、心理、社会等各个方面的护理，同时要考虑人的生命过程中各个阶段和不同层次的需要。③强调护理专业的整体性，护理是由相互关联和相互作用的要素组成的一个系统整体，临床护理、康复护理、社区护理、护理教育、护理研究、护理管理等各个环节以及护理人员之间、护患之间、护理人员与其他医务人员之间的关系都应紧密联系、协调一致，使得护理专业更加系统化、科学化。

二、整体护理的特点与意义

（一）整体护理的特点

1. 整体性　整体护理以人为中心，以护理程序为框架，以新的护理理论为基础，它要求每一个护理人员都要以患者为中心，对患者全面负责，围绕这个中心实施整体连续的护理工作。

2. 全面性　整体护理是以人的健康为目的的，而人的健康是指一个人生理、心理、社会等的动态平衡，护士处理人类现存的或潜在的健康问题，并自始至终贯彻于人的整个生命过程，所以护理人员必须对患者全面负责。

3. 专业性　整体护理要求护士对各种护理问题制订出标准的护理计划，针对患者需要运用护理程序（包括评估、诊断、计划、实施和评价五个步骤）来解决患者的健康问题，这就突出了现代护理的专业性和独立性。

（二）整体护理的意义

整体护理是护理工作的一项重大变革，是护理观念的更新，也将使我国护理学科有一个质的飞跃，它的诞生标志着当代护理思想与观念的重大变革。首先，护士的使命感得到强化。整体护理要求在护理服务中时刻把患者的健康利益放在第一位，工作要一切为了患者，这样就增强了护士的使命感。其次，护士的责任心得到加强。整体护理强调护士的主动性和独立性，为患者提供优质的护理服务，护士必须对工作认真负责，想方设法为患者提供优质服务，强化护士的责任心。

三、整体护理的伦理规范

（一）承担责任，高度自觉

整体护理的一系列工作都需要护理人员自觉地承担责任，承担责任的自觉性是做好整体护理工作的首要道德条件，因为护理工作直接为人的生命和健康服务，责任重大，稍有不慎就有可能带来严重后果，护士必须有高度自觉的责任心，以积极的态度和工作热情投入工作，时时刻刻严格要求自己，以良好的道德修养和娴熟的业务技能，圆满完成护理工作任务。

（二）独立思考、积极主动

整体护理确定了护理专业的价值观和专业信念，规定了护理的业务范围和护理职责，赋予了护理人员护理专业任务，提供了护理人员解决人的健康问题的工作方法，促使护理专业走向独立。因此护理人员在平时的工作中必须勤于思考，拥有扎实的护理知识和技能，熟练运用护理程序，根据患者的实际需要为其解决健康问题，做到科学施护、因人施护。

（三）刻苦钻研、积极进取

整体护理对护理人员的素质提出了新的要求，护理人员除了在职业道德、身心健康等方面达到更高要求的标准外，在基本业务方面既要掌握临床护理知识，又要掌握伦理学、心理学等人文社会科学知识；既要具有娴熟的护理技能，又要具有良好的语言表达能力、娴熟的人际沟通能力等。总之，刻苦钻研、积极进取是整体护理对护士提出的伦理规范，也是每位护理人员追求个人价值和自我完善的必备道德品质。

➤ **考点：**整体护理的伦理规范。

第三节 心理护理伦理

案例 5-3　患者，王女士，46岁，因患骨髓炎入院1周多，每日需抗生素静脉滴注治疗。因多日注射，静脉难穿刺，加之王女士较为敏感，对护理要求较高。今日年轻护士小李推着治疗车来到王女士床边。

小李：您好！今天我给您输液。

王女士：你？我静脉不好打，我怕痛。这1周来都是护士长和主管护士给我打的，你有把握一针成功吗？

小李：我不能保证一针成功，但我会尽力的。

王女士：那请护士长来打吧。（边说边把胳膊放进被子里）

问题：小李应该怎么办？

下载资源：
案例 5-3 解析

随着医学模式的转变，人们越来越深刻地认识到心理因素与疾病的关系，现代医学科学证明，心理因素既可以致病，也可以治病。因此，研究患者的心理需要和心理问题，探讨心理护理伦理，是我们面临的一项重要课题。

一、心理护理的含义

心理护理是整体护理工作中的一个重要组成部分，它是护士在临床护理工作中应用心理学的理论和技术，通过护士的言语、行为、态度、表情和姿势等护患间的人际交往来影响和改变患者的不良心理状态和行为，增强患者在疾病状态下的适应能力，从而促进患者的康复，有利于疾病的转归和健康的恢复。

二、心理护理的特点与意义

（一）心理护理的特点

心理护理的特点是全面满足人的心理需要。患者的心理需要有以下几个方面：

1. 希望得到尊重　患者希望被认识，被尊重。患者不是一个被人研究的病例，或是一个简单的床号，他和健康人一样是有自尊、自我价值的。护士要帮助患者感受到自己是有价值的、是被重视的、是可尊敬的。护士还要保守患者的秘密，尊重患者的个性，让患者重获自信。

2. 希望得到理解　当一个人患病时，希望得到别人理解的愿望要比健康时更加强烈。护士要给予患者更多的理解和帮助，协助患者与周围人建立和谐的关系，使患者感受到医务人员、亲朋好友、周围人员对他的关怀、照顾和理解，使其在新的环境里有安全感、归属感，安于患者角色，以良好心态接受治疗和护理。

3. 希望获得信息　患者希望获得与健康有关的信息，如病情、诊断、治疗的信息；护理安排的信息；病情的发展、预后的信息；医院的情况和规章制度的信息等；护士应该让患者对这些信息充分知情，以增强其治疗和战胜疾病的信心，更好地配合医务人员的治疗和护理工作。

4. 希望享有轻松的气氛　医院与病房的环境直接影响患者的康复。患者希望病房空气清新、清洁卫生、布局适宜、色调柔和、人际关系和谐等。因此，护士要注意环境的布置，并根据实际情况安排适宜的文化娱乐活动，营造病房轻松愉快的气氛，陶冶患者的情操，增强患者战胜疾病的信心。

（二）心理护理的意义

南丁格尔曾说："护士的工作对象不是冷冰的石块、木头和纸片，而是有热血和生命的人类。护理工作是精细艺术中最精细者，其中一个原因就是护士必须有一颗同情的心和一双勤劳的手。护理要从人道主义出发，着眼于患者，既要重视患者的生理因素，又要重视患者的心理因素"。不良的心理因素可以致病，而良好的心理因素则可以治病。我国民间俗语说道"三分治、七分养"，这里的七分养就包括对待自身疾病要有一个积极良好的心态。有效的心理护理可以帮助患者建立积极良好的心理状态，使患者配合治疗，安心住院，有利于疾病的治疗与康复。总之，心理护理有以下几个方面的意义：

1. 有利于调动患者的积极性和主观能动性，帮助患者树立战胜疾病的信心。

2. 有利于患者适应医院环境和各种人际关系，以最佳的心理状态接受治疗和护理。

3. 有利于改变患者的一些不良行为，避免不良情绪刺激，创造良好的环境促进患者身心疾病的治疗。

4. 有利于调动患者的社会系统，使其家人、朋友等给予其更多的关爱和理解，为其赢得一个良好的社会支持系统。

5. 有利于我国在临床医学上建立生物－心理－社会医学模式和在护理工作中建立整体护理模式。

三、心理护理的伦理规范

（一）高度的同理心

同理心就是站在对方立场思考问题的一种方式，包含同情和理解两层含义。护理人员应以高度的同理心对待每一位患者，在面对不同患者的不同行为和不同反应时，要能够站在患者的角度去思考问题，充分理解患者，满足患者的需求，真诚地帮助患者解决问题、以减轻和消除患者的痛苦，取得患者的信任和配合，建立起有利于治疗和康复的最佳心理状态。

（二）高度的责任感

高度的责任感是做好心理护理的关键，患者患病后，相应的心理需求比患病之前更为强烈，而这些需求满足与否对于患者的诊治和康复又是至关重要的。因此，在护理工作中，护士不仅要遵循护理常规、各种操作规程、医院的规章制度，还要准确地、全面地了解每一位患者的心理特点，根据具体情况满足患者对护理的心理需求，帮助患者克服困难、战胜疾病。

（三）高度的事业心

护理事业是一项平凡而伟大的事业，从事这个专业的护士应该热爱并忠诚于护理事业，具有高尚的道德情操、把自己的精力全部献给护理事业，视病房如家，一心扑在工作上，刻苦钻研护理业务。只有护理人员具有高度的事业心，才能够真正做到视患者的病痛如己痛，给予患者发自内心的呵护与关爱。一个缺乏事业心的护士，是无法胜任护理工作的。

（四）高度的诚信感

人与人之间真诚相待、相互信任是进行心理护理的基础和前提，患者信任护士，才会把自己内心的困惑和疑虑讲出来，其中有些家人都不知情，护士要以高度的诚信感为患者保守秘密和隐私，这本身也是患者的心理需要。绝对不可不顾患者的感受，随意谈论和宣扬患者的秘密和隐私，这不仅将失去患者对护士的信任，也将对患者造成极大的伤害，而且还有可能负法律责任。

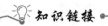

第四节　临床专科护理伦理

案例 5-4　某医院急诊科收治一名脑出血患者行开颅手术，术后连夜送至重症监护室。重症监护室护士刘某认真仔细护理患者，随时监测生命体征，应对病情一切变化，以提高抢救成功率为目标。次日凌晨 4 时，护士发现患者突然出现呼吸急促达 32 次/分，脉搏快而弱，血压低至 60/40 mmHg，双侧瞳孔不等大，她预感到颅内出血，一边迅速向值班医生报告，一边打开呼吸机，做好二次手术的一切准备工作。二次开颅手术进展及时顺利，证实了患者脑部又有一动脉破裂出血，由于发现早，医护密切配合，手术成功，患者得救。

问题：请对重症监护室护士刘某的行为做出道德评价。

下载资源：
案例 5-4 解析

临床护理是整个医疗卫生工作中的重要组成部分。临床护理工作的水平高低，质量如何，直接关系到患者健康和生命。而在临床护理工作中，一些特殊的临床专科不仅要求护士遵循一般的伦理规范和原则，还要遵守其相应科室的特殊伦理道德要求，如儿科护士如何对待顽皮天真的儿童，手术室护士如何对待恐惧的手术患者，传染科护士如何对待消极自卑的传染病患者等等。因此，加强临床护理队伍建设，提高临床护士的道德素质和专业能力，具有重要的意义。

一、急危重症护理伦理

急危重症护理是以挽救患者生命、提高抢救成功率、减少伤残率、提高生命质量为目的，是临床医疗护理工作中的一项重要内容。急危重症患者起病急骤、病情严重、变化迅速、随时都可能出现生命危险，因此对急危重症护士的道德素养提出了更高的要求。

（一）急危重症护理的特点

1. 护理任务紧急且艰巨　急危重症患者是指病情紧急且严重，随时可能发生生命危险的患者。患者病情具有急、重、险、危四大特点。急：病情紧急、变化快；重：病情危重、神志不清、意识模糊或丧失；险：病情凶险，病死率高；危：患者生命垂危。这几大特点决定了护理操作技术难度大，且患者及家属会存在更多的心理问题，因此，急危重症患者需要处理的护理问题会比其他患者更多，心理疏导工作也更加棘手，护理的任务就更加艰巨。

2. 护理伦理决策难度较大 急危重症患者病情一般紧急而复杂，容易发生并发症或死亡，引发家属情绪激动与医务人员发生冲突，抑或追究医务人员的责任，也正由于急危重症患者特点突出，在护理工作中会遇到一些伦理难题：如履行人道主义与经济方面的矛盾；及时抢救与妥善诊治的矛盾；知情同意与保护患者利益的矛盾；卫生资源分配与患者实际需要的矛盾等，提供真实信息与保护性医疗的矛盾；患者拒绝治疗与维持患者生命的矛盾等等，因此，急危重症患者护理工作的伦理决策难度较大。

（二）急危重症护理伦理规范

1. 争分夺秒、全力以赴 危重患者病情变化大，发展迅速，而极危重症患者更是险象环生，这就要求护士必须头脑机敏，随时注意患者的感受、体征和检测仪器的变化，及时发现病情的变化，争分夺秒，绝对不出现拖拉、推诿等行为；同时在发现问题的过程中还要审慎分析、冷静果断，以人道主义原则，以高度的责任心与精湛的技术，在有利于患者疾病康复的前提下，果断采取各种抢救及应变措施，全力以赴抢救患者。

2. 群体协作、密切配合 急危重症患者病情复杂且变化快，往往是多个系统、多个器官同时发生创伤或病变，对群体协作、主动处置的要求较高。比如，小儿因为抢救时静脉穿刺困难，可请儿科护士协助或者由儿科医生进行深静脉置管或穿刺，医护之间、护士之间需要密切配合，相互沟通、相互尊重，精诚协作。此外，务必注意不要在患者面前互相指责、推脱责任，从而影响护理工作。

3. 加强学习、精益求精 作为急诊护士应该勤学苦练各种急救技术，才能准确、快速实施抢救工作。同时，急危重症患者的护理单元一般集中了医院最先进的治疗、护理和监护技术，现代化医疗设备、仪器种类繁多，更新换代尤其快，对护士的技术能力要求较高。护理人员需要有刻苦钻研的精神，加强业务理论学习和新知识、新技术学习，熟练掌握各项技术操作和各种仪器的使用，精益求精，增强解决问题和分析问题的能力，从而提高自身岗位胜任力。

➢ **考点**：急危重症护理伦理规范。

二、普通手术护理伦理

手术是治疗外科疾病的重要手段之一，它虽然有疗效快、根治性强、不易复发等方面的优势，但又具有损伤大、风险高、不可逆转性等方面的危险。手术护理是对患者生理和心理综合运用的过程，护士作为参与手术的重要成员之一，同医生一样肩负着患者生命安危的责任，因此，手术护理需要较高的道德要求。

（一）普通手术护理的特点

1. 严谨性 手术治疗具有损伤性、危险性、容易失误等特点，手术会对患者的解剖结构和生理功能产生不同程度的改变或损伤，从制定治疗方案开始就必须以最优化的原则严格缜密、细致周全地综合考虑患者情况。手术室严格的查对制度，消毒隔离管理，术前准备流程、术后护理管理制度等，每一个环节都必须非常认真严谨，以确保手术的成功和患者的安全。

2. 合作性 外科手术治疗疾病比起药物治疗疾病的内科，合作性的特点更加鲜明，尤其在手术过程中，巡回护士、器械护士与麻醉医生、手术医生的相互配合对顺利完成手术至关重要。比如，术前体位的配合，麻醉的配合，术中传递器械，治疗、监测病情的配合，术后监测病情、运送回病房的配合等等；护士与病理、血库等医技人员完成快速病理、验血、输血等检查和治疗；护士与患者家属做好患者心理护理等等。

3. 时间性　手术室是医院医疗资源密集的部门，科学的时间管理有利于加快手术台的周转，减少患者术前等候时间，对提高工作效率有重要意义。此外，手术治疗要求医护人员具有强烈的时间观念，特别是抢救急症和危重患者，时间观念是决定手术成功与否和保障手术治疗效果的先决条件，护士必须争分夺秒，忙而不慌，以快节奏、高技术、高效率保障手术护理工作质量。

4. 衔接性　围术期包含手术前、手术中、手术后几个阶段，每个阶段都有其特定的责任护士，其护理工作也各异。通过交接班保证手术治疗工作的完整性和连续性，在不同阶段的辗转和交替过程中，护士要主动介绍患者的基本情况、治疗和手术方案，术前、术中、术后的病情变化等，必须要指出的是每个阶段的重点工作需要强调。所以，衔接性也是普通手术护理工作的一个重要特点。

（二）普通手术护理伦理规范

1. 术前护理伦理规范

（1）稳定情绪、调整心理：手术患者思想情绪不稳定，他们既希望尽快手术，去除身体上的病痛，又害怕手术带来伤害和疼痛、手术效果不理想。护理人员要体谅、理解患者，以温暖关爱之情，耐心细致做好患者思想疏导工作，帮助其稳定情绪，消除患者紧张感、使患者以最佳的身心状态接受手术。

（2）知情同意、严格履职：医疗机构在为患者实施手术时有向患者或其家属解释说明的义务，知情同意是患者的权利，患者和家属有权了解病情及手术目的、过程、风险性，有权决定是否同意手术的实施，护理人员要正确理解和运用知情同意原则，履行自己的职责，时刻关注并维护患者的权利。

（3）做好准备、严格检查：护理人员需要在术前做好各项准备工作，如创设一个安静、整洁、舒适、温馨的病房环境，让患者得到很好的休息；严格执行医嘱、操作规程、做好各项工作的检查核对和记录，发现患者有任何异常症状都要及时通知医生，做好相关处理。做到术前准备周密细致，无任何疏漏。

（4）掌握指征、优化方案：医护人员在决定手术时要全面权衡、充分比较手术治疗与保守治疗、创伤代价与治疗效果的利弊、考虑患者对手术的耐受程度、患者期望值等，而后慎重、科学、客观地做出决定。此外，还要考虑手术选择是否符合伦理原则的要求，只有当手术治疗在患者目前条件下是最佳选择时，才符合伦理要求。

2. 术中护理伦理规范

（1）保持安静、安抚患者：安静、肃静的手术环境是保证手术顺利进行的重要前提，是手术中护理伦理要求的重要内容，患者进入手术室，与手术相关的一切准备工作就绪，手术室清洁无菌、温湿度符合要求；各种药品、设备仪器等完备良好；严格遵守查对制度、无菌操作技术规程。护理人员要主动搀扶患者上台，细心观察患者、安抚患者，使患者以良好的情绪配合手术；手术过程中医护人员说话要轻，不谈论与手术无关的话题，保持手术室的严肃、安静，此外，在手术过程中护士还要密切观察患者病情变化，及时满足患者需求，使患者在关爱中完成手术。

（2）操作娴熟、认真负责：在手术过程中，护士要全神贯注，严格按照操作规程、流程，密切配合医生进行手术，熟练、敏捷地完成各种护理技术操作，并做到沉着冷静、认真负责、一丝不苟。如巡回护士在进行静脉穿刺时要一针见血，争取一次成功；器械护士在台上要密切关注手术步骤的各个阶段，准确传递手术器械，并能眼明手快；伤口缝合前手术器械、敷料要仔细清点，核对准确，方可缝合；手术标本按规定及时送检，手术切除的组织或器官等征求患者同意后处理。手术室护士要对患者认真负责，自觉维护患者利益，保质保量完成手术。

（3）密切协作、勇担风险：手术是手术医生、麻醉师、器械护士、巡回护士等人员一起完成的综合技术活动，手术成功是集体协作的结晶。护士要以患者的利益为重，一切服从手术的全局需要，与其他医务人员相互支持、相互尊重、密切配合、团结协作，如果有一方配合不好，就会直接影响手术的顺利进行，增加患者的痛苦，甚至危及生命。此外，手术中可能因医务人员的工作失误或因患者的原因出现差错事故，医务人员务必实事求是，造成事故的一方必须勇担责任，其他人员不得包庇隐瞒，应立即采取补救措施，将对患者的损害降到最低。

（4）关心家属、耐心解释：患者家属往往对手术进展十分关注，急于了解，这是人之常情，人之常理。护士要理解家属的焦急心情，及时向家属通报手术进展情况及需要商讨的问题，耐心回答他们的疑问，保持和蔼的态度，以解除他们的忧虑和不安。尤其是在手术遇到困难时，更要及时且多与家属保持联系，不仅要给予安慰，还应协助医生做好知情同意告知工作，取得家属的理解和支持。若家属提出违背技术常规的要求，护理人员应拒绝并加以解释。

3. 术后护理伦理规范

（1）严密观察，及时处理：患者从手术室回到病房前，护士就应该预先清洁好病房，换好被褥床单，准备好必要的药品、仪器、器械等。患者回到病房后，护士要和相关医务人员在床边认真交接，了解患者的手术过程；注意密切观察患者生命体征，检查伤口的包扎和渗血情况，检查各种引流管是否通畅等；同时，要做好术后患者的基础护理，如口腔护理、皮肤护理、生活护理等，准确执行术后医嘱，严密观察患者，遇到紧急情况应及时果断处理。而任何忽视术后观察和护理，造成术后感染、出血等，都是护士道德责任感不强的表现。

（2）减轻痛苦，早日康复：术后患者伤口疼痛、饮食受限、难以睡眠，或由于引流管限制了活动，有的患者则因手术失去了某些生理功能或机体组织或致残，会产生焦虑、悲观的不良情绪，患者心情沉重，非常痛苦。因此，护士应该体贴、理解患者，及时合理为术后患者使用镇静镇痛剂，帮助其翻身、协助饮食以及早日下床活动，并做好心理疏导工作，尽量减轻患者的痛苦，创设良好的病室环境，促进患者的术后康复。而那种对患者疼痛熟视无睹，或把基础护理工作推给家属去做的工作态度，都是不符合护理伦理规范的表现。

> **考点：**手术护理伦理规范。

三、妇产科护理伦理

妇产科护理的服务对象主要包括生命各个阶段不同健康状况的女性。女性在未婚、已婚、孕期、产后、经期、绝经后等阶段的生理和心理差异都很大，躯体状况变化也很大，除了要应对生理和病理变化，还要涉及服务对象的婚姻、生育、家庭等问题，护理人员要注意保护妇女的权益、维护家庭和谐、护理过程，还要注意国家相关法律和政策。妇产科护士肩负着健康所系、性命相托的社会责任，在工作中要充分注意伦理道德的修养。

（一）妇产科护理的特点

1. 服务对象特殊　妇产科护理的对象既要面向生病的妇女、孕妇、产妇，又要面向孕妇的胎儿及产妇的新生儿，在护理工作中要考虑不同护理对象的特殊性，治疗方案和措施要全面考虑。如在执行医嘱、用药剂量、用药方法等时要考虑是否属孕妇、产妇、婴儿禁忌，我们既要考虑对孕妇、母婴的治疗效果，又要考虑到是否对孕妇、母婴有严重的副作用，以确保孕妇及母婴的健康和安全。

2. 心理护理特殊　女性受其未婚、已婚、孕期、产后、经期、绝经后等生理阶段及内分泌水平的影响，会产生特殊的心理变化，此外，女性情感世界常常更加复杂、细腻、也更为敏感，加之受传统观念的影响，女性对涉及生殖系统有关问题多采取回避隐晦的方式，因此，护理人员要加强与患者的心理沟通，取得患者的信任，以利于治疗护理工作的顺利进行，促使患者早日康复。

3. 护理责任重大 妇产科可以细分为妇科、产科、辅助生殖科等，相应的护理对象包括患妇科疾病的患者、孕产妇、不孕不育的患者等，妇产科护理的质量不仅关系到妇女的健康，还牵涉到两代人的健康平安、保证社会人口素质等重要目标的实现，因此妇产科工作范围更广、任务更重、责任更大，相应对妇产科护理人员的伦理道德要求也就更高。

4. 护理要求更高 妇产科服务对象年龄跨度大，范围广，且涉及两代人的生命、健康，关系到千家万户的和谐幸福，因此对护士的专业素养和心理素质提出了更高的要求，护理人员必须要有较高的专业技术水平，努力学习新知识、新技术，掌握各种新技术，准确地判断病情、规范操作、制定好预警方案，妥善治疗，科学护理，才能促使患者早日痊愈。

（二）妇产科护理伦理规范

1. 尊重患者，保护隐私 由于妇女生理的特殊性和妇产科疾病的特点，患者常有一些特殊心理变化，如因羞涩心理不愿意接受隐私部位的检查或治疗护理；有的产妇在生产过程中不配合医务人员分娩等，护理人员要尊重患者，耐心解释妇科检查的必要性和科学性，关心和鼓励患者，引导患者配合必要的检查和治疗。此外，在工作中还要注意保护患者的隐私，不讨论与治疗无关的信息，护理人员在探讨患者的病情和治疗护理方案时，要注意周围有无其他无关人员，即便是患者家属，如果患者不愿其知情，也要根据患者的意愿为其保守秘密。保护隐私是获取患者信任并配合治疗的关键，是护士对患者的尊重，更是法律对护士的要求。

尊重生命包括尊重接受诊治的每一个人，也包括尊重尚在发育中的胎儿，要维护母亲和胎儿的健康和安全。此外，尊重患者还表现在尊重患者对护理措施的知情同意权。如妇女避孕方式的自由选择，护士应配合医生介绍各种避孕方法的利弊，帮助育龄夫妇选择合适的避孕方式；又如母亲感染或发现胎儿畸形时是否继续妊娠、分娩方式的选择等都应在患者充分知情和理解的情况下，尊重患者的自主选择。

2. 关爱患者、心系社会 妇产科患者的心理状况较为复杂，容易出现情绪波动大、忍耐性差、自我感觉突出、痛阈值降低、依赖心理强等问题，妇产科护士的护理不仅关系到患者的健康，还关系家庭的幸福和社会的稳定，护士要理解、同情、关心患者，以真诚和爱心取得患者的信任，以和蔼可亲的言语化解患者的不良情绪，必要时还要协调好患者利益与社会利益的关系，如希望进行非医学目的的性别选择以满足重男轻女的心理是不可支持的；此外协调好母婴利益的关系，如孕妇在孕期的行为和健康会对胎儿的健康产生直接的影响，需要孕妇改变自身的行为和健康水平来维持和促进胎儿的健康。

此外，在临床工作中，医护人员还会遇到更加复杂的临床情境，即孕妇和胎儿同时处于危险之中，限于当前技术水平只能保全一方，保大人还是保小孩，是更为艰难的决定。从伦理学角度看，医务人员的建议要从母婴角度出发有科学依据，应说服患者及其家人接受，反之，则应允许患者根据自身利益做出选择。总之，护理人员应该关爱患者，综合考量，心系社会。

3. 忠诚履责，冷静果断 妇产科护士担当着孕妇和胎儿、产妇和婴儿安全和健康的护理重任，应该具有高度的责任心，比如一些妇科患者，尤其是未婚未育的患者，对生殖系统和性功能有损伤和影响的诊治操作应慎重抉择，护士要协助医生做好指导解释工作，尊重患者的自主选择权；另外，产科护理急诊较多，时间无规律性，护理任务繁重，病情变化快，因此，产科护士对胎儿的监测要细致、认真，记录清楚，观察待产妇产程记录要详细、客观、及时、准确；一旦发生紧急情况，护士要协助医生果断进行处理和抢救，切不可怕担风险而犹豫不决，以致造成不可挽回的严重后果。

4. 钻研业务、不断提高业务水平 妇产科护士要扎实掌握本专业理论和技能，及时总结经验和教训，精益求精才能处变不惊、冷静果断地配合抢救，不断提高对护理中潜在问题的预见性，防患于未然，不断加强业务水平和道德素养，提升妇产科护理工作的岗位胜任力。

> **考点：** 妇产科护理伦理规范。

四、儿科护理伦理

儿童是国家的未来和希望，儿童的整体健康状况反映了国家的社会、经济及卫生发展水平，当前我国儿科病房收治患者的年龄一般在 0~14 岁，这一时期的儿童和青少年处于不断的生长发育过程中，他们在生理、心理、营养、代谢等方面与成人相比有诸多不同，一旦患病，不仅病情变化快且比成年人更容易产生陌生、恐惧心理从而妨碍治疗和护理，因此儿科患者的特点决定了其护理伦理规范的特殊性。

（一）儿科护理的特点

1. **护士角色的多重性** 儿科服务的对象是 0~14 岁的患儿及健康儿童，护士既要做护理治疗工作，又要充当看护人员，甚至充当母亲的角色，还要指导家长监护和教育患儿，这种儿科的工作特点决定了护士角色的多重性。所以在护理工作中，护士要充分考虑儿童的心理特点，以本职工作为主导，以人性化的、富有情感的工作方式与患儿建立友好的关系，与患儿家属建立和谐的关系，以达到事半功倍的效果。

2. **护理工作的复杂性** 患儿本身生长发育不成熟、身体抵抗力低、感染疾病后病情变化大，在医院这个陌生的环境更容易产生孤独、紧张和恐惧的情绪，因此依赖性强。此外，患儿患病后，难以准确表达病情和需求，所以不能很好地配合医务人员的治疗护理工作，护士要关注儿童的喜怒哀乐、饮食起居、衣着冷暖、卫生和安全等，照顾好每个环节，防止并发症和后遗症的发生。

3. **护理工作的紧迫性** 患儿处于生长发育时期，免疫力比成年人差，容易感染疾病，患儿疾病的特点是发病急、病情变化快、对疾病没有认知和表达能力。因此，儿科护理要比其他科室更重视、更善于观察病情，一旦发生病情变化，要迅速、果断处理。如立即建立静脉通道以便抢救、用药及治疗；立即采取安全医疗措施、保持呼吸道通畅；立即报告医生配合治疗或抢救，以免发生意外。

（二）儿科护理伦理规范

1. **密切观察、审慎护理** 护士要特别重视对患儿病情的监护，通过观察患儿的精神状态、啼哭的声音变化、吸吮力量、大小便性状等了解病情变化的先兆和征兆，慎思明辨、准确判断，及时向医生汇报、积极配合救治。另外，儿科患者年龄小、自我保护能力差、安全意识不强，护士应加强巡视、及时发现可能存在的安全隐患，创造安全、舒适的病房环境，促进患儿的康复。

2. **精益求精、坚守慎独** 儿科患者身体娇嫩、又处于知识贫乏的状态，在特殊的新生儿病房、儿科监护室又不允许亲人陪伴，治疗护理要求高，儿科护士必须严格遵守操作规程、精益求精、高度自律，在工作中学会换位思考、时刻体会患儿及家属的需求和心情、高标准完成各项操作；培养良好的慎独修养，家属在场与否均能恪尽职守、履行岗位职责，胸怀坦荡地服务于患儿。

3. **有效沟通、治病育人** 儿科护士必须掌握有效的人际沟通技巧，不断与患儿及家属交流信息，全面了解患儿的生理、心理和社会情况。在平时的护理活动中要言语和蔼、面容亲切、不仅照顾他们的生活，还需启发他们的思维、与患儿建立亲密友好的关系，获取他们的信任，集治病与育人于一体，加强自身道德修养，从而建立良好的护患关系。

> **考点：** 儿科护理伦理规范。

五、老年科护理伦理

人口老龄化问题是当今世界普遍关注的重大社会问题，截至 2017 年底我国 60 岁以上的老年人口数为 2.41 亿，占总人口的 17.3%，说明我国已处于老龄化社会。而老年人口数量不断增多的同时，老龄健康问题也不断凸显，这就意味着护士服务老年人的机会将大大增加，护士要理解老年人的身心及患病特点，遵守相应的伦理规范显得尤为重要。

（一）老年护理的特点

老年人的机体结构和生理功能衰退，机体抵抗力下降，同时老年人的心理、精神活动和人格特征等也会发生相应的改变，导致老年人患病的机会明显增加，且很少患单一疾病，70%的老年人同时患有两种或两种以上的疾病，高血压、糖尿病、冠心病、慢性阻塞性肺疾病等，老年人特有的疾病如老年性白内障、帕金森、老年性痴呆等，患脑出血、脑动脉血栓、恶性肿瘤等危重疾病者也比较常见，这些疾病的治疗护理要求较高。此外，老年患者患病后病程长，病情重且发病缓慢，临床症状不典型，身心后遗症发生率高；加之部分老年人生活自理能力减退，情绪不稳、敏感多疑、固执任性的人格变化易产生抑郁、焦虑、恐惧的心理，容易注意力不集中、不配合治疗、服药依从性差等，针对老年患者的生理、心理护理，范围广、难度大、任务重。

（二）老年护理伦理规范

实现健康老龄化和积极老龄化，全面提高老年人群体的生活质量是社会发展的要求，也给护理工作提出了更高的要求，老年护理不仅仅是护理道德的体现，更是社会公德的体现。护理人员需要不断修炼身心，培养高尚的道德情操。

1. 理解与尊重　老年患者身体组织、器官功能减退引起机体衰老，心理功能、精神活动及人格特征均产生相应变化，加之老年人社会阅历丰富、经验知识广泛，患病后往往自尊心大受打击，有的固执己见、事事以自我为中心；有的喋喋不休，反复探问自己的病情；有的刚愎自用，怀疑诊疗的准确性；有的情绪敏感，对医务人员警惕性提高；孤独、焦虑、烦躁、抑郁、痛苦等时常困扰着老人，对接触频繁的医务人员态度、语言观察的非常细微，所以作为护士要充分理解、尊重老年患者，对待老人态度和蔼、语言得体、语气平和、举止有礼，尊重老年患者的生活方式和行为习惯、尽量满足其需求，提高老年患者的生活质量。

 知识链接

维护老年人尊严是联合国的要求

联合国大会于 1991 年 12 月 16 日通过了《联合国老年人原则》，旨在保证对老年人状况的优先注意，强调老年人独立、参与、照顾、自我充实和尊严。文件对老年人的尊严做了进一步的解释：

1. 老年人的生活应有尊严、有保障，且不受剥削和身心虐待。
2. 老年人不论其年龄、性别、种族或族裔背景、残疾或其他状况，均应受到公平对待，且不论其经济贡献大小均应受到尊重。

2. 耐心与细致　老年患者各个系统器官、组织功能都有不同程度老化，如说话啰嗦、重复、口齿不清或语无伦次，而且行动不便、动作缓慢、反应迟钝。护理人员对待老年患者一定要有足够的耐心、切忌流露不耐烦和厌恶的情绪。另外，老年患者功能退化、感觉迟钝、症状体征不明显，如痛阈较高、对疼痛反应不敏感，如不认真观察可能会延误病情。老年患者患病后多种疾病并存，使得各种疾病的临床症状体征同时表现出来，叠加重合，主要疾病的症状体征极不典型，病情变化难以预料。护士要以高度的责任感审慎护理患者，细致耐心观察病情，坚持做好床旁交接班，仔细记录病情变化，及时与医生沟通，将有利于患病老人的康复。

3. 关心与体贴　老年患者都有不同程度的视力、听力或记忆障碍，以及其特殊心理特点都会影响护患沟通的质量，加之有些老人有认知障碍，所以护士要熟悉老年人的特点，主动热情与他们聊天谈心、耐心倾听患者的心声，充分了解患者的内心世界，还可以运用非语言沟通如手势、面部表情、抚触等方式与其进行有效的沟通，帮助他们减轻焦虑、恐惧心理，并及时发现老年患者的心理问题，积极寻找对策，给予支持和疏导，在心理问题无效时，及时将老年患者的情况汇报给医生，请心理医生会诊。总之，给予更多的关心与体贴使老人感受到来自护理人员的支持与温暖，努力使患者在亲切、舒适、安全的氛围中治疗、护理和康复。

> **考点：** 老年护理伦理规范。

六、传染科护理伦理

传染病是由各种致病性病原体如细菌、病毒、立克次体、支原体等通过各种途径入侵人体而引起的传染性疾病。由于传染病传播面广，传播速度快，甚至可能在人群中引起流行，严重威胁群体的健康和生命安全，造成严重的社会危害。因此，传染病护理人员社会责任重大，不仅要对患者个体负责，还要对他人和整个社会负责。传染病护理对护士提出了特殊的伦理要求。

（一）传染科护理的特点

1. 消毒隔离严　传染病有其易传染、易流行的特点，每一个传染病患者都是传染源，为了防止疾病流行，就要控制传染源、切断传播途径、保护易感人群。护士要对患者严格管理，对患者的衣物、生活用品、分泌物、排泄物以及使用过的仪器设备等进行彻底消毒，防止污物传播，加强探视管理。不允许住院的隔离患者互串病房，不允许患者相互之间借用物品，防止交叉感染。

2. 社会责任大　传染科护士不仅要对个体负责，还要对自己、对他人、对整个社会人群负责，由于工作不慎造成医院内甚至社会上的感染，就可能引起传染病的暴发流行，造成严重的后果，必将承担法律责任。因此，传染科护士需要有扎实的专业知识，丰富的临床经验，要有敏锐的观察力和社会大局意识，发现问题及时报告，特别是对重大疫情应立即采取应急措施，防止发生严重后果。

3. 心理护理重　传染病患者对自身所患疾病产生的压力较大，心理复杂。常见的心理问题有孤独感、罪恶感、不安全感等。如，住院患者被隔离又会产生被限制感；急性期传染病患者常常发病急骤，缺乏心理准备易产生恐惧感、焦虑感。此外，患者的年龄、性别、职业、家庭、经济、性格、病情等都是患者心理压力的因素，都可影响患者积极配合治疗和护理工作。

（二）传染科护理伦理规范

1. 热爱专业，勇于奉献　传染科护士每天近距离接触传染病患者，工作难度大，感染概率高，尤其在抢救患者时，更难以顾及自身安危，特别是在疫情暴发时，护理人员全身心投入到工作中，兢兢业业，无私奉献。如在 2003 年抗击"非典"的过程中，由于早期对该疾病认识不足，和患者接触的时间最早、距离最近、频率最高的医务人员成为早期感染比较多的主要群体，不少医务人员因为抢救、护理患者而感染"非典"，甚至献出了宝贵的生命。所以，传染科护士最重要的职业道德就是忠于职守、热爱专业、勇于奉献，无论是传染性的常见病，还是烈性传染病或严重疫情时期的传染病，面对患者都不能退缩推诿，要用扎实的专业知识，规范的操作流程，有效的防护措施，安全顺利完成传染科护理工作，以自己的奉献赢得社会的称赞。

2. 注重心理，保护隐私 传染科护士要设身处地为患者着想，宽容他们的不良情绪，理解他们的苦衷，尊重他们的人格和权利，要用自己高尚的道德情操、多学科的知识针对不同患者的心理问题做好心理护理。如对自卑感的患者，护士要主动接近他们，激励他们治疗疾病，坚定回归社会的信念，解决他们生活中的困难，让他们得到心理上的宽慰；又如对于有孤独感的患者，护士要向患者讲解隔离的道理，使其认识到隔离是防止传染病传播的重要措施，况且隔离是暂时的，要积极配合治疗和护理，争取早日康复。此外，护士还应保护患者隐私，不将传染病患者、病原携带者、疑似传染病患者、密切接触者涉及个人隐私的有关信息及资料传播给无关人士，但对于危害公共健康的传染病，必须依据《中华人民共和国传染病防治法》报告传染病疫情。

3. 预防为主、造福社会 党和政府历来重视传染病的防治工作，提出了"预防为主"的方针，有力保障传染病防治工作的顺利开展。医务人员要树立"大卫生"理念，动员全民重视传染病的防治工作，如护士应积极主动宣传动员家长做好儿童计划免疫接种工作，向人民群众普及传染病知识，如传染途径、早期症状、防治方法；在护理工作中，护士要严格执行消毒隔离制度和各项规章制度，采取各种方式向患者宣传传染病防治方法，让患者自觉接受消毒隔离措施，防止院内交叉感染；此外，护士还应配合相关人员对被传染病病原体污染的场所、物品以及医疗废物实施消毒或者无害化处理。做好传染病防治工作，不仅是传染病护理的职业道德，更是服务社会的社会公德和美德。

➤ **考点：**传染科护理伦理规范。

（王小丽）

思考题

一、选择题

1. 某患者需要做胃大部分切除手术，进入手术室后非常紧张害怕，拒绝护士进行四肢固定。护士耐心地解释手术室的环境、手术过程和四肢固定的必要性，患者最终能配合护士做好术前准备，这主要体现了手术室护理道德要求的

    A. 知情同意、严格履职   B. 稳定情绪、调整心理

    C. 做好准备、严格检查   D. 环境安全，保持安静

    E. 掌握指征、优化方案

2. 某中年男患者因心脏病发作被送到急诊室，症状及检查结果均明确提示心肌梗死。患者此时很清醒，但拒绝住院，坚持回家。此时医护人员应该

    A. 尊重患者自主权，同意他回家，医生无任何责任

    B. 尊重患者自主权，但应尽力劝导患者住院，无效时办好相关手续

    C. 尊重患者自主权，但应尽力劝导患者住院，无效时行使干涉权

    D. 行使医生自主权，为救治患者强行留患者住院

    E. 行使医生特殊干涉权，强行把患者留在医院

下载资源：
思考题参考答案

3. 一护士遵照医嘱给某患者服药，待患者服药后该护士才想起给患者服错了药，就漫不经心地站在走廊一头对另一头的护士大喊："老张儿吃错药了！"此话被患者听到后，急忙自己寻来肥皂水喝下打算把"错药"呕吐出来，结果引发了严重呕吐加上心力衰竭当场死亡。事后经查错服的药是维生素 B_6。对此案，下列说法是正确的有

A. 维生素 B_6 是有益身体健康的，吃错了无妨

B. 患者去喝肥皂水致死，这是他自己的责任，与医护人员无关

C. 医护人员的语言和行为都要从有利于患者和不伤害患者的角度出发

D. 患者缺乏相应的医学知识而造成了这样的恶果

E. 护士不应该把真相说出来

二、案例分析题

1. 患者王某，女，55 岁，来自农村，因患有急性阑尾炎入院治疗，即将进行手术。护士小马对其进行术前宣教，并做好了术前的准备工作。手术前一天，护士小马告诉王某要"术前禁饮禁食 6 h"。可在第二天来接王某做手术时却发现她正在吃东西。原定的手术只好推迟一天。原来王某不明白"禁饮禁食"是不能吃东西不能喝水，她以为是"进饮进食"。

问题：请对护士小马的行为进行伦理分析？

2. 护士陈某是个爱岗敬业的好护士，在传染科工作十余年，兢兢业业，没有出过任何差错事故。近期科室住院患者中已经连续出现好几例院内感染肺结核的病例。因之前科室确实收治过肺结核的病例，所以认为可能是科室的消毒隔离措施有漏洞。但经一系列严密的检查，没有发现任何漏洞，于是针对科室所有医务人员进行了肺结核的筛查，结果发现，护士陈某为强阳性，医院决定对陈某进行停职治疗，陈某对此感到非常委屈，觉得自己任劳任怨地工作，不幸感染了肺结核还遭到停职的处理。

问题：请问如何做好护士陈某的思想工作？

第六章

公共卫生护理伦理

思维导图

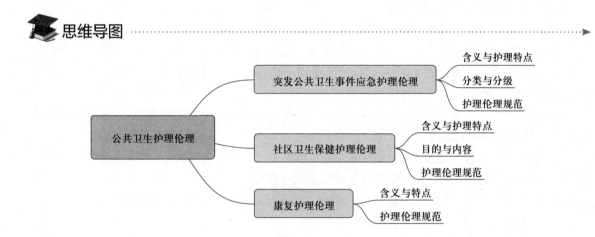

学习目标

1. 熟记突发公共卫生事件应急护理、社区卫生保健护理、康复护理的伦理规范。
2. 描述突发公共卫生事件应急护理、社区卫生保健护理、康复护理的特点。
3. 识别突发公共卫生事件的分类与分级。
4. 能够运用所学知识分析社区卫生保健护理、康复护理伦理问题。

第一节　突发公共卫生事件应急护理伦理

> **案例 6-1**
>
> 　　2003 年初，在抗击"非典"的疫情中，无数医护人员前仆后继，成了这场没有硝烟的战争中冲在最前方的勇士。北京市北新桥医院的医护人员在院领导的带领下，同心同德，默默地为抗击"非典"努力工作。期间，原外科病房年轻的护士莫柳洁更是任劳任怨，无私无畏，但凡有疑似病患收院留观，她都主动要求第一批进入观察区治疗护理病患，凡事都冲在最前头，表现尤为突出。十几年工作在临床一线的她虽然没有说过一句豪言壮语，但用实际行动证明了自己是一名英勇的白衣战士。
>
> 　　**问题：** 莫柳洁的行为体现了哪些护理伦理精神？护士在突发公共卫生事件中应该遵循的伦理规范是什么？

下载资源：

案例 6-1 解析

突发公共卫生事件是公共卫生、急救医学、急救护理学的特殊领域。近年来，国内外各类突发公共卫生事件时有发生，我国 2003 年爆发的传染性非典型肺炎（SARS），2008 年发生的禽流感（H_5N_1）和"5·12"汶川地震，2011 年日本发生的 9.0 级强震导致巨大海啸及核电站核泄漏，2014 年非洲地区暴发的埃博拉病毒严重疫情等等，这些突发公共卫生事件不仅危害了人们的身心健康，而且引发系列"涟漪效应"，造成社会不安定局面。

一、突发公共卫生事件概述

（一）突发公共卫生事件的含义

2007 年 11 月我国颁布实施的《中华人民共和国突发事件应对法》中明确规定，突发公共卫生事件是指突然发生，造成或可能造成社会公众健康严重损害的重大传染病疫情、不明原因的群体性疾病，重大食物和职业中毒以及其他严重影响公众健康的事件。

（二）突发公共卫生事件的分类

2006 年 1 月，国务院颁布的《国家突发公共事件总体应急预案》规定，根据突发公共事件的发生过程、性质和机制，突发公共事件主要分为以下四类：

1. 自然灾害　主要包括水旱灾害、气象灾害、地震灾害、地质灾害、海洋灾害、生物灾害和森林草原火灾等。

2. 事故灾难　主要包括工矿商贸等企业的各类安全事故、交通运输事故、公共设施和设备事故、环境污染和生态破坏事件等。

3. 公共卫生事件　主要包括传染病疫情、群体性不明原因疾病、食品安全和职业危害、动物疫情以及其他严重影响公众健康和生命安全的事件。

4. 社会安全事件　主要包括恐怖袭击事件、经济安全事件、涉外突发事件等。

（三）突发公共卫生事件的分级

突发公共卫生事件根据其性质、社会危害程度、影响范围分为特别重大（Ⅰ级），重大（Ⅱ级），较大（Ⅲ级）和一般（Ⅳ级）四级，依据事件可能造成的危害程度、紧急程度和发展态势，Ⅰ～Ⅳ级依次以红色、橙色、黄色和蓝色进行预警标识。

（四）突发公共卫生事件应急护理的特点

1. 影响性广　突发公共卫生事件呈群体性，影响面广，不仅造成人们身心损害，往往对日常生活、工作秩序和社会稳定等方面造成负面影响，突发公共卫生事件区域影响可以从地方区域发展蔓延全国乃至全球，造成全球性多领域公共危机，如经济、政治、外交危机等。2003 年非典危机，首发于我国广东省顺德区，蔓延全国乃至东南亚、全世界。

2. 时间性紧　突发公共卫生事件具有突发性和随机性特点。事件往往发生突然，不易甚至不可预测，人们常常毫无防备，发生时间急、短，受害人数多，病情、伤情、疫情普遍严重，相关管理部门、医疗卫生机构及医务人员必须迅速做出决策，第一时间开展应急救护工作。

3. 危险性大　突发公共卫生事件发生后，医护人员必须第一时间进入现场开展救护工作，传染性疾病传染性强，不明原因的群体性疾病防范难度大，毒气泄漏化学爆炸的应急救护工作复杂，防护难度大，如 2003 年"非典"，中国内地累计报告诊断病例 5327 例，其中医护人员 969 例。

4. 协调性强　突发公共卫生事件的应急救护与处置工作，涉及面广，异常复杂，需要在政府的领导下，多部门、多专业、多地区之间甚至多国家之间相互协调与合作。

5. 责任性重　突发公共卫生事件应急救护工作任务艰巨，责任重大。护理人员不仅要协助做好危重患者的抢救，还要做好伤病、疫情的观察，配合各种手术，也要做好现场评估，消除致病因素并做好事后的消毒防疫工作，预防二次灾难发生。

➤ **考点：** 突发公共卫生事件的内容及分级。

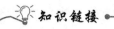**知识链接**

全国防灾减灾日

全国防灾减灾日是经中华人民共和国国务院批准而设立，自 2009 年起，每年 5 月 12 日为全国防灾减灾日。一方面顺应社会各界对中国防灾减灾关注的诉求，另一方面提醒国民前事不忘、后事之师，更加重视防灾减灾，努力减少灾害损失。

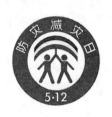

二、突发公共卫生事件应急护理伦理规范

（一）要有敬业奉献精神

突发公共卫生事件应急救护工作中，护理人员任务艰巨，风险大，甚至自身生命安全亦受到威胁，这就要求护理人员有高度的责任心和无私奉献精神，在伤情、疫情面前不退缩，在抢救现场要敢于克服一切困难，勇于承担风险，充分发挥自己的专业技能和聪明才智，最大限度地救治伤病患者。任何背离医护人员救死扶伤这一崇高职责的行为都是不道德的。

（二）要有科学法治精神

护理人员应对突发公共卫生事件要充分发挥医学技术的力量，充分正确地应用医学检测手段、防治药物、防治设备，做好疫苗、病原体的研究；同时要实事求是，以严谨的态度对待疫情，确定病源，采取预防措施，制定应急预案，建立预警机制，加强疫控和卫生监督。在事件突发紧急状态下，护理人员应认识到坚决贯彻法治原则的重要性，应个人服从集体，集体服从社会，遵守执行《突发公共卫生事件应急条例》，保证救护工作科学有序、深入地展开。

（三）要有团队协作精神

突发公共卫生事件的应对处理需多部门、多专业的相互配合、支持与协作，护理人员要本着对患者负责，对公众负责，对社会负责的态度，与各部门及其他专业人员密切合作，团结一心，共同应对，处理好突发公共卫生事件，任何环节都不能发生互相推诿、敷衍塞责的不道德行为。

（四）要有民族人文精神

磨难砥砺意志，淬炼升华民族精神。在抗击"非典"的关键时刻，党中央总揽全局，正确决策，"我们要弘扬万众一心，众志成城，团结互助，和衷共济，迎难而上，敢于胜利的民族精神。"在党中央的号召下，广大医务人员站在抗击"非典"的最前线，救死扶伤，无私奉献，社会各界以各种方式支援抗击"非典"的斗争，民族力量空前凝聚。突发公共卫生事件的救护强调敬畏生命和救死扶伤的人道主义精神，丰富和发展了"以人为本""为人民服务""人民是主人"的人文精神。

第二节　社区卫生保健护理伦理

> **案例 6-2**　患者王某到某社区医院就诊，医生诊断其为萎缩性鼻炎，俗称"臭鼻症"，助手李护士捂着鼻子连说："真臭"，患者很难堪。第二天，患者戴着口罩到某综合性医院就诊，接诊的郭医生请患者摘下口罩叙述病史，并宽慰患者："这是疾病造成的，我能理解"，患者摘下了口罩，经过医生检查，开了处方。郭医生将处方交给患者后说："你患了萎缩性鼻炎，一定要坚持治疗。"患者连声道谢。
>
> **问题：**请分析社区医院李护士的言行道德吗？

社会卫生服务是城市、农村公共卫生和基本医疗服务体系的基础，是实现人人享有初级卫生保健的基本途径，也是促进社会公平，维护社会稳定，构建和谐社会的重要保障。社区卫生服务将成为 21 世纪护理发展的重要方向。社区护士是社区卫生服务的主要力量，社区护士只有全面掌握并应用社区护理伦理知识技能，才能更好地提高护理水平，为人民群众提供更为优质的健康服务。

一、社区卫生保健概述

（一）社会卫生保健的含义

社区卫生保健是在"政府领导，社会参与，预防为主，防治结合"的方针指导下，以需求为导向，以社区为基础，以居民为对象，以家庭为单位，以妇女、儿童、老人、残疾人为重点，开展预防、治疗、保健、康复、健康教育、计划生育指导"六位"一体的综合性卫生保健服务。

（二）社区卫生保健的目的与内容

社区卫生保健的目的是使社区居民预防疾病、促进健康。社区卫生保健的主要服务内容有：城乡居民健康档案管理，健康教育，传染病、慢性病的预防控制，预防接种，妇女儿童与老年人健康管理，精神卫生服务及计划生育技术咨询指导等。

 知识链接

国家大力发展社区服务的指导意见

2006 年 2 月，国务院颁发了《国务院关于发展城市社区卫生服务的指导意见》简称《意见》。《意见》指出：坚持社区卫生服务的公益性质，注重卫生服务的公平、效率和可及性；坚持政府主导，鼓励社会参与，多渠道发展社区卫生服务；坚持实行区域卫生规划，立足于调整现有卫生资源、辅以改扩建和新建，健全社区卫生服务网络；坚持公共卫生和基本医疗并重，中西医并重，防治结合；坚持以地方为主，因地制宜，探索创新，积极推进。

（三）社区卫生保健护理的特点

1. 护理服务以预防为主　社区卫生保健护理的重点在预防，通过开展健康教育，预防接种，妇幼保健，爱国卫生运动，社区环境监测与保护等措施，对各种致病因素加以控制，贯彻预防为主的方针，提高社区居民的健康意识，改变其不良生活习惯，降低发病率。

2. 护理服务涉及面广 社区卫生保健的护理服务对象是社区全部人群，包括健康人群和患病人群，收集与分析社区人群的健康状况，反映社区人群的健康问题与健康需求，最终解决人群健康问题。这就要求社区卫生保健护理服务要深入到社区基层，即社区的每一户家庭，每一个居民，不分性别、年龄和疾病类型，护理服务内容涉及面广，集预防、治疗、保健、康复、健康教育、计划生育指导为一体。

3. 护理服务时间系全程性与连续性 社区卫生保健护理始于生命的准备阶段直至生命结束的全过程，覆盖生命的各个周期以及疾病发生、发展的全过程。社区卫生保健护理不因服务对象的健康问题的解决而结束，而是在不同的时间、空间范围内提供连续的、全面的保健护理服务。

4. 护理服务需合作协调 社区卫生保健护理服务机构需要与社区卫生行政部门、教育部门、福利机构与社区内个人、家庭、团体密切合作，协调利用社区的组织力量，如家政培训班、老年协会等，提供各项健康服务。

二、社区卫生保健护理伦理规范

（一）文明礼貌，主动热情

社区卫生保健护理服务由于涉及面广，服务内容多，社区居民由于文化、年龄、道德修养水平差异，对社区保健护理的认识不同，接受保健护理工作的态度也会有差异，社区卫生保健服务的护理人员应尊重每位护理对象，主动服务，文明礼貌，态度热情。

（二）任劳任怨，无私奉献

社区卫生保健护理工作以健康教育与健康促进为主，预防工作的效率具有明显的滞后性，与医院立竿见影的治疗效果不同，保健护理工作不容易被理解和信任，甚至会遭遇冷言冷语、不配合的情况。保健工作护理人员应具备任劳任怨、甘于奉献的服务品德，认真踏实地做好每一项工作。

（三）严以律己，认真负责

社区卫生保健护理工作中，护士要加强自律、慎独修养，严格遵守各项操作规程。如疫苗预防接种要及时准确，不遗漏；对急危重症患者要及时做好转诊工作；暴发疫情的处理要及时果断；进入居家服务的医疗护理用品要清洁、消毒，避免造成感染和交叉感染；健康教育要注重实效；参与卫生监督、卫生执法任务的护理人员要秉公执法，坚持原则，不徇私情。

（四）钻研业务，不断提高

社区卫生保健护理工作是综合性服务，服务对象既包括健康人群也包括患病人群，服务对象年龄覆盖生命的各个周期，健康需求各异，患者的病情和病种不像医院分科过细，社区卫生保健护理人员必须是"全科护士"，掌握全科医疗护理保健专业知识，也要掌握社会人文科学知识。因此，社区保健护理人员应拓宽研究知识面，刻苦钻研，不断提高业务水平。

➤ **考点：** 社区卫生保健护理伦理规范。

第三节 康复护理伦理

> **案例6-3** 患者刘某，女性，25岁，因上班途中不幸遭遇车祸，左下肢粉碎性骨折，在医院经手术治疗后转回所在社区医院继续进行康复治疗。患者车祸前身材修长、苗条，车祸后，双下肢不等长5 cm，行走不便，想到以后的工作、生活和社会活动，该患者的心理压力巨大，出现焦虑、失眠、心境低落等症状。
>
> **问题：** 作为一名社区护士，我们应该如何去帮助她呢？

康复护理是康复医学不可分割的重要组成部分，康复护理的对象主要是伤残者，即由于身体的结构或功能不同程度地丧失，造成生理或心理缺陷的患者。在促进患者康复的医疗护理活动中，护理人员必须具备较高的护理道德水平，遵循相应的护理伦理规范，才能担任起这项重要的任务。

一、康复护理概述

（一）康复护理的含义

康复护理是指根据伤残者总的医疗计划，围绕全面康复目标，通过护理人员与康复医生及有关的专业人员密切配合，帮助伤残者达到功能恢复或减轻伤残、预防继发伤残为目的的护理活动。

康复包括医学上的康复、社会上的康复及职业上的康复。康复护理与服务对象不仅是先天发育障碍和异常的先天性病残者，也包括由于疾病（包括急性病、慢性病、老年病）所致的病残者，如脑血管意外所致的失语、偏瘫及白内障患者等。

（二）康复护理的特点

1. 护理目的为患者身心功能的康复 当代护理已从疾病护理向生理的、心理的、社会的健康护理转变。伤残者的功能恢复不仅是躯体的功能康复，还包括其心理与社会康复，即改善患者心理状态，提高其生活质量，能尽快地适应社会生活。

2. 护理时间贯穿康复治疗的全过程 康复是一个长期的过程，康复护理是一个连续与纵向的服务过程，除了短期住院伤病治疗外，出院后还需要继续康复治疗与护理。在患病或伤病的早期，应尽早进入康复治疗护理，可以预防并发症、后遗症，使功能的损害降到最小、患者身心尽快得到康复。

3. 护理内容包括功能护理、心理护理和生活护理 康复治疗的主要内容是伤残患者的肢体功能康复，在护理过程中应避免肢体畸形和并发症的发生，注意肢体功能体位的维护，运用多种疗法，如物理疗法、体育疗法等，加强肢体的功能锻炼，从而真正达到功能的康复。康复过程中还应注意对患者实施心理护理和生活护理。通过心理护理使伤残者心理平衡、稳定，心理功能得到补偿，改善心理状态；护理人员应耐心帮助和训练、指导患者，科学安排、循序渐进，不断增强患者的生活自理能力，使之完全康复，尽早回归社会。

4. 护理模式以自我照顾为主 康复护理人员通过教育和训练患者，充分发挥其主动性与最大潜能，学习新的技能和活动方式，使其由被动接受护理转变为自我护理，达到生活能力和肢体功能的恢复，提高康复后的生活质量。

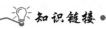 **知识链接**

21世纪康复医学与护理服务新领域

21世纪，欧美康复医学界已经开始意识到康复医学必须回应社会对扩大康复范围的需求，未来的康复医疗服务范围应当包括精神卫生、心理咨询等方面。至于艾滋病患者的康复，器官移植患者的康复、职业性康复医学、儿科康复等都将是21世纪康复医学与护理的新领域。迎接挑战，跟上国际康复护理发展的趋势，是我国广大康复护理工作者神圣而又艰巨的任务。

二、康复护理伦理规范

（一）同情、尊重患者

伤残者往往不仅遭受躯体上的痛苦，精神上更是备受煎熬，容易出现焦虑、抑郁、急躁等情绪反应，甚至出现人格障碍或神经症，进而丧失生活的勇气和信心。康复护理人员应理解、同情患者，尊重患者的人格权利，关心体贴，精心护理，尽量满足其生理、心理需求，增强患者生活的信心和勇气，使之密切配合医护人员，尽快达到最大限度的康复。

（二）耐心细致、认真负责

同情感是医护人员必须具备的最基本的职业道德情感，责任感是同情感进一步升华的职业情感内容。康复治疗和护理内容因性别、年龄、职业、心理特点以及病种不同而具有差异性和复杂性，这就要求康复护理人员具有强烈的责任感，充分了解分析患者的伤残程度、部位、特点等，有针对性地进行躯体功能训练与生活能力训练，训练中态度要认真细致，耐心引导。

（三）业务精益求精

康复护理难度大，服务内容广且专业性强，护理人员要具有不怕苦、不怕脏的思想准备，业务上努力进取，加强康复知识与社会人文科学知识的学习，熟练掌握康复护理技术，了解康复患者的特点和护理规律，不断总结护理经验，帮助患者尽快达到康复目标。

➤ **考点**：康复护理伦理规范。

（颜小芬）

◇ 思考题 ◇

一、选择题

1. 下列不属于突发公共卫生事件的是
   - A. 普通感冒
   - B. "非典"疫情
   - C. 泥石流灾害
   - D. 汶川地震
   - E. 核泄漏

2. 下列哪个不是突发公共卫生事件应急护理的特点
   - A. 社会性广
   - B. 群体性窄
   - C. 风险性大
   - D. 协调性强
   - E. 时间性紧

下载资源：
思考题参考答案

3. 下列不符合社区卫生保健护理特点的是

    A. 服务以预防为主   B. 服务时间系间断性

    C. 服务时间系全程性   D. 服务涉及面广

    E. 服务需合作协调

4. 以下不属于康复护理的特点有

    A. 护理模式为被动接受护理   B. 护理内容多样化

    C. 护理时间是连续的   D. 护理目的是患者身心康复

    E. 护理需发挥协调性

5. 下列突发公共卫生事件应急护理伦理规范中最首要的是

    A. 敬业奉献精神   B. 科学精神

    C. 协作精神   D. 人文精神

    E. 团队精神

二、案例分析题

    2003 年 2 月传染性非典型肺炎疫情蔓延时，广州市第一人民医院临时从各科室抽调 12 名护士专门负责"非典"临时病房护理。护士小冯对妈妈说："我既然选择了这个职业，就不能后退……"一天早上，小冯协助医生为患者气管插管时，与患者脸对脸距离只有 20 cm！之后又为患者吸出带毒痰液约 50 ml，更换因大小便失禁被污染的裤子……经过一番紧急救治后，患者的各项生命指标慢慢平稳下来。事后，冯护士被问怕不怕，她说："时间就是生命，当时只觉得手不够用，恨不得再长出两只手来，赶快把所有的事做好"。

    与此相反的是：湖南省湘潭市某医院一护士长在接到参加"非典"防治隔离病房工作的通知后，以身体不好为由搪塞拒绝，并关掉工作手机。

    问题：通过以上两个截然不同的例子，请谈谈突发公共卫生事件应急护理中最重要的品质是什么？

第七章

生命护理伦理

思维导图

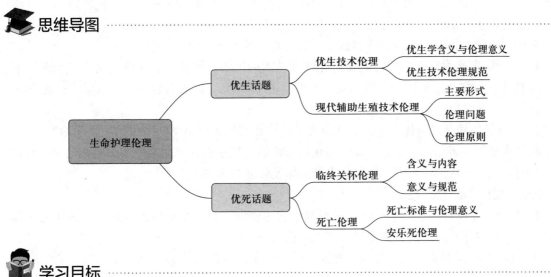

生命护理伦理
- 优生话题
  - 优生技术伦理
    - 优生学含义与伦理意义
    - 优生技术伦理规范
  - 现代辅助生殖技术伦理
    - 主要形式
    - 伦理问题
    - 伦理原则
- 优死话题
  - 临终关怀伦理
    - 含义与内容
    - 意义与规范
  - 死亡伦理
    - 死亡标准与伦理意义
    - 安乐死伦理

学习目标

1. 熟记优生技术的主要措施及伦理规范，现代辅助生殖技术的主要措施及护理伦理原则。
2. 描述优生技术的伦理意义，现代辅助生殖技术的伦理争议。
3. 能够运用所学知识分析生殖技术伦理问题。

人类生命的意义在于体验生命的美好，感受生命的诞生、成长、绽放与凋零。生命医学护理研究的核心是提高和改善人类的生命和生活质量，生命医学护理不仅要探索生育的奥秘，掌握生育技术，减少疾病的困扰，提升生活质量，也要研究人类的优死，正确认识死亡，开展死亡教育，探讨安乐死、临终关怀等问题。这些既是现代医学护理研究的重要课题，也是生命伦理学的重要课题。

第一节　优生技术护理伦理

案例
7-1

新生儿，女，右手天生残疾（手臂以下缺如）。出生前三次产检报告均显示正常。孩子出生后经咨询，残联部门告知只能装美观性义肢，无法装功能性义肢。患儿父亲遂投诉医务人员多次 B 超检查未能发现胎儿明显缺陷。

问题： 请问医务人员是否有过错？

下载资源：
案例 7-1 解析

优生技术是通过开展优生咨询、产前检查及孕产期保健等活动，改善人群遗传素质，防止遗传缺陷个体出生的一项技术。广泛开展优生技术，提高优生服务质量，对于提高人口素质、造福子孙后代有着重要意义。

一、优生学的含义与伦理意义

（一）优生学的含义

优生学是研究如何改善人类遗传素质的科学。优生学作为一门科学最早由英国生物学家弗朗西斯·高尔顿（Francis Galton）提出。高尔顿将其定义为"在社会的控制下，全面研究那些能够改善或削弱后代身体与智力种族素质的各种动因"的科学。

（二）优生学的发展与分类

优生学的思想和措施自古即有。早期的禁止乱伦、亲婚的禁忌习俗和宗教戒律等都反映了古人朴素的优生思想。经过 100 多年的发展，现代优生学已发展成为一个比较成熟的学科体系，涵盖遗传学、临床医学、社会学、人口学等多学科。

美国优生学家斯特恩（Stern）将优生学分为积极优生学和消极优生学。

1. 积极优生又称正优生学，主要研究优良基因的繁衍，促进优质人口的出生。如现代辅助生殖技术（收集和贮藏优秀生殖细胞，发展遗传工程等），改善教育与社会环境等措施都属于积极优生学的范畴。

2. 消极优生学又称负优生学，主要研究如何防止劣质人口出生，减少出生缺陷的发生率。主要从社会和医学方面采取措施。如：禁止近亲结婚，禁止患有严重遗传性疾病和先天性疾病的人生育，大力开展遗传咨询，做好围生期的胎儿诊断和保健工作等。

（三）优生学的伦理意义

1. 有利于提高人口素质　通过产前判断、遗传咨询、新生儿疾病预防等一系列优生优育措施，可以减少不良遗传基因的延续，利于增进人口素质。

2. 有利于家庭幸福和社会发展　先天缺陷和遗传性疾病患者会占据大量的医疗和生活资源，影响社会资金的积累。此外，严重智残人口的家庭承受的精神压力以及花费的时间和精力更是无法用金钱计算。因此，优生的发展，可以减轻社会和家庭的负担，有利于增进家庭幸福和社会发展。

3. 有利于转变人类的生育观　优生思想使人类对生育的关注从数量转移到质量，有利于人们由"多子多福"的传统生育观自觉地向"优生优育"的生育行为改变，优化人们的家庭生活方式，提高人们的生活质量。

二、优生技术主要措施的护理伦理规范

（一）重视婚前检查，遵守有利原则

婚前检查是指对即将婚配的男女双方在婚育方面进行保健指导和健康检查。对双方可能患有的影响结婚和生育的疾病进行的医学检查，提出医学指导意见。婚前检查是减少遗传性缺陷新生儿，提高出生人口素质的重要途径，也是优生的第一个有效措施。我国于 1996 年在《中华人民共和国母婴保健法》中规定实施强制婚检，2003 年的《婚姻登记条例》又取消了强制婚检，"强制"改为"自愿"，虽然是尊重个人自由而自选，但取消强制婚检后出生缺陷比例逐年攀升，弃婴已成重大社会问题。因此，护理人员应加大宣传力度让人们认识到婚前检查的必要性，同时提高婚前保健服务质量，坚守出生缺陷的第一道防线。

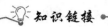

托举生命的不能仅是一座"弃婴岛"

近年来，弃婴现象屡增不减引发社会各界关注，这些弃婴中大部分不是重病就是残疾。自 2013 年 12 月起，民政部先后在全国 10 个省份建立了 25 个婴儿安全岛（俗称"弃婴岛"）。然而，如今广州、厦门、济南等地婴儿安全岛因不堪重负已陆续关闭或摘牌。由此可见，弃婴既是家庭伦理问题，更是社会保障问题。民政部副部长李立国在 2015 年全国"两会"期间表示，弃婴岛弃婴骤增只是临时难题，尽快建立城乡一体的重特大疾病医疗保险迫在眉睫。

（二）做好遗传咨询，尊重自主原则

遗传咨询也称遗传商谈，是咨询医生与咨询者就某一遗传病，在该家系发生的原因、诊断、遗传方式、预后、再发风险等问题，进行一系列解答、讨论和商谈的过程，以供咨询者参考决策。遗传咨询是预防遗传病和提倡优生的重要措施之一。护理人员应全面掌握有关遗传优生的相关知识，在一种讲人道的、专业化的融洽关系中为咨询者提供准确、完整和无偏见的信息，帮助咨询者在知情的状况下做出科学的、合理的选择。

（三）加强产前诊断，贯彻知情同意原则

产前诊断又称宫内诊断或出生前诊断，是通过直接或间接的方法对胎儿发育及健康状况进行检测，了解胎儿是否患有遗传病或先天性缺陷，从而为选择性流产提供科学依据。妊娠 4～5 个月期间进行产前诊断具有特别重要的意义。护理人员在产前检查过程中应持科学、严谨、负责的态度，不滥施人工流产术及注意贯彻知情同意原则。

（四）落实孕产期保健，保证无伤原则

孕产期保健是指从怀孕开始至产后 42 天内为孕产妇、胎儿及婴儿提供的医疗保健服务。孕产期保健是影响新生儿的生命健康及其未来生活质量的关键环节。护理人员要及时发现孕产妇、胎儿、新生儿的异常情况，积极预防孕产期并发症的发生，降低孕产妇及新生儿的死亡率，达到优生优育的最终目的。

➤ **考点：**优生技术主要措施的护理伦理规范。

第二节 现代辅助生殖技术护理伦理

案例 7-2　广州一对富商夫妇，因结婚数年后想要孩子一直未果，2010 年初借助试管婴儿技术孕育的 8 个胚胎竟然全部成功，喜出望外的夫妇最终找来两位代孕母亲加上自身共 3 个子宫采取"3+2+3"队型，在当年 10 月先后诞下 4 男 4 女 8 胞胎，被称为中国首例 8 胞胎。

问题：请分析案例中出现了哪些伦理问题？

下载资源：
案例 7-2 解析

现代辅助生殖技术是用现代医学科学技术代替人类自然生殖过程的某一步骤或全部步骤，按人的意图，在人工操纵下的一种生殖方法。现代辅助生殖技术打破了数百万年进化过程形成

的人类由性交、卵子受精、受精卵植入子宫、子宫内妊娠、分娩等步骤组成的自然生殖过程，用人为的方法产生新的子代。

一、现代辅助生殖技术的主要形式

现代辅助生殖技术的主要形式包括人工授精、体外受精和克隆。

（一）人工授精

1. 人工授精含义　人工授精是指用人工方式将精液注入女性体内以取代性交途径使其妊娠的一种方法。它的医学价值在于可用来解决男性不育问题。

2. 人工授精的分类　根据精液的来源不同可分为使用丈夫精液的同源授精和使用他人精液的异源授精，前者适用于丈夫少精、弱精、因生理或心理原因不能正常性交所致的不孕不育；后者主要用于丈夫无精，或因丈夫患严重的遗传性疾病或其他原因所致的不育。

3. 人工授精的发展　1799 年英国外科医生约翰·亨特（John Hunter）用海绵方法试验成功，为人类最早实施的人工授精技术。1890 年杜莱姆逊（Dulemson）首次试用于临床。20 世纪 60 年代，美国、英国、法国、印度等国先后建立人类精子库，进行优生研究。我国现代辅助生殖技术的研究与应用起步较晚。1982 年，湖南医学院首次用冷冻精液人工授精成功，婴儿顺利出生。1986 年青岛医学院建立了我国第一座人类精子库。

（二）体外授精

1. 体外授精含义　体外授精是指从女性体内取出卵子，在器皿（试管）内培养后，加入经技术处理的精子，待卵子授精后，继续培养至形成早期胚胎时，再转移到子宫内着床，发育成胎儿直至分娩的技术。此技术主要用于解决女性因输卵管异常所致的不孕。

2. 体外授精的发展　体外授精诞生的婴儿俗称"试管婴儿"，1978 年 7 月 25 日英国组织胚胎学家罗伯特·爱德华和妇产科专家帕克利特·斯特普托，用体外授精和胚胎移植技术成功制造了世界上第一例试管婴儿路易斯·布朗。我国的体外授精研究起步较晚，1985 年 4 月中国第一例试管婴儿在台湾省诞生；大陆首例试管婴儿于 1988 年 3 月 10 日在北京大学第三医院诞生。

（三）克隆

1. 克隆的含义　克隆又称无性生殖，即克隆是运用现代医学技术，不通过两性结合而进行高等动物（包括人）生殖的技术。将单一供者的体细胞移植到多个去核的卵子中，从而培养出有相同遗传特性的后代。新个体的产生不是卵子和精子的结合，而是一个已经存在的基因拷贝复制而成。

2. 克隆的发展　长期以来，人们普遍认为高等动物的生殖必须严格按照有性生殖的方法，直到 1997 年 2 月 23 日《Nature》杂志刊登了英国"多莉"（Dolly）——克隆绵羊诞生的消息后，人们才认识到高等动物也能以无性生殖的方式产生子代。2000 年美国科学家用无性生殖技术成功地克隆出一只猴子"泰特拉"。2001 年 11 月 3 日，我国首例成体细胞克隆牛——康康，在山东莱阳农学院动物胚胎工程中心平安诞生。

二、现代辅助生殖技术的伦理问题

现代辅助生殖技术为全国带来了几百万新的生命，为很多不孕不育家庭带来福音，同时也带来了诸多家庭社会伦理问题，引发道德、法律的种种冲突。

（一）生育与婚姻分离是否会破坏家庭和婚姻的稳定

儿女是维持婚姻和家庭幸福美满的纽带，然而人工授精却改变了自然的生育途径，从而切断了婚姻与生育的必然联系。另一种观点则认为人工授精可以解决男性不育问题，也是增进家庭及夫妻幸福的重要手段。而完全知情同意的异源人工授精也是人们自愿接受的合理合法行为，技术的操纵者是在利用先进的技术帮助不能生育者摆脱痛苦，使其得享天伦之乐，是人道的。

（二）血亲关系断裂是否造成传统家庭模式的解体

异源人工授精因精子的来源是第三者，使得出生的婴儿有两个父亲：一个是提供一半遗传物质的父亲，称为遗传父亲；另一个是养育他（她）的父亲，称为养育父亲。供精供卵、体外授精技术及代孕技术相结合，一个孩子可以有五个父母！两个父亲同前所述，三个母亲为遗传母亲、孕育母亲及养育母亲。究竟谁是孩子的合法父母？遗传父母、孕育母亲均属于"生物学父母"，而养育父母属于"社会学父母"。现在，大多数国家和学者主张遵循抚养－教育的原则，并以法律形式确认养育父母即社会学父母为真正的父母。因为养育比提供遗传基因、提供胚胎营养的场所更重要，亲子关系是通过长期养育行为建立的。另外，独身男士可通过供卵、体外授精及代孕而当不婚爸爸；独身女士可通过异源人工授精而当不婚妈妈；男同性恋或女同性恋者也摆脱不能生育的遗憾，组建新的不婚家庭或同性恋双亲家庭，造成传统家庭模式的解体。许多学者从社会伦理以及子女健康成长的角度出发，认为不婚单亲家庭与同性恋双亲家庭缺乏完整的父爱或母爱，对孩子的身心发展不利。因此，许多国家主张禁止或限制单身一族的人工辅助生殖请求，我国2003年颁发的《人类辅助生殖技术规范》明文规定禁止对独身女性实施人工辅助生殖。

（三）代孕母亲是否造成生育商业化

20世纪70年代末开始出现代孕母亲，代孕母亲是否道德迄今依旧争议不休。赞同者认为，代孕母亲的出现可以帮助因生殖原因而不孕的妇女实现生育愿望，具有其合理性，不应受到道德谴责及法律禁止。而反对者认为，代孕利用"出租子宫"赚钱，婴儿也成了商品，神圣的生育由此变得商业化和随意化，是道德堕落，而非助人。另外，如果是母亲为女儿代孕，姐妹间代为怀孕等现象则导致辈分不清，关系错乱等家庭伦理问题。而代孕母亲与孩子难以割舍的感情纽带可能导致代孕母亲与不孕夫妇之间的纠纷，这些潜在的法律纠纷都将给社会增加不安定的因素。因此，世界多数国家（包括我国）都立法禁止代孕母亲。

（四）精子、卵子和胚胎能否商品化的问题

正如代孕母亲的商业化一样，精子、卵子和胚胎由于供需关系存在使其商品化日趋明显，甚至发展到互联网上出现公开的买卖广告，以精液商品化问题为代表，伦理学对生殖细胞的商品化问题展开了激烈的探讨。

赞同者认为，精液商品化可以解决当前人工辅助生殖技术精液不足的问题，精液商品化虽然可能会引起精液质量的下降或多次供精，但可以建立严格的制度并采取相应的措施加以控制而避免。另外，精液和血液一样可以再生，适量采集对人体无害，而取人体的活组织器官则有严重的人体侵害，因此精液可以商品化，而活组织器官则不能。

反对者认为，精液的商品化可能使精子库为追求利益而忽视精液的质量检查，供精者也可能隐瞒自己的遗传缺陷，导致有缺陷的辅助生殖后代产生。精液商品化的趋利性可出现同一供精者多次供精，并在同一地区被多次使用，导致大量同父异母兄弟姐妹的产生，潜藏血亲通婚的高危险性。另外，精液的商品化也可能产生连锁效应，促使其他人体器官组织商品化。

目前对精子、卵子和胚胎商品化持反对意见的人居多，许多国家都立法禁止其商业买卖，如中国、英国、澳大利亚等。

（五）克隆人的伦理争论

2001年世界上第一个人类胚胎克隆成功，标志着克隆人离人类仅一步之遥。是否将克隆技术应用于人类，是否让"克隆人"出生，科学界、伦理界以及宗教界进行了激烈的伦理争论。

赞成者认为，克隆人将是人类实现长生梦想所迈出的实质性第一步。克隆人绝对是人类科学上了不起的进步，科学进步的脚步是阻止不了的。况且，克隆技术可以优生，改变人类的缺陷基因，保护人类的最佳基因；最重要的是就克隆技术而言，"治疗性克隆"将会在生产移植器官和攻克疾病等方面获得突破，给生物技术和医学技术带来革命性的变化。

与赞成者的声音相比，反对者的呼声更高。反对者认为，克隆人不需两性参与，改变了自

然界的生命法则；克隆人的身份难以认定，社会秩序也将相应发生改变；克隆人技术如果被用来控制人的性别比与人种结构，造成的社会后果是难以预料的；克隆技术目前尚未成熟，克隆技术的成功率和安全性均很低，在现有条件下实施克隆人技术，极可能会出现流产、死胎、甚至因异常的基因表达造成畸形、诱发新型疾病等不良后果；克隆人技术可能被别有用心的人滥用实施犯罪。中国的一贯立场是，反对生殖性克隆，支持治疗性克隆。

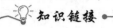

孩子可以"量身定做"

20世纪80年代，国外一遗传学专家考察了亲属的智力水平相关性，结果显示：直系亲属中的智力水平差异大约有70%归于遗传。20世纪90年代，科学家们相信，通过干预人类自身的基因可以改变人们记忆力、体质和智力水平。在设定的几项实验中，基因增强后的白鼠都表现出比野生白鼠强的学习和记忆能力。于是，研究者断言，转基因鼠的认识特征的提高可以通过增强其基因来实现。同样，人的智力和记忆也可以通过基因增强来提高。一旦这种技术成熟，科学家可以根据父母的意图改变基因来设计婴儿，让自己的孩子拥有超强记忆力，理想的身高，健壮的体魄和超高的智商。

三、现代辅助生殖技术的护理伦理原则

（一）知情同意原则

医护人员在实施现代辅助生殖技术前必须如实告知受术者实施该技术的程序、成功的可能性和风险以及接受随访的必要性等信息，并签署知情同意书。

（二）维护供、受双方和后代利益原则

医护人员有义务告知供者（供精、供卵、供胚胎者）对出生的后代没有任何的权利与义务；告知受方夫妇通过现代辅助生殖技术出生的后代与自然受孕分娩的后代享有同样的法律权利和义务，受方夫妇作为真正的父母，负有抚养和教育的义务、享有相应的权利。

（三）互盲和保密原则

凡使用供精实施的辅助生殖技术，供方与受方夫妇应保持互盲，供方与实施辅助生殖技术的医护人员应保持互盲，供方与后代保持互盲；医护人员对使用辅助生殖技术的所有参与者（供卵者和受者）有实行匿名和保密的义务；医护人员有义务告知供者不可查询受者及其后代的一切信息，并签署书面同意书。

（四）维护社会公益原则

医护人员必须严格贯彻国家人口和计划生育法律法规，不得对不符合国家人口和计划生育法规与条例规定的夫妇和单身妇女实施人类辅助生殖技术；不得实施非医学需要的性别选择；不得实施代孕技术和生殖性克隆技术。

（五）严防商品化原则

医护人员和机构对要求实施辅助生殖技术的受方要严格掌握适应证，不能滥用；禁止买卖精子、卵子和胚胎。

（六）伦理监督原则

实施辅助生殖技术的机构应建立健全生殖伦理委员会，生殖伦理委员会应严格审查监控各项辅助生殖技术的实施，对技术的进程和结果进行伦理评估，使各项辅助生殖技术符合国际的相应章程，符合我国的有关政策法规，有利于为人类健康服务。

➤ **考点：**现代辅助生殖技术的护理伦理原则。

第三节　临终关怀护理伦理

现代社会，人类越来越重视自身的生命质量，包括生命的最后旅程——临终阶段。在生命临终阶段很多患者遭受着巨大的痛苦，故临终阶段更需要医护人员的关怀和照护，让患者舒适、安然、有尊严地走完人生最后的旅途，正如泰戈尔所说"生如夏花之绚烂，死如秋叶之静美"，医护人员责无旁贷。

一、临终关怀概述

（一）临终的含义

临终即濒死，也就是人类生命的最后阶段。由于疾病或损伤造成人体主要器官生理功能衰竭，生活活动趋于终结，是现代医学技术无法治愈的阶段。巴纳德将"一个人在死前，其生命品质无法复原的退化"定义为临终。

临终患者的时限各国标准不一，我国的标准是预计能存活 2～3 个月的患者，日本是指预计能存活 2～6 个月的患者，美国是指预计能存活 6 个月以内的患者，英国是指预计能存活 1 年以内的患者。

（二）临终患者的特点

1. 临终患者的生理特点　临终患者由于各器官及系统功能老化衰竭，会出现虚弱、疼痛、吞咽困难、食欲下降、呼吸困难、大小便失禁等生理临终症状，其中最主要的是疼痛，尤其是癌症晚期患者。

2. 临终患者的心理特点

美国医学博士伊丽莎白·库勒·罗斯将临终患者的心理分为五个时期：

（1）否定期：患者极力否认，拒绝接受事实，怀着侥幸心理，四处求医，希望是误诊。

（2）愤怒期：患者产生"为什么是我，这不公平"的心理，往往将自己的不满向医护人员、家属等人发泄。

（3）协议期：患者接受临终的事实，为了延长自己的生命，开始向医护人员，甚至是神灵求助。

（4）忧郁期：患者陷入意志消沉、忧郁、伤感、绝望之中，要求与亲朋好友见面，由喜欢的人陪伴照顾。

（5）接受期：患者接受即将死亡的事实，变得平静，到了"出征前的最后休息"阶段。

（三）临终关怀的含义

临终关怀又称"安宁照护"，指为临终的患者及其家属提供生理、心理、社会的全面支持与照护。临终关怀不以延长患者生命时间为目的，而以提升患者生命质量为宗旨。

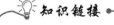知识链接

临终关怀的发展

　　1967 年桑德斯博士在英国伦敦创办了世界上第一所临终关怀机构圣克里斯多福临终关怀院。此后，美国、加拿大、南非、荷兰、瑞典、挪威、瑞士、法国、印度、日本、中国的香港与台湾等 70 多个国家与地区相继出现了临终关怀服务。我国大陆的临终关怀发展较慢，1988 年天津医学院创办了临终关怀研究中心，同年上海诞生了临终关怀医院，1990 年北京成立了松堂医院，随后全国各地纷纷开办了临终关怀机构。

二、临终关怀的身心及社会照顾

（一）生理照顾

改善患者的身体状况，包括控制疼痛，满足基本生理需要，创造舒适安全的生活环境。

（二）心理照顾

营造爱的氛围，给予临终患者全方位的心理关怀，使患者坦然面对死亡，摆脱死亡恐惧。

（三）社会照顾

医护人员及家属对临终患者给予情感支持，尊重患者需要，使得患者能够安宁、有尊严地死去。

三、临终关怀的伦理意义

（一）体现人道主义精神

临终关怀需要医护人员尽可能地了解患者的各种需要，提供各种帮助和照护，让患者处于舒适安宁的状态。同时，为患者家属提供心理的支持和慰藉，保持了患者的尊严与价值，体现了对患者及家属的人道主义关怀。

（二）体现了生命神圣、质量和价值的统一

人的生命在生老病死时得到医护的治疗、护理、支持，在临终状态时受到了医护乃至全社会爱心人士的关心和照顾，均体现了生命神圣原则。同时，临终患者在一个舒适、无痛苦的环境中度过临终生活，提高了生命质量，最后有尊严地离开人世，提高了生命价值。

（三）提高死亡认识

由于传统观念的影响，人类是恐惧与拒斥死亡的。临终关怀让人类正视临终，直面死亡，而不是回避。坦然接受并安宁、舒适、有尊严而无憾地死亡是人类追求的死亡真谛。

（四）促进社会文明发展

敬畏生命和尊重死亡是社会文明的体现。临终关怀倡导医护人员乃至社会各界人士对临终患者及家属予以关爱、照护及情感的支持，标志着人类社会文明的进步。

（五）节约医疗资源

临终关怀以姑息性、支持性的照护为重点，而非治疗性，旨在提高患者生命质量，而非延长生命时间，"临终照护"缓解了"临终救护"的医疗卫生资源的无限制消耗。

四、临终关怀的护理伦理规范

（一）提供全面照护，满足患者生理需要

患者在临终期，生活不能自理，躯体承受着疼痛和不适的折磨，需要护理人员安排患者的日常生活，提供良好适应的饮食护理，保持其仪表整洁，创造适宜的环境，采取各种措施或利用器械、药物等的帮助减轻患者的疼痛和不适。

（二）消除恐惧心理，满足患者心理需要

临终意味着面向死亡，患者会产生复杂的心理反应，经受痛苦的精神折磨。需要护理人员充分认识和理解患者的需要，以真挚、亲切、慈爱的态度包容和帮助患者，尊重患者的意志，从心理上关怀、疏导患者，用爱心抚平患者的痛苦，消除其对死亡的恐惧。

（三）尊重生命价值，满足患者社会需要

临终患者的生命虽已进入倒计时，但他们的个人权利要求仍应得到充足的尊重和满足。护理人员要允许患者保留自己的生活方式，尊重他们参与治疗护理方案的权利，允许他们选择喜欢的死亡方式并保守个人隐私。同时，增加患者与家属、亲朋好友会面的机会和时间，安排患者参加力所能及的社会活动，满足其未了的心愿。

（四）关心理解家属，做好心理护理

临终关怀的服务对象除了临终患者还包括其家属。护理人员要设身处地予以家属理解和同情，及时告知家属患者的病情，为家属的探视陪伴提供方便，指导帮助他们尽快摆脱失去亲人的痛苦。

➤ **考点：** 临终关怀护理伦理规范。

第四节　死 亡 伦 理

死亡是一切生命的最终归宿，是不可避免的、永恒的话题。如何判定死亡，如何理解死亡，如何看待安乐死问题，对优死的追求，这些问题一直困扰着人类，随着现代医学技术的进步，以及人类对自身认识的深入，促使人类对死亡的话题进行更深入的探讨。

一、死亡标准及伦理意义

（一）死亡的含义

死亡是机体生命活动和新陈代谢的终止，人的本质特征消失，即人的生物属性与社会属性均丧失。医学上将死亡分为三个阶段：一是濒死期，是死亡的开始阶段，此时心脑肺等生命器官已极度衰竭；二是临床死亡期，此期全身各器官功能丧失，人的整个生命活动已停止，但细胞组织仍有微弱的活动；三是生物学死亡期，机体细胞组织不可逆死亡，生命代谢现象完全停止，彻底消失。

（二）死亡标准的演变

1. 传统死亡标准　石器时代"弓箭刺中公牛心脏象征死亡"的洞穴壁画说明早在原始社会时期人类即已形成死亡是心脏停止搏动的认识。2000多年前的《黄帝内经》指出："脉短，气绝，死。"这是典型的以呼吸心搏停止作为死亡判断的标准。1951年的美国《Black法律辞典》将死亡定义为："生命之终结，人之不存；即一生确定的血液循环立即停止及由此导致的呼吸心搏等身体重要生命活动的终止之时。"这些史实与记载均说明呼吸心搏停止这一传统的死亡标准已在人类历史上沿用了几千年。

随着生物医学的发展，人们发现呼吸心搏停止后，人的头发和指甲仍继续生长，骨细胞也能继续存活一段时间。在低温和大量服用中枢抑制药的状况下，呼吸心搏可能微弱到难以探测而被误认为已经停止。随着心肺复苏技术及人工心肺技术的应用，临床很多呼吸心搏停止后的患者可起死回生，有些患者大脑皮质受到不可逆损害已失去意识，但由于皮质下的生命中枢功能尚存，因此呼吸心搏仍存在。这些说明，呼吸心搏停止不一定意味着死亡，传统的心肺死亡标准已不符合现代医学的发展，于是医学家们纷纷探索新的死亡标准。

2. 脑死亡标准　1968年，在第22届世界医学大会上，美国哈佛大学医学院脑死亡定义审查特别委员会首次提出了脑死亡标准，又称哈佛标准，认为脑死亡是"包括脑干在内的全脑功能丧失的不可逆状态"，包括4项标准内容：

（1）不可逆的深昏迷：即对外部的刺激和内部的需求无感受和反应。

（2）自主呼吸停止：即人工通气停止3 min仍无自主呼吸的迹象。

（3）脑干反射的消失：即瞳孔对光反射、角膜反射、眼运动反射、吞咽反射、喷嚏反射、发音反射等诱导反射一律消失。

（4）脑电波消失：脑电图显示脑电波平直。

要求以上 4 项在 24 h 内反复测试，结果无变化，并排除体温低于 32 ℃及巴比妥类中枢神经抑制剂的影响，即可判定死亡。

目前全世界有 80 多个国家（包括中国）承认脑死亡标准，其中美国、英国、日本在内的 13 个国家立法确立脑死亡标准为死亡的标准依据。但脑死亡标准尚存争议，临床有脑电波平直的患者又得到了复苏，那么如何判定死亡？很多国家选择接受哈佛标准，采取两个死亡标准共存方式。我国也采用两种死亡标准共存的方式来确定死亡，即呼吸心搏停止，瞳孔固定放大，所有反射消失，脑电图显示脑电波平直。

（三）死亡标准的伦理意义

1. 有利于科学地判定死亡　脑死亡标准是人类死亡观的新发展。"脑死 = 人死"比"心死 = 人死"更具科学性。脑死亡标准更能准确地反映生命的终结，也有利于及时抢救溺水、冷冻或服用巴比妥中枢神经抑制剂自杀处于假死状态的患者。

2. 有利于器官移植的开展　由于脑细胞组织对缺血、缺氧最敏感，当缺氧还未引起其他组织器官损害与死亡时，脑组织已出现死亡。脑死亡标准的确立，允许在人工维持呼吸心搏的脑死亡者身上摘取有用的活器官与组织，应用于器官移植，提高了器官移植成功率。

3. 有利于节约医学资源　现代生命支持技术可以使进入脑死亡状态的患者维持其呼吸心搏。但应用这种技术来维持大脑不可逆转的、无意识的植物状态生命，需要耗费巨大的医疗资源，是无价值的甚至是负价值的。对患者家属而言，将大量医疗资源用于患者身上，并不能使其起死回生，增加了家属的经济和心理负担。对社会而言，无疑是对医疗资源的一种巨大浪费，严重影响了医疗资源公正合理的分配。脑死亡标准的确立，当患者处于脑死亡状态时，即可宣布其死亡而不再实施无意义的救治，不仅节约了医疗资源，符合社会公益，而且减轻了家庭和社会负担。

4. 有利于道德和法律责任界定　人的死亡是一个从细胞到组织到器官的复杂的不可逆转的生命系统消亡过程。确定一个人死亡的关键是死亡的界定标准，这关系到何时可以停止抢救且可以免负法律、伦理责任的问题。脑死亡具有不可逆性，最终必导致心肺功能的消失，所以脑死亡标准的确立对于抢救中医务人员的责任问题具有重要的伦理学意义。

二、安乐死伦理

案例 7-3

1986 年 6 月 23 日，夏女士因肝硬化腹水病情恶化，被子女送入陕西省汉中市传染病院治疗。其子王某在确认母亲治疗无望后，为避免母亲痛苦，再三恳求医生让母亲无痛苦死亡。并表示一切后果均自己承担，主治医生蒲某下达医嘱，并在处方上注明：家属要求安乐死。王某在处方上签字表示负责。该医嘱护士长拒绝执行，蒲医生命令实习医生操作执行该医嘱。次日凌晨，夏某死亡。而后蒲医生与王某被汉中市公安局拘留。期间经多次取保候审。直至 1992 年，汉中市法院终审判决，蒲某、王某无罪。

问题：请问蒲某、王某无罪释放意味着安乐死的合法性了吗？

下载资源：
案例 7-3 解析

（一）安乐死的含义

"安乐死"一词源自希腊文"euthanasia"，即"好死"。《牛津汉英词典》中将安乐死解释为无痛苦致死术。《中国大百科全书·法学卷》对安乐死的定义是："对于现代医学无可救药的濒临死亡的患者，医务人员在患者本人及家属真诚委托的前提下，为减少患者难以忍受的剧烈痛苦，按照法定程序采取措施提前结束患者的生命。"

（二）安乐死的分类

1. 根据安乐死实施中"作为"与"不作为"分为主动安乐死与被动安乐死。

（1）主动安乐死：又称积极安乐死，指对符合安乐死条件的患者，医务人员采用药物等措施主动提前结束患者痛苦的生命的处置办法。

（2）被动安乐死：又称消极安乐死，是指对符合安乐死条件的患者，医务人员停止或撤销其一切治疗和抢救措施，任其自然而然死亡的处置办法。

2. 根据患者是否"同意"分为自愿安乐死与非自愿安乐死。

（1）自愿安乐死：指患者请求或同意实施安乐死。

（2）非自愿安乐死：指无行为能力的患者，如婴儿、植物人等，没有或无法表达安乐死的意愿，由家属或其他有关人员提出建议实施安乐死。

（三）安乐死的发展及现状

人类自古就有加速死亡的措施。古希腊、古罗马人可以随意处置有先天缺陷的新生儿。游牧部落迁移时常把病弱者留下来让其自生自灭，发生紧急战事时甚至把他们击毙，以免他们被俘虏而遭受虐待。17 世纪开始，人们越来越多地把安乐死指向医生采取措施提前结束患者的生命。20 世纪 30 年代，欧美各国陆续提倡安乐死，先后成立了"安乐死协会"，并谋求法律的认可。1938—1942 年，德国纳粹元首希特勒借用安乐死的名义屠杀残疾人、精神病患者及异己种族多达 20 万人，致使安乐死声名狼藉，从此销声匿迹了一段时间。

20 世纪 70 年代，安乐死运动重新兴起。1973—1976 年，荷兰、日本、德国等先后成立了安乐死团体。2001 年 3 月荷兰议会上院通过了《安乐死法案》，成为世界上第一个安乐死合法化的国家。该法案不仅立法承认被动安乐死，更是有条件地承认了主动安乐死。2002 年，比利时议会通过一项允许医生在特殊情况下对患者实施安乐死的法案，成为全球第二个安乐死合法化的国家。随后，少数国家和地区亦立法承认安乐死。

我国在 20 世纪 80 年代开始讨论安乐死，1988 年和 1994 年先后两次在上海召开全国安乐死专题学术研讨会，引起社会各界的广泛关注；1992 年开始陆续有全国人大代表提案要求制定安乐死法案，但都被答复：时机不成熟。目前，安乐死立法在我国尚处于探讨阶段，只限于道德讨论，临床上尚不允许实施。

💡 **知识链接** ●

在 2015 年"两会"期间，全国政协委员胡志斌表示，早在 20 世纪 70 年代，国外已有"脑死亡"和"安乐死"的立法。目前我国尚没有关于"脑死亡"和"安乐死"的国家立法，为加速国家法制体系建设，适应经济发展、社会进步的需要，建议加快设立"脑死亡"和"安乐死"的法律法规。他提议："通过立法明确'脑死亡'和'安乐死'，是建立国家法律体系的重要组成部分，将死亡学提高到了一个新的水平，把死亡权和生存权提高到同等地位，大大促进了生命科学的发展进步，也是社会文明进步的标志之一。"他的这份提案引起了广泛关注。

——摘自"天山网"

（四）安乐死的伦理争议

1. 支持安乐死的观点

（1）符合患者的利益与人道主义精神：安乐死的对象是濒临死亡且痛苦不堪的患者，其死亡已不可避免，其生命质量与价值均已失去，实施安乐死可消除其肉体与精神痛苦，符合患者的利益，亦符合人道主义精神。

（2）体现对生命权利的尊重与社会文明的进步：安乐死反映了人类追求无病痛、有尊严地死亡的愿望。人有生的权利，有摆脱痛苦的权利，也应有选择死亡方式的权利，这是社会进步和人类文明的标志。

（3）有利于卫生资源的合理分配与社会的发展：我国的医疗资源十分有限，把有限的资源大量应用于医治无望的濒危死亡患者身上，只能让其痛苦又无意义地活着；另一方面许多应该得到救治也能够救治的患者因为资源的缺乏而得不到及时的治疗，这都不符合人道主义精神。安乐死可使有限的公共卫生资源应用于所需之处，有利于社会的稳定和发展。

2. 反对安乐死的观点

（1）违背生命权与人道主义精神：生命神圣论认为人的生命是至高无上的，任何人都无权结束自己的生命，安乐死故意夺取人的生命，侵犯了人的生命权。安乐死的"慈善杀人"是变相杀人，促人以死有悖于医学人道主义精神。

（2）阻碍医德与医学科研的发展：救死扶伤是医务人员的神圣职责。希波克拉底誓言决不允许医务人员做出有损于患者生命的行为，何况通过安乐死剥夺患者的生命。对患有不治之症的患者实施安乐死，造成医护人员放弃对绝症、顽症的主动医护和研究，阻碍医学对不治之症的攻克。

（3）引发家庭社会矛盾与法律纠纷：不同的人对安乐死有不同的理解和态度，故安乐死会引发一定的家庭社会矛盾甚至法律纠纷，还会导致重症患者和暮年老人产生一种消极的人生态度，成为社会的不稳定因素。

（颜小芬）

思考题

下载资源：
思考题参考答案

一、选择题

1. 下述选项中，不符合现代辅助生殖技术护理伦理的原则是
   A. 经济有利原则　　　　　　　　　　B. 有利后代原则
   C. 社会公益原则　　　　　　　　　　D. 互盲保密原则
   E. 知情同意原则

2. 世界上第一例试管婴儿诞生在
   A. 美国　　　B. 英国　　　C. 法国　　　D. 荷兰　　　E. 意大利

3. 我国现代辅助生殖技术不包括
   A. 人工授精　　　　　　　　　　　　B. 克隆
   C. 体外授精　　　　　　　　　　　　D. 绝育
   E. 试管婴儿

4. 优生的伦理学意义不包括
   A. 有利于提高人口素质　　　　　　　B. 有利于减轻家庭负担
   C. 有利于节约卫生资源　　　　　　　D. 不利于生育观念转变
   E. 有利于减轻社会负担

5. 一对经济富裕夫妇花 20 万元人民币雇了一位代理母亲，到一所开展辅助生殖技术不久的医院就诊，请求该医院医生给他们提供与代理母亲相关的技术服务。该情况下，符合伦理道德的最佳处理方法是
   A. 拒绝该夫妇的请求，不提供相关技术服务
   B. 尊重该夫妇的意愿，提供相关技术服务
   C. 征得该夫妇和代理母亲三方同意后，提供相关技术服务
   D. 提供相关信息，帮助该夫妇和代理母亲分析利弊
   E. 将该夫妇转介到辅助生殖技术更为成熟的上级医院接受服务

二、案例分析题

宜兴一对双独年轻夫妻不幸车祸身亡，小两口生前做试管婴儿在南京鼓楼一医院留下了冷冻胚胎，成了双方父母唯一的希望。为了争夺冷冻胚胎的处置权，双方最终对簿公堂，并追加拒绝交出胚胎的医院为第三人。

问题：案例中的冷冻胚胎可以继承吗？

第八章

护理科研伦理、护理管理伦理和护理伦理决策

思维导图

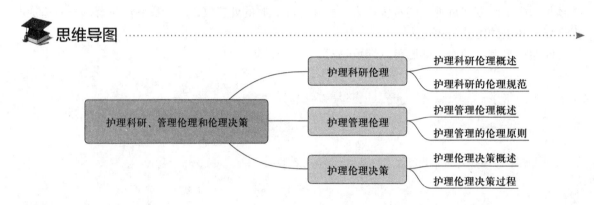

护理科研、管理伦理和伦理决策
- 护理科研伦理
  - 护理科研伦理概述
  - 护理科研的伦理规范
- 护理管理伦理
  - 护理管理伦理概述
  - 护理管理的伦理原则
- 护理伦理决策
  - 护理伦理决策概述
  - 护理伦理决策过程

学习目标

1. 复述护理科研的含义、特点和护理科研伦理的意义及护理伦理决策的含义。
2. 说出护理科研伦理规范、护理管理的伦理原则以及护理伦理决策注意事项。
3. 学会利用护理科研的伦理规范来解决科研中的伦理问题，学会运用护理伦理决策注意事项分析决策临床实践问题。

第一节　护理科研伦理

> **案例 8-1**　20世纪80年代以前在权威的医学文献上都明确写着：疟原虫每一次裂变，会引起患者一次发热，我国现代疟原虫防治专家李国强通过长期实践发现此结论是错误的，但必须经过实验才能予以纠正，开始时想用猴来做实验，但由于猴不像人那样出现高热，所以只能用人做实验，其实就是受试者得一场重症疟疾，这不仅给受试者带来肉体上的巨大痛苦，还会出现生命危险。最终，李国强决定自己作为受试者，为了取得完整资料，他特别交代助手，当自己出现昏迷时，不要马上用抗疟药，便对助手说："严格按方案行事，一旦出现意外，为我做一个带有疟原虫标志的花圈，我就心满意足了。"最终他证实了"疟原虫每个裂殖周期引起两次发热"的新结论，纠正了医学史中存在多年的错误。
>
> **问题**：在这个案例中，有哪些护理科研的伦理规范？

下载资源：
案例 8-1 解析

一、护理科研伦理概述

（一）护理科研的含义与特点

1. 护理科研的含义　护理科研是指用科学的方法反复地探索、回答和解决护理领域的问题，并直接或间接地用以指导护理实践的过程，通过研究改进护理工作，提高对患者的护理。

2. 护理科研的特点

（1）研究对象的复杂性：护理科研的对象是人，人本身在形态、生理、精神、所处的环境和条件等方面存在个体差异，且人是自然和社会属性的统一体，复杂性十分突出。从一个患者或一种疾病中总结的经验不可能应用到每一个患者或每一种疾病上。这就要求研究工作必须对病情资料、患者差异等信息进行严谨、一丝不苟的分析、处理、总结与概括。

（2）研究方法的困难性和临床研究的特殊性：由于工作性质限制，护理科研工作大多在护理患者的实践中摸索进行，很少能在实验室进行，而且由于人类生命的特殊性，许多有创造性的护理措施的研究不能直接在患者身上进行。再者个体之间存在着许多方面的差异，测量指标的结果变异大、离散度大，特别是间接获取的患者资料，误差更大。因此进行科研的条件往往不充足，实践周期长，需要经验的积累和耐心的探索，这些决定了护理科研的困难性和特殊性。

（3）研究内容的广泛性：现代护理学的研究，既可以研究人的生物属性，也可以研究人的社会属性；即可以研究人的内环境，也可以研究人的外环境，还可以研究人与环境的协调和发展，现代护理研究已由过去医院内单纯的临床护理、疾病观察、研究患者心理向医院外社区人群护理、预防护理、中西医结合康复与保健护理、社会心理护理、全方位整体护理和医学人文护理等多方面发展，内容十分广泛。

（二）护理科研伦理的意义

1. 护理科研伦理能使护理人员端正动机，把握科研方向　护理科研伦理能保证科研成果的严谨性、科学性和实用性，能避免不必要的护理差错和护理纠纷，提高护理工作水平和服务质量，加速患者的康复，维护和促进人类的健康，推动护理事业的发展。

2. 护理科研伦理能使护理人员坚持实事求是的原则　护理科研伦理能引导护理人员在科学研究中尊重客观事实，保证科研工作的严谨性和科学性。

3. 护理科研伦理能使护理人员正确认识自身的价值　护理科研伦理能激发护理科研人员对护理事业的热爱，正确认识自己的职业和自身的价值，向传统观念挑战，勇于探索，勇于承担护理科研任务。

4. 护理科研伦理能最大限度地发掘护理人员的潜能　护理科研伦理能够激发护理人员的开拓精神和创造精神，最大限度地发挥护理人员的聪明才智，自觉地把造福人类作为科研的根本宗旨和目的，为人类的护理事业做贡献。

5. 护理科研伦理能陶冶护理人员的情操　护理科研伦理能净化护理人员的心灵，使他们正确对待个人的名和利，时刻把患者的利益和社会的利益放在首位，促进他们与其他个人及集体团结协作，促进护理事业的发展。

二、护理科研的伦理规范

由于科研工作的探索性和不确定性，使得研究过程存在着一定的负面效应，现代医学科研活动受到来自各方面利益的影响和干扰，这就要求护理科研工作者必须遵循一定的道德规范，以确保护理科研工作健康有序地进行。

1. 目的明确，动机端正　护理科研具有明确的目的，即改变护理观念，改进护理方式，认识人体生命的本质，寻求增进健康、预防疾病、恢复健康、减轻痛苦的途径和方法，提高人类健康水平和生活质量。如果护理科研的目的是为了个人或者某个小集体的利益，则违背护理伦理，是绝对不允许的，强调社会需要原则，才能产生强大的科研动力，发挥最大的潜能，才能为人类造福。

2. 尊重科学，严谨治学　科学来不得半点虚假，医学科学研究必须尊重事实，坚持真理，假的科研成果不仅危害科学，而且违背国家、人民的利益，这是医学科研道德绝对不允许的。在医学科研实验中，实验材料、数据等是否客观、准确、可靠，直接影响着科研的进展及其结论的正确性，在实际运用时还可能影响到患者的健康、生命的安全。在实验中，如果研究人员按自己的主观愿望和要求，随心所欲地取舍数据，甚至伪造资料、杜撰不真实的结果，都是不符合科研道德的行为，有损医学科研的信誉。

3. 团结协作，互相支持　在科研工作中团结协作和相互支持，既是社会主义科研职业道德的一种体现，也是医学科学技术发展的客观需要。科学研究是有继承性的，任何一项科学研究，都是以前人的研究成果为基础，牛顿曾形象地比喻，"如果我比笛卡尔看得远些，那是因为我站在巨人肩膀上的缘故。"疾病和健康问题需要生物学、物理学、化学、计算机科学、心理学、伦理学、社会学等多学科的相互交叉与渗透才能获得解决，一个科技成就往往不是依靠个人的力量就能取得，而是需要各方面力量的有机结合，它包括信息的相互提供，思想的相互交流，实验的相互配合，同事间的相互帮助，部门间甚至国际间的相互协作等。

4. 知识公开　医学科研工作者，在保守国家秘密和保护知识产权的前提下，应当主动公开科研过程和结果的相关信息，追求科研活动社会效益最大化。同时对公布的假说或成果一旦发现错误，也必须将错误公开。在科研合作研究和讨论科研问题时要做到信息共享，向合作者提供相关数据与资料，进而促进医学科学的进步。在强调知识产权维护的今天，科学界强调维护公开性，旨在推动和促进全人类共享公共知识产品。一般认为医学科研中的发现与技术专利不同，技术专利是在一定时间内牺牲公共利益以保护科技人员私人利益，使专利权人享有一定期限的垄断权，以此作为国家要求专利权人公开其智力成果的补偿，从而使社会公众最终受益，而科研人员对疾病规律，发病机制知识只有优先权，不享有占有权。实验数据和研究记录在专利权或发表的论文出现争议时，往往是有效的证据。

> **考点：** 护理科研的伦理规范。

💡 **知识链接**

医学科研的两种主要方法是动物实验和人体实验，这两种方式都存在着不同的伦理争议和伦理问题，需要明确和遵守相应的伦理原则：

人体实验的伦理原则：（一）保护受试者原则。（二）尊重受试者原则。1.尊重受试者自主决定权。2.全面维护受试者的知情权。3.保护受试者隐私。（三）公正原则。1.分配公正。2.程序公正。3.回报公正。（四）接受监督原则。

动物实验的伦理原则：

（一）减少原则　指使用恰当的、高质量的实验动物进行实验，改进实验设计，提高利用率，从而减少动物的使用量。

（二）替代原则　指以低等生物、微生物或细胞、组织、器官甚至计算机模拟，替代活体动物实验。

（三）优化原则　指完善实验程序和改进实验技术，避免或减轻给动物造成的与实验目的无关的疼痛和紧张不安的科学方法。

第二节 护理管理伦理

> **案例 8-2** 小李是一名工作了 8 年的某科护士，勤奋好学，工作能力强，责任心强，善于团队建设，在护士长竞聘中，脱颖而出，被任命为另一科室的护士长。科室原来的老护士长以严厉著称，做事风格一丝不苟，不喜欢下属提出反对意见，管理中以指令方式为主。由于其风格受到科室大多数护士的质疑，因此在护士长的竞聘中落选，被调离了该科室。
>
> **问题：** 在此案例中体现了哪些护理管理伦理？

下载资源：
案例 8-2 解析

一、护理管理伦理概述

（一）护理管理的含义与特点

1. 护理管理的含义　世界卫生组织对护理管理是这样定义的：护理管理是为了提高人们的健康水平，系统地利用护士的潜在能力和有关的其他人员或设备、环境以及社会活动的过程。

护理管理是医院管理的一个重要组成部分，它是在医院总系统的制约下，使护理系统得到最优化的运转。护理管理是以组织为保证，以质量为核心，以业务技术和科研教育为重点的综合性管理。护理管理分为技术管理和组织管理两个方面，而以技术管理为重点。技术管理需要建立各项护理技术管理制度和质量标准，要求实施的技术手段必须安全、可靠，准确有效。组织管理，包括建立健全医院护理指挥系统，确定各级护理管理人员的职权范围，制定各项护理管理制度等。护理管理是科学艺术与爱心的结合，是对护理工作诸要素进行科学规划、组织控制和协调，把护理服务质量作为主要目标的过程。

2. 护理管理的特点

（1）系统性：从系统和系统管理的观点来看，护理管理在医院总系统中属于直接运行系统的组成部分，仅就护理管理来讲，他要求把全院护理人员、技术、设备和信息当作一个系统来处理，进行优化组合，体现出系统大于部分之和的优越性，将这几个方面有效地组织起来，进行协调控制，以相对少的人力和物力取得最大的效率。护理管理还要求把护理人员和患者的心理活动规律和心理状态当成一个系统看待，从系统论角度处理好护患关系、护医关系，充分发挥护理人员的主观能动性，使之在管理系统的运行中处于最佳状态。

（2）科学性：现代的心身医学研究表明，生物、社会和心理因素与人的疾病发生发展和转化都有直接或间接的关系。所以护理模式从以疾病为中心向以患者为中心转变，即用整体化的观念看待和护理患者。一个护士如果没有扎实的医学和护理学、社会学的理论知识和熟练的护理操作技能，是不能胜任护理工作的。有人认为，护理工作只限于被动地执行医嘱、发药、打针、输液等一般技术操作而已，不需要太大的学问，其实这是一种误解。护理工作是一项科学技术工作，必须严格遵守各项规章制度和操作规程。在观察病情、查对和执行医嘱、进行各种护理技术操作时，要做到及时、准确、无误，护理工作稍有不慎就会造成不可挽回的损失。护理管理是一项智力劳动，具有理论指导的组织活动。护理管理需要相应的理论指导，必须具备较丰富的知识结构，并具有相应的管理能力才能进行管理决策。护理部主任、护士长作为基层管理人员，必须掌握医学、护理学、管理学的理论知识，同时还要学习工程技术知识和人文学科知识，并经常了解国内外医护管理发展动态，熟悉现代管理学中计划、组织控制、指挥决定等理论，并运用到护理管理中，以提高工作效率。

（3）艺术性：护理工作具有很强的艺术性。正如南丁格尔指出的："人是各种各样的，由于职业、地位、民族、信仰、生活习惯、文化程度的不同，所得的疾病和病情又不同，要使千差万别的人都达到治疗和康复所需要的最好的心理和生理状态，本身就是一门精细的艺术。"她还说："护理工作是精细艺术中最精细者，其中一个重要原因就是护士必须具有同情心和一双愿意工作的手。"这就要求护士像艺术家对待艺术品那样精雕细琢去做护理工作。护理艺术的核心是研究和掌握患者的心理，通过恰当的方式，用发自内心的语言和行为使患者感到安慰、舒服和愉快。护士热情细致地向患者介绍医院管理制度和生活设施，对患者体贴关心，热忱温暖，常可消除患者入院时的焦虑、恐惧等情绪。护士耐心的解释，可以消除患者接受诊治的种种顾虑。此外，端庄的仪表、良好的语言、优美的病房环境布置也是护理艺术的具体体现。

（4）可比性：护理管理中质量目标管理占有十分突出的地位，旨在按照护理质量形成过程和规律，对构成护理质量的各个要素进行计划、组织协调和控制，以保证和提高护理质量管理。首先要限定以什么质量为标准，然后按照这个标准进行工作，并验证工作是否合乎标准，患者自入院至出院每个护理环节都离不开质量的标准要求。例如常用护理技术操作的质量标准、病房管理标准、危重患者的护理质量标准等。因此护理管理目标有客观标准，是可定性定量检验的，它具有客观可比性。

（5）人文性：医院的服务对象是人，管理者必须树立以人为本的思想。首先是一切为了患者，要教育护理人员急患者所急，痛患者所痛，不论与患者关系亲疏，也不论患者态度如何，在工作中自觉尊重患者和关心患者，主动为患者提供各种服务和信息，认真回答患者提出的问题，帮助患者掌握更多的有关疾病和健康的知识，满足患者的合理需求。在管理的标准和方式上也强调人本思想，只要是对患者有利的规章制度就要坚决执行，对患者不利的就要改进。其次是对护理人员的管理也要强调人本思想。随着管理水平的提高和发展，管理的要素越来越多，但人的因素仍然是管理的首位。抓住了人，管理就抓住了关键。从事护士职业的大多是女性，她们肩负着工作、家庭两副重担，夜班辛苦，实际困难较突出。护理管理中要重视护士的主观、客观因素，注意人的不同需求，了解护士的优缺点，关心人、帮助人、团结人，调动每个人的积极因素，充分发挥护士的主观能动性。

（6）预见性：护理管理者要运用科学方法统观全局，纵横分析，全面、全方位、全系统地进行预见性管理。在平时培养护士严格执行规章制度的好习惯，培养头脑清醒、细致周到、忙而不乱、能分清轻重缓急和井然有序的好作风，防范差错事故的发生。对事件能进行前瞻性控制，特别是要将导致差错事故的不安全因素控制在萌芽状态，防患于未然。遇到突发事件或自然灾害发生的特殊情况时，有救护预案、有物资准备，做到有序应急、果断处置、拉得动、抢得下、救得活。

（二）护理伦理在护理管理中的作用

护理管理工作的重要任务之一是对护理人员进行道德教育，并以道德原则、规范去协调护理行为。护理伦理在护理管理中具有重要作用。

1. 有利于促进护理和医疗服务质量的提高　护理质量的高低一般取决于护理技术水平和护理人员的职业道德素质，护理质量的高低直接关系到医疗质量。如果护理人员具有高尚的道德，无论在任何时候或任何情况下，都会以高度的工作责任感，尽心尽力地为患者服务，保证医院各项规章制度和护理工作规程的正确执行，确保护理质量，最终让患者满意。

2. 有利于提高医疗管理水平　护理人员在从事技术工作的同时，还负担着具体多样的管理工作，无论是门诊、病房、手术室、急诊室，还是供应室等科室，都承担着物资、器械、设备和药品的管理责任。此外，护理人员还担负着病房管理和环境管理的任务。能否做好管理工作，关键在于护理人员的工作主动性和责任心。

3. 有利于建立新型护际关系　在医疗服务中，护理人员与患者及其家属的接触交往最多。

几乎绝大部分治疗、观察、照料工作都是由护士直接付诸实施，或在护理人员参与下实施的，并且在许多场合下，护理人员充当着医生与患者，医技人员与患者的中介者的角色。因此，是否具有一支道德素质高尚的护理队伍，对建立起平等互尊、合作共事、和谐待患的新型医际关系与协调医际关系都至关重要。

4. 有利于促进护理人才的培养　随着医学模式的转变，护理模式也由过去以疾病为中心的护理模式逐步转向以患者为中心，以人的健康为中心的护理模式。这种转变对护理人员提出了更高的道德要求，正如我国第一位南丁格尔奖章获得者，护理界老前辈王秀瑛所说："护理技术和质量也随着医学科学的发展，不断向精、难、高前进。现在的护士不仅要为患者做生活护理，还要掌握各种疾病的特殊护理方法；掌握各种穿刺、急救、各种监护仪器的操作技术等，还要从生物、心理、社会等方面对患者进行科学的、整体的观察和护理。"这就意味着，现代护理队伍应是高素质的专业人才的群体。然而，要造就这样的一种专业人才是离不开护理专业和护理道德教育的。

5. 有利于推动护理科学的发展　过去的护理工作在医疗过程中只是从属地位，护理人员被动执行医嘱，只注重对患者进行躯体生理性护理。现代护理拓宽了护理工作的领域，护理工作的独特性、社会性、科学性、专业性日益增强，在护理理念中更加强调人的整体性，更加尊重人的生命、尊严和权利。这些进展都对护理人员和护理管理部门提出了新的研究课题。具有良好道德素质的护理人员，会主动探索新问题、认识新情况，自觉学习新知识、新技术，从而推动护理科研的发展。

二、护理管理的伦理原则

（一）目标管理及其伦理原则

1. 护理目标管理　是指在护理工作全过程中，每个护理环节都有质量标准的要求，它是提高护理质量和进行全面质量管理的重要管理方法，是衡量评价护理人员护理道德水平的尺度，也是护理科学管理的基础。

2. 护理目标管理的伦理原则　护理目标管理的道德要求体现在目标管理的各个阶段及全过程中。

（1）调查研究阶段：在调查研究阶段，对其管理现状及护士素质分析研究中，要突出一个伦理思想，即对护理人员要有明确伦理要求及具体标准，要从培养一支道德高尚、作风严谨、技术过硬的队伍着眼，要求护理患者体现"救死扶伤，实行社会主义人道主义，全心全意为患者身心健康服务"的伦理原则，对患者要关心、耐心、热心、细心、虚心，这是护理管理的伦理目标。

（2）制定目标方案阶段：在制定目标方案时，既要从实际出发，具体目标不能过高，经过努力能够达到，又要体现护理伦理要求。如护理质量综合考核目标中，三级医院要求对入院患者自理能力评估率达100%，急救药品、器械使用完好合格率达100%，基础护理合格率达95%，护理文书书写合格率达95%，高危患者跌倒/坠床发生率及使用药物错误的发生率呈下降趋势。护理质量目标本身既包含着技术指标，又蕴含着伦理责任，护理质量目标要靠伦理原则保证完成。

（3）护理目标实施中：要体现以患者为中心的管理思想，使护理伦理原则、规范贯穿在整个护理的始终，不仅能提高护理质量和科学管理水平，而且能够锻炼和培养护理人员的整体素质，道德修养也得到相应提高。

（二）经济管理及其伦理原则

1. 经济管理　近年来，由于卫生改革的深入和发展，医院已从单纯的行政管理型向综合目标责任制管理转化，从注重医护服务质量向兼顾社会效益和经济效益转化。我国是社会主义国家，这就首先决定了医院是具有公益性的事业单位；其次，鉴于我国社会主义初级阶段的国情，尚不能实现完全由国家包下来、统起来的制度，还要发展公益事业，其发展又要同我国的经济发展和人民群众的收入水平相适应。由此决定了强调医院社会效益的同时，必须重视医院的经济核算和经济管理，它同样受价值规律的制约，要求以最少的劳动耗费，取得最大的医疗效果。因此在医院经济管理中，必须处理好经济效益与社会效益及职业道德三者的关系。

2. 经济管理的伦理原则 以提高医疗护理质量为宗旨，以高信誉、高社会效益为目标的经济管理，必须以伦理作为保障，为此提出以下伦理要求。

（1）经济管理必须把患者利益放在首位：护理管理人员要受职业道德规范的约束，始终体现在优质、高效的服务中。为此，护理管理人员要加强管理道德修养，加强岗位责任制的检查和落实，对护理人员经常进行护理伦理原则和规范教育。同时要考虑提高医疗仪器设备的使用率和床位使用率，扩大服务范围和服务项目，提高治愈好转率，真正体现把患者利益放在首位。

（2）兼顾经济效益和社会效益，以社会效益为主：在经济管理中，护理人员应该珍惜资源，减少消耗，要从经济效益着眼，更要注重社会效益。对于危重患者绝不能因为费用问题而耽误了抢救，更不能片面强调经济核算原则，变相提高收费标准，给患者开列重复的检查项目和不必要的药品，甚至滥开贵重药、营养品等。这样，不但加重了国家和患者的经济负担，消耗了资源，还有可能造成医源性疾病。

（3）在经济管理中贯穿社会公益原则：在现代经济管理中，要求管理人员和医护人员由面向单个患者扩大到面向整个社会，其责任要求不仅要对患者负责，还要对社会负责，要考虑患者的利益，更要考虑全社会的公益，尽量体现社会公正，在卫生资源分配上尤其是这样。

（三）护理人才管理及其伦理原则

1. 护理人才管理 护理人才是医院人才的重要组成部分，一般占医院职工总数的三分之一，占卫生技术人员的二分之一，是医院诊疗技术工作中的基本队伍，对提高医疗护理质量起着重要作用。护理人才成长及其管理有以下特点：

（1）实践性：护理人才主要是在实践中成长起来的，在护理实践中把学校学到的知识得以应用，并不断提高护理理论和技术水平，去指导实践。根据这个特点，护理管理人员建立健全严格的岗位责任制和各项规章制度、操作规程，并严格检查、考核，是促进护理人员在实践中接受专业知识和再学习、再提高的重要措施。

（2）群体性：护理人才的成长不是孤立的，如同治愈一个患者离不开有关科室和医疗、护理、技术人员的配合一样，他们的成长离不开护理集体的支持和合作，整个护理队伍素质的提高可以带动每一个护理人员。因此，护理管理人员要重视群体素质的培养与提高，建立健全继续教育、在职培训等制度，这是护理人才培养的重要途径。

（3）人才结构的合理性：保持护理队伍合理的结构既是人才管理的重要课题，也是发展护理科学的重要问题。首先，要保持护理人才等级的合理结构，高、中、初级技术职称比例要合理。其次，要保持护理人才知识结构的合理性及人才流动制度。

2. 护理人才管理的伦理原则 为了保证人才的科学管理，使人才结构合理，必须遵循护理人才管理的伦理要求。

（1）能级对应，任人唯贤：随着公立医院改革的不断推进，将来所有医院均要实行全员聘任制，它是任人唯贤、促进人才流动的制度。对护理人员的聘任、培养、提拔、使用上要任人唯贤，在思想、作风、能力、知识上比高低，坚持择优使用，决不能任人唯亲、任人唯系、任人唯利，杜绝人才管理中的不正之风。

（2）尊重人才，知人善用：为了充分调动护理人员的积极性，在人才培养、奖惩等方面，要尊重人才，要鼓励勤奋好学，自学成才，重视冒尖人才的培养和使用，反对论资排辈，求全责备，片面讲学历，要敢于把德才兼备、有能力、有培养前途的人才大胆提拔到领导岗位上来，要重视护理队伍的知识化、专业化、年轻化的建设。

（3）爱人好士，关心人才：护理工作昼夜不间断，任务繁重而紧张。护理人员大多是女性，他们的实际困难不少，特别是在护理人员工资福利待遇不高的情况下，护理管理部门和领导应给予关心、爱护，经常对患病、婚丧、有家庭纠纷、经济困难的护理人员进行走访，关心他们的疾苦，并妥善解决，充分调动每个护理人员的积极性。

（四）处理护理纠纷的伦理原则

护理纠纷是指护患双方对医疗护理后果及其原因在认识上发生分歧，当事人要求追究责任或赔偿损失，必须经过行政的或法律的裁决方可解决的纠纷。在日常医疗护理活动中，护理纠纷尽管为数较少，但却很难杜绝。它直接或间接涉及护患各方的权益问题、人格问题及有关道德与法律责任问题，对护患关系也会产生影响，所以护理纠纷的正确处理具有极大的作用。

1. 处理护理纠纷的伦理要求

（1）实事求是，秉公处理：发生护理纠纷，除少数无理取闹者，有相当多护理纠纷的是由于医护中的差错事故、并发症及服务态度等问题引起的。及时、认真地调查研究，弄清纠纷的性质和原因，依据是直接责任还是间接责任以及损害的程度如何以确定承担的责任，做出公正处理。要以事实为依据，以法律为准绳，秉公处理，不可为了单位和个人私利避重就轻，弄虚作假，这是医护人员道德底线的起码要求。

（2）克制讲理，宽容谅解：在处理护理纠纷中坚持实事求是，站在公正的立场，对护理纠纷做出正确结论和处理。如属于差错、并发症、意外缺陷或护理技术事故等，医院、科室领导及医护人员要克制讲理，向患者、家属及其所在单位，讲清所发生事件的性质、原因和补救办法，使对方了解事实真相，以便妥善解决纠纷。护理纠纷发生后，患者、家属及其所在工作单位的某些人，由于种种原因，言语过激、行为粗暴是常有的事。作为医院领导和医护人员，对痛苦和不幸应深感内疚，并竭力挽救，尽力弥补，做好善后工作。

（3）及时补救，不断改进：当护理纠纷发生后，首先要尽一切努力救治患者，争取把事故或差错造成的损失减少到最低限度，努力使患者转危为安。其次，要经常对护理人员加强教育，严格要求，认真总结教训，分析造成事故差错的原因，从思想认识、道德修养、技术水平和组织管理等方面找差距，采取措施堵塞漏洞，并以此作为反面教材，对当事人及护理人员进行教育，防止类似事件的再发生。

第三节　护理伦理决策

案例 8-3　患者，杨某，女，78岁，自费医疗。因患肺炎，在家附近的诊所治疗效果不佳，直至患者昏迷后才到某三甲医院急诊。急诊医生诊断为：大叶性肺炎、继发感染中毒性脑病。经使用昂贵的抗生素、白蛋白等抢救，一周后患者体温恢复正常，患者由深昏迷转为浅昏迷，但医疗费用8000多元。因患者的儿女均下岗，费用难以继续承受，故向医生提出放弃治疗。

问题： 此时医护人员应如何决策？

下载资源：
案例 8-3 解析

医护人员为患者防治疾病、康复护理的行为，一般是在多个行为方案中进行选择的结果，这种选择就是决策，它即是临床诊疗、护理技术上的决策，又是医学伦理上的决策，现代医学模式已经将伦理因素作为医学实践的重要方面纳入其理论体系，医护人员的伦理决策势必会给具体的医疗和护理实践活动带来直接的影响。在临床护理工作中，经常会面临许多有关伦理的争议性问题，护理人员要在众多的护理决策中进行伦理决策，尤其是当医学伦理难题发生时，这种决策就显得更为重要。

一、护理伦理决策概述

（一）决策的含义

决策是指根据问题和目标拟定许多可行的方案，然后从中选出最能达到目标的方案。决策就是决定策略，是在活动过程中，为实现预定目标而做出的各种选择和决定。例如，你作为一名护理人员，正在护理身患癌症的患者，那也许就要面对是否要告诉他真实病情的选择。这种通过思考，寻求答案做出决定的过程就是决策的过程。

（二）护理伦理决策的含义

伦理决策就是指做伦理上的决定。护理伦理决策即护理工作中的伦理抉择，也就是从护理伦理的角度来思考问题，分析问题，以做出最恰当的、最符合护理伦理的决定，护理伦理决策是护理伦理理论、原则和规范在护理实践中的具体运用。护理人员的护理决策是复杂的，其中最基本的护理决策包括技术决策和伦理决策。护理技术决策必然是伦理决策，但护理伦理决策不一定是技术决策。这是因为伦理行为是对他人或自己具有利害效用的行为，因而护理技术行为必然是对患者有利或有害的行为，但护理人员在伦理上做出的决策，需要建立在道德思考的基础上，还涉及个人的价值观，同时会受到社会文化、宗教信仰、法律规范及行为情境等各种因素的影响，而不是直接考虑医学技术因素。因此，作为护理人员必须掌握自己的专业规范、患者应有的权利及相关的伦理理论及原则，这样才能在面对伦理问题时做出比较理性、公正的决定，在处理伦理问题时兼顾到患者的最大利益。

（三）护理伦理决策难题

1. 护理伦理决策难题的产生　护理工作是一门充满人文关怀的专业，它的特点决定了这是一门与伦理密不可分的专业，它离不开伦理的思考与实践。一般情况下，人们只要遵循伦理原则及规范就能轻而易举地做出符合伦理的正确决定，甚至在某些情况下仅凭直觉或是经验就能得到适当解决办法。但是在护理工作实践中，护理活动是通过提供医疗护理服务和关怀照顾，协助患者和健康个体共同促进健康、预防疾病、恢复健康、减轻痛苦，它既服务于患者，又服务于健康人群，既要着眼于病，又要着眼于人，因此，护理人员在进行伦理决策时，经常会遇到许多关于伦理的争论问题，出现两种相互矛盾的行为决策（或在多种行为决策中有一对或多对行为决策彼此矛盾），而每种行为决策都有其合理的医学伦理理由。这就导致护理人员的行为决策出现了困难，遂形成护理伦理上的困境，即护理伦理难题。

2. 护理伦理难题的类型

（1）根据发生的领域，护理伦理难题可以分为狭义和广义两类：①狭义的护理伦理难题是指当代生命医学研究中的道德难题，主要发生在当代生命科学研究中。伴随生命科技的不断进步，医学科学研究面临着许多前所未有的新难题，并且传统的伦理观念也同样面临着新的挑战。这些研究主要集中在人类辅助生殖技术、死亡控制、基因技术、克隆技术、器官移植等领域。而当代生命伦理学兴起的重要原因之一，就在于当代生命科技发展带来了新的道德难题，需要人们去解决应对。②广义的护理伦理难题还包括在具体的医疗卫生实践中发生的护理道德难题。这种难题广泛发生在医疗、预防、人体试验、医药卫生管理等医疗卫生工作中。例如，在现实医疗实践中，有时会出现患者意愿与自身权利之间相矛盾的道德难题：根据救死扶伤的医学人道主义原则，尊重患者的生命是护理人道主义的最基本要求，但是当有些患者情况危急，急需手术治疗，由于患者信奉的宗教所限，患者拒绝接受手术，此时，医护人员就陷入了是尊重患者意愿还是尊重患者生命这种两难选择的决策困境。

（2）根据护理伦理难题的性质，将护理伦理难题分为如下两类：①个体性护理伦理难题。主要是指医务人员在特殊的或个别的诊疗以及护理行为中发生的伦理难题。②普遍性护理伦理难题。是指发生在普遍的、一般的护理行为中的护理伦理难题，不是局限于某个护理人员在某一具体行为中发生的难题。

二、护理伦理决策过程

护理人员在实践工作过程中面对伦理困境需要做出决策时，除了要具备伦理的基本理论知识外，还要综合个人的价值观和相应的法律法规，经过理性思考，才能做出相对合理，最有利于患者利益的决策。

（一）护理伦理决策程序

护理伦理决策同其他护理活动一样具有一定的程序，它包含以下 8 个环节。

1. 调查研究　对事件的基本情况进行评估，思考这一事件是否属于伦理问题。护理人员在评估过程中需要自己界定所遇到的问题是否是真正的伦理困境。护理实践工作始终与伦理问题紧密相关，可是通常主要涉及的只是护理人员的职业道德要求，护理人员只要恪守职业道德，一般就不会在这些方面出问题。另外，应该将一些纯科学事实和伦理道德问题区分开来。护理人员心里要很清楚，只有当同一问题所涉及的多种价值观念之间发生比较严重的冲突时，才被称为伦理困境，才成为伦理决策的对象。

2. 收集信息，科学预测　收集评估资料是整个护理伦理决策过程的基础。在实践工作中，当遇到有伦理困境时，要不断地收集资料并进行评估。

3. 系统分析，确立伦理问题　确立问题就是对所收集到的评估资料进行整理、分析，经过理性判断以确立伦理问题的过程。伦理问题确立的过程是在科学判断的基础上，分析道德难题所涉及的各项道德原则和伦理关系之间的各方面利益，这是设计及确立行动方案的前提。在这个过程中，应该将各项伦理原则和各方利益进行排列，去除不重要的部分，问题的确立为计划及行动方案的制定打下基础

4. 拟定计划　制订计划是依据确立的伦理问题制定行动方案的过程，它是实施行动方案的指南。制订一份完整、合理的计划，需要综合多方面内容、多角度考虑一些问题，如个人的价值观念、法律法规、照护患者的基本伦理原则等。

5. 全面比较，评价方案　列出各种可行的方案，并分析各种方案的优缺点或可能导致的结果。

6. 总体权衡，选定方案　考虑各项基本伦理原则和伦理规范，并以此作为伦理决策的依据。根据个人判断或伦理委员会结果做出伦理决策。

7. 实施决策，付诸行动　依据所作的伦理决策采取行动。在决定行动之前，应该考虑如下因素，一是内在的或团体的影响因素；二是外在的影响因素；三是所做的决定及采取行动的品质，比较后选择最优化的行动方案采取行动；四是方案之间的比较也是一个重要的问题，在比较中，努力做到既不违反道德原则的要求，又要尽可能地实现患者的最大利益。

8. 检查检验，评价决策结果　评价是根据计划、最后决定、选定的行动方案及所采取的具体行动进行的，护理人员在解决伦理问题时应该明白，无论决策的方式考虑得多么周全，也不会自动引导出一个正确的、合乎道德的行动，一个问题也可能有多种解决方法，依赖决策者本身的道德思考做出判断才是决定的关键。评价的内容包括：评价所做的决定和评价所采取的行动。

（二）护理伦理决策的注意事项

伦理决策就是提供了一种道德思维模式，以模式来规范思路，解决行动上遇到的困难，可帮助护理人员清楚地理解伦理决策的过程，对其做出合理、适当的决策。在伦理决策中，我们

应该注意以下几个方面：

1. 尊重科学 无论是患者的道德要求，还是医护人员的道德愿望，都不能脱离医学科学及护理科学的实际，因为医学科学、护理科学是医护人员进行道德判断的基础。

2. 理解并合理运用护理伦理原则 护理伦理原则是经过长期的实践，逐步形成的具有普遍指导意义的行为规范。护理人员应当深刻理解各个伦理原则的内涵，面对具体问题时护理人员要能够灵活运用。透彻掌握整个伦理原则体系的层次结构，各个原则相互之间发生冲突时，知道用高层次的伦理原则指导或统领低层次的伦理原则，有助于医护人员分清个人价值观念与普通伦理两种观念发生冲突时的主次关系。另外，灵活运用伦理原则还有护理人员在面对新出现的伦理难题时，有能力依据现有的伦理原则进行逻辑推导的另一重要意义。

3. 努力实现与患者价值观念的一致 患者的医学、护理知识非常缺乏，加上他们其他的社会性因素限制，往往在对待具体医疗、护理方案上与医生、护士根据科学判断得来的价值观念产生差异。这时，医生、护士不仅要尊重患者的自主选择权利，还要在不违背社会道义、科学事实的情况下，努力实现与患者价值观的相互理解和一致，避免发生纠纷与冲突。

4. 寻求最优化的结果 医护人员在各种可行的医疗、护理方案间进行选择时，一定以医疗和护理都是要通过征服疾病、战胜痛苦来挽救患者生命的美好与完善为目的，寻求适合患者的最优化的方案。其标准就是以患者的健康为核心，在尊重患者利益的基础上考虑其他利益，尽力实现患者利益的最大化，寻求各方面利益平衡的基准点。

5. 随具体情况的改变调整伦理决策方案 护理过程是一个进行中的、复杂的、不断变化的过程，可能会由于突发情况而使预设行动决策方案变得不再适宜目前的情况。此时，护理人员应当放弃旧的方案，若突发的情况没有造成伦理困境，医生可以依据护理实践的惯例继续治疗，坚持审慎、理性的道德思维方式。护理伦理决策原本就是一个需要综合很多内容、考虑很多方面才能做出决定的复杂过程，决策的程序和所需时间在不同的情况下都会有差异。有的问题可在瞬间得到解决，有的问题需要经过伦理委员会运用理性思维慎重考虑，只有经过理性、审慎的伦理判断才能做出优良的决策。因此，护理工作人员除了要认真学好《护理伦理学》以外，还要有意识地学习一些社会学方面的知识，这样可以帮助护理人员深入了解患者及其家属的价值观取向，使护理伦理决策更加完善。例如，面对相同的疾病，不同患者可能会采取经济、政治、社会宗教、审美等不同取向的价值标准，各种不同的价值观会在护理实践中得到反映，护理人员了解了各种价值观，可以避免与患者及其家属间产生不必要的冲突与纠纷，实现相互间的理解。

（李靖萍）

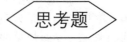

思考题

一、选择题

1. 关于护理科研的特点，描述不恰当的是
   A. 研究对象具有复杂性
   B. 大多数以人为研究对象
   C. 测量指标具有不稳定性
   D. 多数测量指标具有客观性
   E. 研究中容易涉及伦理问题

2. 在护理研究中要求对资料保密，以下哪一点是不属于该范畴的
   A. 对研究资料严加保密
   B. 对研究成果严加保密

  C. 护士与患者之间的保密　　　　　　　　D. 研究者与受试者之间的保密

  E. 研究者与双盲对象之间的保密

3. 护理人力资源管理伦理最基本的是要求管理人员做到

  A. 管理原则化　　　　　　B. 管理人性化　　　　　　C. 行为规范化

  D. 信息现代化　　　　　　E. 管理刻板化

4. 护理伦理决策过程的基础是

  A. 评估　　　　　　　　　B. 收集评估资料　　　　　C. 确立问题

  D. 制订计划　　　　　　　E. 采取行动

二、案例分析题

  1. 在 2006 年"黄禹锡造假事件"中，韩国科学家黄禹锡在动物克隆领域掌握的技术已得到世界科学界的承认，他得到了政府极大的支持和民众的景仰，拥有韩国"克隆之父"的光环，但这个出身放牛娃经过不懈努力才获得成功的科学家，最终虚荣心膨胀，急功近利，酿造了悲剧。韩国首尔大学调查委员会宣布，经过调查，黄禹锡科研组发表在美国《Nature》杂志上的论文系"有意造假"。随之韩国政府撤销其"最高科学家"称号，免去其担任的一切公职，黄禹锡等六人因涉嫌欺诈罪、挪用公款罪并违反《生命伦理法》被提起诉讼。调查委员会指出，这不是一起单纯的事故，而是蓄意造假的重大事件，损害了科学的基础真实性。黄禹锡论文造假事件，给科学界敲响了警钟。

  问题：你认为该案例中涉及哪些护理科研的伦理问题？

  2. 患者王某，男，35 岁，工人。因大面积烧伤入住某医院。医院虽进行了积极抢救，但两周后发生感染性休克，接着又发生呼吸、循环和肾衰竭，使患者难以康复。当家属和单位得知医生告诉的预后信息后，表示出两种截然不同的态度：家属要求放弃治疗和抢救，单位要求不惜一切代价地继续抢救。后来医生得悉患者的单位自行规定，如果一个月内死亡即可认定工伤死亡，如果一个月以后死亡即不能认定工伤死亡，故而家属和单位是出自不同的利益需要而表现出对抢救态度的不同。

  问题：在这种情况下医护人员应如何决策？

第九章

护理伦理评价、教育与修养

思维导图

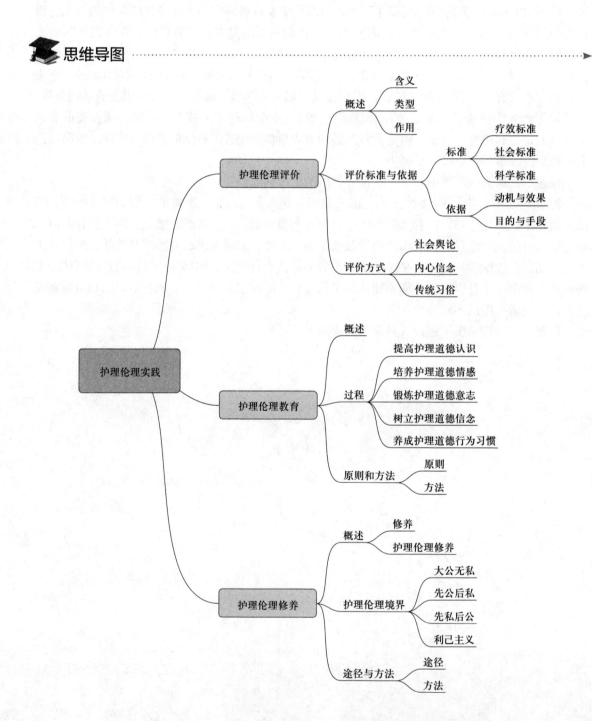

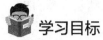

学习目标

1. 说出护理伦理评价的标准。
2. 阐述护理伦理评价的过程和依据。
3. 描述护理伦理教育的过程，护理伦理修养的方法。

第一节　护理伦理评价

案例
9-1

2011 年 8 月 24 日晚上 10 点左右，上海宝山区某医院外科病房大楼裙楼突发火灾。此时，一名已经全身麻醉的患者正在手术室接受截肢手术，手术室内有至少 6 名医护人员在场。这 6 名医护人员发现隔壁房间起火后撇下手术台上正在进行手术的患者撤离，患者最终窒息身亡。

问题：如何评价该案例中医护人员的行为？

下载资源：
案例 9-1 解析

一、护理伦理评价概述

护理伦理评价是护理伦理实践的重要形式，以其独特的护理价值判断力和护理道德性质分辨力直接参与护理实践活动，以它独有的方式影响和制约着护理人员的护理活动。正确地开展护理伦理评价，有助于提高护理道德水平，发展护理事业。

（一）护理伦理评价的含义

评价是依据一定的标准对人或事物的价值判断。护理伦理评价是指人们依据一定的护理伦理原则、规范和范畴，在护理实践活动中，对护理人员的言行所具有的道德价值做出的评判。

（二）护理伦理评价的类型

在医疗或护理活动中，社会和人群及医务人员自身不论自觉或不自觉，总是要依据社会的标准和原则去评判各种自己面临或知晓的医疗或护理行为，做出道德是非的评价。从评价的主体看，分两种类型：自我评价和社会评价。自我评价是护理人员自身对其护理行为和活动做出是否合乎道德的伦理评价，社会评价是社会或同行对护理人员的行为和活动进行善恶判断。

（三）护理伦理评价的作用

护理伦理道德评价是促使护理伦理道德观念转换为道德实践的重要环节，它能够帮助护理人员明确护理言行的道德是非界限，按照道德的标准自觉调节自己的言行，形成正确的护理道德认识，克服自身护理道德缺陷，强化护理工作中真善美等优秀品质，逐渐形成个人的内心信念，形成良好的工作作风和行为习惯，从而对医疗领域的医德医风产生重要影响。护理道德评价不像法律那样具有强制作用，但是却能成为法律的必要补充，制约着护理人员的行为。护理评价的作用主要体现在：

1. 对护理行为的善恶起裁决作用　善恶是道德评价的标准。凡是符合医德标准，护理伦理道德和规范要求的行为就是善，就会得到支持和赞扬；反之就是恶，会受到谴责。护理道德评价好比"道德法庭"，通过社会舆论、个人的内心信念等对护理人员的言行进行道德裁决，谴责不道德的行为，赞扬高尚的道德行为。

2. 对护理人员的行为起调节作用　通过护理伦理评价，对护理人员的护理行为进行善恶、美丑、荣辱等的评判，当某种护理行为是道德的，社会给予赞扬和支持，就会产生积极激励力量，促使护理人员积极效仿；反之，当某种行为是不道德的、丑恶的，则会遭到谴责和制止，从而达到明辨是非、调整行为、扬善抑恶的作用。

3. 对护理人员起教育作用　通过护理伦理评价，褒善贬恶，这实际上是护理伦理原则规范的具体化，这本身就是对护理人员进行教育的有效方法之一。通过护理伦理评价，使护理人员从正面事例中受到支持和鼓舞，从反面事例中得到惩戒和教育，做到弃恶扬善，帮助护理人员形成正确的护理伦理认识，自觉选择高尚、符合道德规范的行为，逐步形成个人优秀的护理道德品质，从而树立起行业良好的护理道德风尚。

4. 对医学科技的发展起促进作用　随着医学高新技术的发展，新技术、新手段的广泛应用和传统医学观念相矛盾，带来许多伦理方面的问题，如器官移植、人工辅助生殖技术、基因技术、安乐死、严重缺陷新生儿处理等。如果能在进步的医德、伦理观念的指导下做出正确的伦理评价，就会推动医学科技和医疗卫生事业的发展。

二、护理伦理评价标准与依据

（一）护理伦理评价的标准

标准是衡量事物的尺度或准则，善恶是道德评价的标准。护理伦理评价标准是指导衡量护理人员行为的善恶、行为者品德高低以及社会效果优劣的价值尺度和依据。护理伦理评价标准主要包括以下三个方面：

1. 疗效标准　即护理行为是否有利于患者疾病的缓解和康复。这是衡量护理人员护理行为是否符合道德以及道德水平高低的根本标准。凡是有利于患者恢复健康、减轻痛苦、提高生命质量等行为就是道德的，反之就是不道德的。如：护理人员不能单纯迎合患者的心理要求，不顾治疗原则而给疾病带来不利影响；在给患者用药时为求快求方便一次性给几次的药导致用药效果不佳甚至出现严重的后果等，这都是不道德的。

当然，在评价某种护理行为是否符合患者健康利益这一标准时，必须综合患者和护理人员的意见，尤其是要有科学依据，不能把"服务态度"作为评价医德好坏的唯一标准。只有把服务态度和护理技术结合运用到恢复患者健康这一目标之中，才能对护理行为做出客观恰当的评价。当然，患者愉悦和乐观的心态有助于疾病的治疗，因此，疗效标准还要求护理人员适应护理学科的发展和医学模式的转变，不断提高护理技能和人文素养，唤起患者战胜疾病的信心和乐观情绪，促进患者疾病的缓解和康复。

2. 社会标准　社会标准是按照是否有利于社会发展的角度来考量护理行为，主要指护理行为是否有利于优生优育，是否有利于人类的健康长寿，是否有利于人类生存环境的保护和改善。护理人员在采取对患者康复有利的方法与措施时，就要同时考虑这些护理行为是否会对他人、对社会造成负面影响。

3. 科学标准　是指护理行为是否有利于医学和护理科学的发展和进步。随着医学科学技术迅猛发展，高科技在护理实践中的应用越来越广泛，护理水平也在不断提高，护理的功能不断扩大，护理科研不断发展，护理成效日益显著，这些都是依靠护理人员不断地研究、探索和实践，只要在尊重人的身体健康利益和符合伦理道德的前提下，为促进医学和护理科学的发展所采取的新技术、新方法、新手段都应该是道德的护理行为；相反，则是不道德的。

上述三项标准的目的是维护人类的健康和幸福，促进护理科学的发展和社会的进步。在一定的社会和医学发展背景下，护理评价标准是客观的，我们在进行伦理评价时不能机械套用某一项标准，而应该将三项标准结合起来，整体上去衡量。坚持护理评价三项标准，就能对护理人员千差万别的行为进行善恶评判，做出比较全面、公正、科学的评价。

➤ **考点**：护理伦理评价标准。

（二）护理伦理评价的依据

任何一种行为的发生都有一定的动机和目的，使用一定的手段，产生一定的效果。动机与效果，目的与手段之间存在一定的关系，对这些关系的认识不同，产生的评价也不一样。护理人员在护理实践中的任何一种行为，都是从动机、目的出发，使用手段直到获得某种效果的过程。因此，在评价护理行为时，可以依据其动机与效果，目的与手段来做出判断。

1. 动机与效果　所谓动机，从心理学的角度看，是激发和维持有机体的行动，并将行动导向某一目标的心理倾向或内部驱力。简单来说，动机是指人们行为前的主观愿望或意向。所谓效果是指人们按照一定的动机去活动所产生的结果。动机和效果是行为过程中的两个环节，任何护理活动都会有目的并产生一定的效果，效果无论好坏都是对护理活动的客观反映。效果受动机支配，也受客观条件制约，两者是辩证统一的。

首先，动机和效果是统一的。一般来说，有什么样的动机就会有什么样的效果。护理人员怀着良好的愿望进行护理行为，通常会带来理想的护理效果；反之，不良的动机则产生较坏的效果，甚至构成违法犯罪行为。这种情况下我们比较容易判断护理人员的行为是道德的还是不道德的。

其次，动机和效果又是对立的。由于护理活动的复杂性，"好心办坏事""歪打正着"的情况时有发生，良好的护理愿望却带来不好的护理效果，不良的护理动机反而产生了良好的效果。因此，在进行护理伦理评价时，应防止把动机和效果割裂开来，只看一个方面，既不可简单地以效果来判断动机，也不能以动机代替效果，应正确把握和运用动机与效果的辩证统一关系，充分重视实践的检验作用，对护理行为做出公正的判断。

2. 目的与手段　护理人员必须经过目的与手段才能实现从动机到效果的转化，否则动机与效果的统一无法实现。因此，在掌握伦理评价的依据时，我们不仅要坚持动机与效果辩证统一，还要坚持目的和手段的辩证统一。

护理目的是护理人员在工作中经过努力期望达到的目标。护理手段是护理人员为达到目的所采用的各种途径和方法。目标的实现总要借助一定的手段，目标决定手段，手段服从目的。我们进行护理伦理评价，不仅要看护理人员是否拥有正确的护理目的，还要看其是否选择了恰当的护理手段。绝大多数护理人员都希望能尽早为患者解除病痛，恢复健康，他们的目的是正确的，但为达到预期的护理目的取得良好的护理效果，对护理人员来说，还必须选择恰当的护理手段。在选择手段时，应坚持以下四个原则：

（1）一致性原则：选用的护理手段必须与治疗目的相一致。

（2）最佳原则：对于同一种疾病，可能存在多种护理手段，在这种情况下，选择当时当地护理技术水平和设备条件允许条件下的最佳手段，达到以下目的：一是疗效最佳；二是安全可靠，毒副作用和损伤最小；三是痛苦最少；四是经济上的花费最少。

（3）有效原则：即选用的护理手段是经过实践检验，已经被证实对人的身心健康有益。未经临床试验证明安全有效的手段，都不得使用。

（4）社会效益原则：在选用护理手段时必须考虑社会效果。凡是可能对社会产生不良后果的护理手段，即使符合患者利益也要避免使用。

三、护理伦理评价方式

前文介绍过，道德作为一种特殊的社会意识形态，是由经济关系决定的，通过社会舆论、个体的内心信念和传统习俗来维系。而道德是伦理源泉，因此，护理伦理的评价主要通过社会舆论、个体的内心信念和传统习俗等方式来评判。

（一）社会舆论

社会舆论是指公众对某种社会现象、事件或行为的看法和态度。它表现为社会或大众对某种行为和品质的赞扬或谴责，是一定社会、阶级或团体对人的行为施加影响的一种形式和力量。社会舆论有两种形式：一种是正式舆论，它是国家机关、社会团体，通过有领导、有组织、有目的地利用舆论工具，如报纸、电视、广播、网络等进行传播的言论，其特点是权威性、广泛性和集中性。另一种是非正式舆论，是大众自发产生、自然传播的。它不一定有明确的目的和意图，只在一定的范围内形成和交流。具有自发性、直观性、渗透性，通常会使人感到人言可畏，从而对人的行为产生显著评价和导向作用。

正是社会舆论的这些特征，使它形成一种道德氛围，无形地影响着护理人员的言行举止。社会舆论通过赞扬、肯定或谴责、否定的评价，形成强大的精神力量，促使护理人员在护理实践中扬善避恶，主动选择符合护理伦理的行为。

（二）内心信念

内心信念，是一种内在的、自觉的道德评价行为。指人们依照自己已形成的道德观念对自己的行为进行自觉的肯定或否定。护士的内心信念就是护士将外在的护理伦理原则规范内化，对护理道德义务的深刻认识和强烈的责任感。它是护士对自己言行进行善恶评价的精神力量。这是一种内动力，一个具有高尚医德的人，其内心信念可以自觉地调整自己的行为，自觉地正确地对待社会的评价和监督。当护理人员履行了符合自己道德信念的道德义务，解除了患者的痛苦时，就会产生愉悦的荣誉感、自豪感，激励自己继续努力；当自己的行为出现差错或不符合伦理要求时，即使无人知晓，护理人员也会产生羞耻感和愧疚感，并警告提醒自己避免犯同样的错误。

（三）传统习俗

传统习俗是指人们在社会生活中逐渐形成的，从历史沿袭巩固下来的，稳定的社会风俗和行为习惯，并且已同民族情绪和社会心理密切结合，成为人们自觉或不自觉的行为准则。它具有普遍性、稳定性和悠久性的特点，对护士的护理行为形成强大的约束力。一方面能够增强护理人员的信念；另一方面又会形成一种社会舆论，对护理行为进行善恶的评价。由于传统习俗是在一定的社会历史条件下产生，它必然存在着一些过时的消极的作用。如"男尊女卑""身体发肤受之父母，不敢毁伤"等，因此，用传统习俗进行护理伦理评价时，应按照社会主义伦理道德的标准去分析，抛弃不符合人民身心健康，不符合时代发展要求，不利于医学发展的不良习俗。

在护理伦理评价中，社会舆论、内心信念和传统习俗三种评价方式是互相影响、互相渗透，互为补充的。社会舆论的形成，必须以内心信念和传统习俗为基础；护理人员内心信念的形成，离不开社会舆论和传统习俗的影响；社会舆论和传统习俗是外在的护理评价的有效方式，它能否有效，还必须通过护理人员的内心信念来实现。因此，只有三者结合起来，相互促进，才能发挥对护理伦理评价的重要作用。

➤ **考点：** 护理伦理评价的方式。

第二节　护理伦理教育

> **案例
> 9-2**　　患儿，出生2个月，因新生儿缺血缺氧性脑病，虽经全力抢救，终于不治，于新生儿重症监护室内离世。患儿身上带有多个输液管、呼吸机管道等。患儿的父母非常伤心，向护士提出要求，希望能为患儿清洁身体。
>
> **问题：** 1. 你认为是否可以接受患儿父母参与尸体护理的请求？
> 　　　　 2. 如果患儿父母的要求被接受，请问你认为护士应该如何与家属一同完成尸体护理？

下载资源：
案例 9-2 解析

护理伦理教育是培养护理人员道德品质的外在因素。其目的在于对护理人员的品格进行陶冶和塑造，提高道德认识，并将其转化为自身的道德品质和道德行为。

一、护理伦理教育概述

护理伦理教育是指学校或社会根据护理伦理理论、原则和规范的要求，对护理人员进行有组织、有目的、有计划、系统地灌输护理道德知识，施加道德影响，塑造道德品质的活动。其主要任务是通过教育，使护理人员较系统地掌握护理伦理的理论体系，并将护理伦理原则、规范、要求转化为内在品质，形成正确的道德观念、稳定的道德责任感和自我约束、自我激励、自我评价的能力，以提高护理人员的伦理境界。

护理伦理教育的主要内容有护理专业思想教育、服务思想教育、护理作风教育和护理道德法律教育等。

二、护理伦理教育过程

护理伦理教育的过程就是将护理伦理道德知识，转化为护理人员高尚道德品质的过程，是形成护理道德认识，培养护理道德情感，锻炼护理道德意志，树立护理道德信念，养成护理道德行为的过程。

（一）提高护理道德认识

认识是行动的先导，没有正确的护理道德认识，就无法形成良好的护理道德行为和习惯。护理道德认识是护理人员对护理伦理理论、护理伦理原则和规范的认识、理解和接受。提高护理道德认识是护理伦理教育的首要环节，就是要通过各种有效手段和方法，加强对护理人员的教育，促使其提高护理道德认识，自觉接受护理道德原则和规范的要求，增强明辨是非、善恶的能力和履行道德义务的自觉性，养成良好的护理道德行为和习惯。

（二）培养护理道德情感

情感是行为的内在动力。护理道德情感是护理人员根据伦理观念，在处理伦理关系、评价伦理行为时所产生的情绪体验。护理人员对自己工作及服务对象是否热爱，有无感情，直接影响其工作态度与道德行为。当然，良好的护理道德情感不是生来就有的，它是通过后天的学习习得的，需要教育者提出明确的具体要求，让其知道什么时候该拥有什么样的情感，这是护理伦理教育的重要环节。护理人员只有确立起对职业的崇高荣誉感、对工作的强烈责任心，对患者的殷切同情心，才能热情周到服务患者，认真履行道德义务，出色完成本职工作。

（三）锻炼护理道德意志

意志是行为的杠杆，是一种强大的精神力量。护理道德意志是护理人员选择伦理行为的决断能力和履行道德义务时克服困难和障碍的毅力和能力。如果没有坚强的意志，就不能在护理道德实践中克服各种困难，始终不渝地坚守自己的信念，自觉履行职业义务。护理道德教育就是要引导护理人员磨炼出顽强的道德意志，培养强大的自制力、抗惑力和承受挫折、战胜困难的能力，不忘初心地履行道德义务。

（四）树立护理道德信念

护理道德信念是护理人员在护理道德认识、情感和意志的基础上确立的对护理伦理原则、规范的正确性、正义性的笃信，以及对护理伦理理想目标坚定不移的信仰和追求。护理人员一旦确立了道德信念，就能在职业活动中迅速决策，毫不犹豫按护理道德规范行事，在复杂变化的道德冲突中明辨善恶、是非，做出恰当的行为选择并行动。护理道德信念是护理道德认识转化为道德行为的强大动力，它能促使护理人员稳定和持久坚定地追求理想人格。因此，培养、强化和巩固护理人员的道德信念，是护理教育必须着重抓住的关键环节。

（五）养成护理道德行为习惯

护理道德行为习惯是护理人员在护理伦理认识、情感、意志和信念支配和调节下形成的一种经常的、持续的、自然而然的行为。它是护理伦理道德的外在表现，不需要任何意志约束和监督，是衡量护理伦理品质优劣的重要标志。培养良好的护理道德行为习惯是护理伦理教育的最终目的。

护理伦理教育过程的五个环节是相互联系、相互作用的。在护理伦理教育过程中，提高护理伦理道德认识是前提，培养护理道德情感、锻炼护理道德意志是必备的内在条件，确立护理道德信念是核心和关键，养成良好的护理道德行为习惯是目的和归宿。

三、护理伦理教育原则与方法

护理伦理教育是对护理人员进行有组织、有目的、有计划地施教的过程，不仅要求教育者有强烈的责任感，能遵循教育规律，还要坚持伦理教育原则，采取科学的教育方法，才能达到预期的效果。

（一）护理伦理教育的原则

护理伦理教育的原则是组织实施护理伦理教育的基本要求，是护理伦理教育应该遵循的准则。这些原则包括：

1. 理论联系实际的原则　护理伦理教育要通过向护理人员系统灌输护理伦理学的基础理论知识，培养受教育者的道德意识；又要注意运用伦理基本理论去分析和解决护理实践中的问题，最终达到养成良好的护理伦理行为习惯的目的。因此，只有在护理道德实践中，才能检验其理论知识掌握的程度，有没有转化为个人的行动；也只有在护理道德实践中，才能进一步加深护理道德认识。只有理论联系实际，做到知行合一，才能达到教育的目的。

2. 因材施教原则　教育者应从受教育者的实际出发，依据其知识基础、能力和个性特征，有的放矢地进行施教。首先，教育的内容要适合受教育者的接受能力和知识层次；其次，教育者还要考虑受教育者的独特个性，如性格、兴趣、修养、气度等情况，根据其特点进行有针对性的教育。教育者只有从实际出发，分层次分对象进行教育，有的放矢、因材施教，才可能达到较好的教育效果。

3. 情理相融原则　护理伦理教育的过程是晓之以理、动之以情、炼之以志、笃之以信、导之以行的过程，需要教育者调动各种因素，包括情感因素的参与。对受教育者既要讲清楚道理，让其弄清楚搞明白道理；又要避免枯燥的理论说教，需要晓之以理、动之以情、寓情于理，帮助其检查与评议、比较与分析，对其及时表扬或批评、帮助与鼓励。

4. 道德教育与法纪教育相结合的原则　护理伦理教育既要运用道德原则和规范对护理人员进行教育，又要运用卫生法律法规对护理人员进行教育。教育者既要宣传、讲解有关法律法规及行政规章，增强护理人员的法纪意识，科学公正地处理医疗纠纷，维护医患双方权益，加强护理业务的规范化管理，提高护理质量，有效防范医疗事故的发生，保持社会稳定；又要讲清伦理道理，增强护理人员的伦理意识和责任感，使之自觉履行道德义务，全心全意为患者服务。当出现重大医疗差错事故造成人身损害时，就要运用法律、规章，采取强制办法追究责任，维护受害者权益。对日常工作中未违背法纪的不道德行为就需要道德的力量，通过各种形式的道德教育来予以纠正。可见法纪教育与道德教育虽然在作用范围、手段上有区别，但又是相辅相成的。护理道德教育要将两种教育有机结合起来。

（二）护理伦理教育的方法

要达到伦理教育的目的，不仅要求遵循护理伦理教育的规律，而且要求有科学的灵活多样的教学方法。一般情况下，护理伦理教育要与思想政治教育、专业素质教育、人文素养教育和卫生法律法规教育相结合，采用案例分析法、榜样示范法、说服疏导法、舆论扬抑法、参观学习法、自我教育法等。方法的选择要根据具体的教育内容、教育对象的实际来确定，护理伦理教育的各种方法的使用都要注意以理服人、以情动人、以形感人、以境育人。只有这样，才能较好地达到护理伦理教育的目的。

第三节　护理伦理修养

> **案例 9-3**
>
> 　　患者张某，因"肺癌"行肺癌根治术，术后收入 ICU。现为术后第 2 天，患者身上留置了气管插管、胃管、胸腔引流管、导尿管、静脉输液管等多种管道。患者神志清醒，但较为烦躁，并多次试图拔除身上的管道且不听劝阻。从治疗护理的需要及患者的安全角度出发，护士用宽绷带对患者腕部及膝部进行约束。患者对约束很反感，大吵大闹，叫嚷护理人员剥夺了他的人权，是犯法的。而患者的两个女儿在病房外面听见了父亲的叫喊声后，也吵闹起来，认为是护士虐待他的父亲，并表示要投诉。
>
> 　　**问题：** 在本案例中，应怎样避免类似的护患纠纷？

下载资源：
案例 9-3 解析

护理伦理道德修养是护理人员达到高尚的医德境界的主要途径，是护理人员通过自我改造、自我陶冶、自我锻炼和自我教育，培养自己高尚的道德品质的过程。

一、护理伦理修养概述

（一）修养含义

"修养"一词，最早出自《孟子》的"修身""养性"。"修"是指修明、整治、提高，"养"是指培育、涵养、养成。"修养"包含言谈举止、仪表技艺、个性情操等的锻炼改造提高，是指人们在个性、思想、学识、技术等方面进行自我培养和陶冶锻炼，经过长期努力所达到的涵养水平或者境界。

（二）护理伦理修养的含义

护理伦理修养，是指护理人员依照护理伦理基本原则和规范所进行的自我锻炼、自我改造、自我陶冶、自我培养的过程和活动，并经过努力和锻炼所形成的护理伦理情操和护理道德境界。

（三）护理伦理修养与护理伦理教育的关系

护理伦理修养和护理伦理教育是有联系的。首先，护理伦理修养是护理伦理教育的基础。提高护理伦理修养，有利于接受护理伦理教育；没有护理伦理修养，护理伦理教育就难以取得应有的效果。其次，护理伦理教育是护理伦理修养的条件。科学的护理伦理教育，可以正确引导护理人员进行伦理道德修养，增加护理伦理修养的自觉性。从广义上说，修养的过程也是教育的过程。但两者又有不同，表现在：前者强调个体的自我锻炼、自我教育、自我塑造过程，强调护理人员道德品质的形成、提高靠个体的内部因素和自觉行为；后者强调外部施教、塑造过程，强调护理人员道德品质的形成、提高靠外部因素的启发、影响。护理伦理修养和教育是不可分割的，都是培养护理人员道德品质的实践活动，都是以提高护理人员的道德境界和道德理想为目的。故护理人员高尚的道德品质的形成，既离不开外部的施教作用，也离不开自身的修养磨砺，二者相辅相成。

二、护理伦理境界

护理伦理修养是通过对护理人员的教育、培养、陶冶和改造，达到护理伦理原则、规范的要求的过程，最终的目标就是要达到崇高的伦理境界，忠实履行义务，全心全意为人民的身心健康服务。

境界，最早指地域、疆界，后来被引申为人们所处的境况，一般指事物的水平高低或程度深浅。道德意义上的境界，是指人们在道德修养过程中所形成的高低不同的道德觉悟水平。护理伦理境界是指护理人员在伦理修养过程中所体现的不同层次的护理伦理觉悟水平。

根据医德境界的分类，护理伦理境界也可以分为以下几种情况：

（一）大公无私

这是人类社会最高的医德境界。其特点是以有利于人民为准则，把国家、集体、人民的利益摆在首位。热爱护理事业，公而忘私，对患者极端负责，勇于献身。在任何情况下，大公无私的人都能表现出其护理伦理行为的自觉性、坚定性和一贯性，是"慎独"的代表，南丁格尔、叶欣就是这种境界的代表人物。当然，要达到这种境界不容易，需要护理人员自觉地进行长期的锻炼，在自我改造、修行上下工夫，才能逐步达到这种理想境界。每位护理人员都应该把它作为自己的理想境界而不断地追求。

 知识链接

抗击非典英雄——叶欣

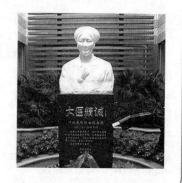

叶欣（1956年7月9日—2003年3月25日），女，汉族，中共党员。生前系广东省中医院急诊科护士长，抗击非典英雄模范。1976年参加工作后，由于业务拔尖、品行端正，叶欣在1980年成为全院最年轻的护士长。在每一分钟都与死神赛跑的急诊科，一干就是23年。23年来，她有"三突出"：腰椎突出、颈椎突出、成绩突出。

下载资源：
抗击非典英雄叶欣的故事

（二）先公后私

这是一种基本境界，是大多数护理人员应该达到的伦理境界。这部分人基本树立了为人民服务的思想，能做到先公后私，先人后己，以患者利益为重，关心体贴患者，工作认真负责、团结协作。他们也关心自己的利益，但当个人利益与集体利益发生矛盾时，能够顾全大局，服从集体利益；当个人利益和集体利益不矛盾时，不忘争取自己的合法权益。具有这种护理伦理境界的人，在我国护理队伍中占大多数，经过深入持久的护理伦理教育和护理人员自觉的护德修养，这些人的护理伦理境界还会上升到更高的层次。

（三）先私后公

这是一种较低层次的伦理道德境界，处于这种境界的护理人员为数不多。他们把获取个人正当物质利益作为目的，在个人利益与集体、患者利益一致时，能考虑集体和患者的利益；而当双方发生矛盾时，往往更多地考虑个人的得失，重心向自我倾斜，通常表现为斤斤计较个人得失，服务态度不稳定。这类护理人员虽然不多，但如果不接受教育，加强修养，可能有的人就会抵御不住金钱的诱惑，做出一些不道德的行为，危害患者或者集体的利益，甚至走上违法犯罪的道路。

（四）利己主义

这是极少数人低下的伦理道德境界。其特征是自私自利，这种人总把个人利益摆在首位，可以为自己的私利而不择手段。护理职业成为其谋利的工具，可以利用工作之便向患者或家属索拿卡要，你给我多少好处，我就给你多少方便；对工作不负责任，责任心不强，差错事故发生率高，消极怠工等。虽然这种境界的人只是极个别，但影响十分恶劣，这种境界是护理人员应该避免、坚决反对的。对于护理行业的这种人我们应该加强教育，促使其转变，如果拒不改变，则应该清除出护理队伍。

上述四种不同的伦理境界是客观存在的，不同层次的伦理境界在一定条件下是可以互相转化的。只要通过护理伦理教育和自身的护理伦理修养，较低伦理境界可以上升为较高的伦理境界，相反，如果放松对自己的要求，不接受伦理教育，不加强伦理修养，久而久之，较高层次的伦理境界也会慢慢滑坡，向低层次伦理境界转变，甚至走向违法犯罪道路。因此，加强护理伦理教育与修养是对护理人员的一项长期的要求，是护理道德实践的重要环节。

三、护理伦理修养的途径与方法

护理人员进行伦理修养，达到高尚的护理伦理境界，最根本的途径就是通过护理伦理实践，在实践中自觉进行自我锻炼，自我教育，自我改造，不断提高护理伦理修养水平，全心全意为患者减轻痛苦，为患者提供健康服务。

护理伦理修养是对护理人员的一项长期要求，必须理实结合，重在自觉，贵在慎独，难在坚持。

（一）理实结合

护理伦理修养是一种自觉的理性的活动，是将护理伦理原则规范转化为个人品行的活动，理论是前提，根基在实践。因此，进行护理伦理修养就要理实结合，一方面学习科学的思想理论，医德理论、护理伦理思想等，知道是什么，为什么，提高自己的判断能力；另一方面用理论指导自己的护理伦理实践，在实践中不断提升自己的护理伦理修养境界，知道怎么做。同时，不断提高的护理伦理境界又有利于加深对护理伦理理论的认识。理实结合，在理论学习中提高，在实践锻炼中加强，只有两者结合起来，才能使护理伦理修养真正落实到行动中，并不断得到提高。

（二）重在自觉

护理伦理修养能否取得成效，重点在于护理人员的自觉性。"内省"是自觉性的体现，就是护理人员在自己的内心深处以护理伦理的基本原则、规范为标准，对照自己的言行，不断进行内心的反思，自觉性是其原动力。因此，护理人员在护理实践中要自觉地经常反思自己的言行，勇于剖析自己，敢于自我批评，及时用符合伦理规范的行为激励自己，保持自我的道德评判和选择能力，不断提高修养的自觉性。同时要注意吸取自己和他人的教训，避免差错事故的发生。在护理实践中，护理人员还应廉洁修身，自觉坚持为人民服务的正确道德观，自觉地与"金钱至上"、以医谋私及其他不正之风展开斗争，自觉接受群众、同行和社会的监督，经常检点自己的言行，对照护理伦理原则和规范，高标准、严要求对待自己。只有经过自觉的锻炼和修养，崇高的护理伦理境界才能形成。

（三）贵在慎独

通常情况下，护士常常一个人单独工作，"慎独"就是要求护理人员在个人独处、无人监督时，仍然坚持伦理道德信念，自觉遵守伦理原则，按照伦理规范行事。"慎独"既是一种伦理修养的方法，也是伦理修养的一种境界。要做到"慎独"，一要提高认识，自觉进行修养，坚定伦理信念和行为习惯；二要打消侥幸、省事的念头，做到防微杜渐；三是要持之以恒，坚持不懈。护理人员的进步，一定是经过艰苦的磨炼和长期的积累，一步一步地锻炼和提高，最后才逐步达到"慎独"的境界。

（四）难在坚持

护理伦理修养贯穿护理人员整个职业生涯，良好的护理道德品质的养成，不是一朝一夕能够做到的，必须持之以恒，不断修炼，逐步提高。同时护理科学的不断发展，护理伦理道德的一些要求也会发生变化，需要护理人员不断学习。另外，由于人的思想受很多因素的影响，护理人员的伦理道德修养不是一成不变的，一旦放弃修养，很容易出现道德的倒退和滑坡。因此，护理伦理修养需要持之以恒、坚持不懈，而这也是最难做到的。

（许丽红）

思考题

下载资源：
思考题参考答案

一、选择题

1. 护理伦理评价的标准不包括
   A. 疗效标准   B. 社会标准
   C. 科学标准   D. 舆论标准
   E. 是否有利患者健康

2. 以下哪项是护理评价方式
   A. 批评教育   B. 惩罚指责
   C. 社会舆论   D. 鼓励表彰
   E. 法律制裁

3. 在掌握伦理评价的依据时，我们不仅要坚持动机与效果辩证统一，还要坚持以下哪项的辩证统一
   A. 目的与手段   B. 目标与效益
   C. 手段与结果   D. 效益与手段
   E. 目的与结果

4. 护理伦理教育的过程不包括
   A. 提高伦理道德认识   B. 培养护理道德意向
   C. 树立护理道德信念   D. 养成护理道德行为
   E. 锻炼护理道德意志

5. 护理人员在职业活动中思想意识和道德品质方面自我锻炼、自我教育、自我改造的过程称之为
   A. 护理伦理修养   B. 护理道德评价
   C. 护理道德信念   D. 护理道德认识
   E. 护理道德判断

二、案例分析题

2003 年，在抗击"非典"的疫情中，无数医务工作者前赴后继，战斗在医疗第一线。但北京某医院一名护士临阵脱逃，被开除党籍、解除聘用合同，并取消了护士执业资格。

问题： 怎样评价"临阵脱逃"的个别医护人员？

第十章

卫生法概述

思维导图

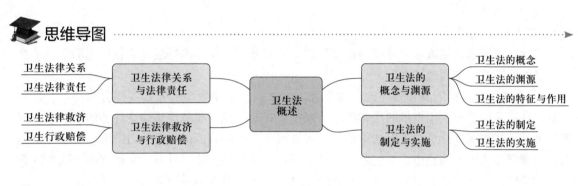

卫生法律关系　卫生法律责任 → 卫生法律关系与法律责任

卫生法律救济　卫生行政赔偿 → 卫生法律救济与行政赔偿

卫生法概述

卫生法的概念与渊源 → 卫生法的概念　卫生法的渊源　卫生法的特征与作用

卫生法的制定与实施 → 卫生法的制定　卫生法的实施

学习目标

1. 说出卫生法的渊源、制定实施的过程。
2. 描述卫生法律关系的产生、变更、消亡以及卫生法律责任的种类。
3. 复述卫生法的概念、特点和作用、卫生法律救济、行政赔偿相关要求。
4. 说出卫生法的立法宗旨和社会意义，增强医学生的法治意识。

第一节　卫生法的概念与渊源

案例 10-1　2018 年 7 月，长春长生生物科技有限责任公司因在狂犬病疫苗生产过程中存在记录造假等行为，被责令停止生产，并接受立案调查。随后，药监部门依法从严对长生生物做出行政处罚，该公司董事长等 18 名犯罪嫌疑人被检察机关批准逮捕。吉林长生生物问题疫苗案件发生后，党中央高度重视，国务院派出专门调查组对事件进行了全面调查，中央纪委国家监委开展了监管责任调查和审查调查工作，对 6 名中管干部做出免职、责令辞职、要求引咎辞职等处理，对涉嫌职务犯罪的原国家食品药品监督管理总局党组成员、副局长吴浈给予开除党籍处分并移送检察机关依法审查起诉。对于长春长生生物疫苗案件，习近平总书记做出重要指示强调，要始终把人民群众的身体健康放在首位，以猛药去疴、刮骨疗毒的决心，完善我国疫苗管理体制，坚决守住安全底线，全力保障群众切身利益和社会安全稳定大局。2018 年 11 月，《中华人民共和国疫苗管理法（征求意见稿）》面向公众征求意见。

问题：我国为什么要制定《中华人民共和国疫苗管理法》？卫生法在医药卫生管理中的作用是什么？

下载资源：
案例 10-1 解析

卫生法作为法律规范的一种，为国家加强卫生领域的管理、促进卫生事业健康发展、维护公民生命健康权益提供了重要的法律保障。

一、卫生法的概念

卫生法是卫生与法律法规的有机结合，要掌握卫生法的概念，首先要了解卫生的概念和法律的概念。

（一）卫生的概念

卫生就是护卫人的生命，维护人的健康。《辞海》中对卫生的解释为：为增进人体健康、预防疾病，改善和创造合乎生理要求的生态环境、生活条件所采取的个人与社会措施。个人措施主要指的是个人良好的卫生习惯和卫生行为。社会措施是指国家采取的有利于人体健康、防治疾病和提高人的生命健康质量的社会行为。简言之，卫生就是为维护和保障人体健康而进行的个人和社会活动的总和。

（二）法律的概念

法律是由国家制定或认可并以国家强制力保证实施的，反映由特定社会物质生活条件所决定的统治阶级意志的规范体系。

1. 法律是由国家创制和实施的行为规范　国家创制法律规范的方式主要有两种：一是国家机关在法定的职权范围内依照法律程序，制定、修改、废止规范性法律文件的活动；二是国家机关赋予某些既存社会规范以法律效力，或者赋予先前的判例以法律效力的活动。法律不但由国家制定和认可，而且由国家强制力保证实施。也就是说，法律具有国家强制性，既表现为国家对合法行为的肯定和保护，也表现为国家对违法行为的否定和制裁。

2. 法律由一定的社会物质生活条件所决定　法律产生于特定社会物质生活条件基础之上。社会物质生活条件是指与人类生存相关的物质资料生产方式、地理环境和人口因素等。其中，物质资料的生产方式既是决定社会面貌、性质和发展的根本因素，也是决定法律本质、内容和发展方向的根本因素。物质资料的生产方式包括生产力与生产关系两个方面，对法律产生决定性影响。在阶级社会中，有什么样的生产关系，就有什么性质和内容的法律。

3. 法律是统治阶级意志的体现　统治阶级不仅迫使被统治阶级服从和遵守法律，而且要求统治阶级的成员也遵守法律。

4. 法律是规定权利与义务的行为规范　法律规定了人们享有哪些权利、承担哪些义务，告诉人们可以做什么、应当做什么、必须做什么和不能做什么以及违反法律的后果。

（三）卫生法的概念

卫生法是体现统治阶级意志的、由国家制定或认可的、并依靠国家强制力保证实施的、调整和保护人体生命健康活动中形成的各种社会关系的法律规范的总和。

二、卫生法的渊源

（一）卫生法的渊源概念

法的渊源简称法源，是指法律法规由何种国家机关创制并表现为何种法律文件形式。卫生法渊源是指卫生法的各种具体表现形式。在我国，卫生法由不同的国家机关制定，有多级机构有立法权，他们制定的法律规范的效力不同，学习卫生法的渊源有利于明确不同法律规范的效力大小及他们之间的关系。

（二）卫生法渊源的种类

我国卫生法的渊源主要有：《中华人民共和国宪法》（简称宪法）、卫生法律、卫生行政法规、卫生行政规章、地方性法规、国际卫生条约等。

1. 宪法　宪法是我国的根本大法，是治国安邦的总章程，是党和人民意志的集中体现，是中国特色社会主义法律体系的核心。我国宪法是国家各项制度和法律法规的总依据。宪法在中国特色社会主义法律体系中居于统帅地位。我国宪法具有最高的法律地位、法律权威、法律效力，具有根本性、全局性、稳定性、长期性。一切法律、行政法规、地方性法规的制定都必须以宪法为依据，遵循宪法的基本原则，不得与宪法相抵触。因此，宪法是我国卫生法律法规的首要渊源。

2. 卫生法律　卫生法律由全国人大及其常务委员会制定，是卫生法的主要渊源。分为由全国人大制定的卫生基本法律和由全国人大常委会制定的法律。目前我国已经制定了《中华人民共和国食品安全法》《中华人民共和国药品管理法》《中华人民共和国执业医师法》《中华人民共和国献血法》等。

3. 卫生行政法规　卫生行政法规是由国务院根据宪法和法律制定。卫生行政法规主要是对卫生法律的具体化，是卫生法最主要的渊源之一。

4. 卫生部门规章　根据《中华人民共和国立法法》的规定，行政规章有两种：一是国务院卫生行政部门或者其他部门，根据法定的程序在本部门的职权范围内制定的规范性法律文件；二是省、自治区、直辖市和较大的市的人民政府制定的规章。

5. 地方性卫生法规　在我国，省、自治区、直辖市及设区的市人大及其常委会，根据本行政区域的具体情况和实际需要，在不与宪法、法律、行政法规相抵触的前提下，可以制定地方性法规。地方性法规是我国数量较大的卫生法律法规的渊源。

6. 国际医药卫生条约　国际医药卫生条约是指我国同外国缔结的双边或多边卫生条约、协定和其他具有条约、协定性质的国际卫生规范性法律文件以及我国加入的国际组织制定的卫生条约。凡是我国参加的国际卫生条约或是与其他国家签订的双边条约，只要经过国家权力机关批准，就对我国有约束力，因此，国际医药卫生条约也成为我国卫生法的渊源之一。

知识链接

国家卫生健康委员会废除六项医疗规章

2018 年 1 月 19 日，国家卫生健康委员会发布 2018 年第 1 号公告，公告公布了现行有效部门规章 91 项目录，这 91 项将继续执行；决定不再作为部门规章纳入规范性文件管理的文件目录 6 项（截至 2017 年 12 月 31 日），包括《医疗机构设置规划指导原则》《医用氧舱临床使用安全技术要求》《妇幼保健机构评审实施规范》《乡（镇）卫生院评审标准》《医院乡（镇）卫生院评审结论判定标准》《医疗事故分级标准（试行）》6 项，实际上就是废除这 6 项规章。

（三）卫生法的效力等级

按照我国宪法和立法法的规定，宪法具有最高的法律效力，一切法律、行政法规、地方性法规、自治条例和单行条例、规章都不得同宪法相抵触。法律的效力高于行政法规、地方性法规、规章。行政法规的效力高于地方性法规、规章。地方性法规的效力高于本级和下级地方政府规章。省、自治区的人民政府制定的规章的效力高于本行政区域内的设区的市、自治州的人民政府制定的规章。

三、卫生法的特征与作用

（一）卫生法的特征

卫生法作为中国特色社会主义法律体系中的一个重要组成部分，具有一般法律法规所具有的共性：权威性、强制性、规范性等。但由于卫生法所调整的是关系人体生命健康的各种社会关系，还具有自己的特征：

1. 以保护公民健康为直接目的　任何法律的制定都有其明确的目的，卫生法也是如此。卫生法以保护公民的生命健康为直接目的。卫生法立法的宗旨就是保障公民的生命健康权利，增进人们身体健康。

2. 以医药卫生科学为基础　随着医学科学发展，许多医药卫生技术规范必须以国家意志的形式确认下来，作为法律让人们遵守，因此卫生法中包含大量的医药卫生技术规范。这是卫生法与一般法律相比较而言另一重要特征，体现科学性与技术性。如食品、药品的合格标准、医疗事故的判定都需要严格的技术鉴定。

3. 调整内容十分广泛　保护人体生命健康是一项复杂而具体的系统工程，它不仅涉及人们在劳动、学习和生活中的卫生条件和居住环境，而且涉及疾病的预防、治疗和控制；不仅关系到国家层面的卫生健康事业而且关系公民个人的健康权益；不仅包括因处理卫生问题产生的人际关系，而且包含解决卫生工作中的技术问题。因此卫生法涉及社会生活中的各个方面，凡是对人体健康产生影响的环境、活动、产品、行为等都是卫生法调整的内容。

（二）卫生法的作用

卫生法的作用是指卫生法实施后对个人及社会产生的影响，分为规范作用和社会作用。卫生法的规范作用包括指引、评价、教育、预测和强制作用等。这里重点阐述卫生法的社会作用。

1. 有利于卫生事业管理的法治化和规范化　卫生法的制定与实施保障了国家卫生事业发展走向法制化的轨道。卫生法律法规将卫生工作纳入法制管理的范畴，是各级卫生部门实施卫生监督的法律依据，是国家实现卫生管理职能的重要手段。

2. 有利于保障公民生命健康　卫生工作的目的就是防病治病，维护和增进人类的身心健康。实现这一目标既需要医务工作者掌握精湛医疗卫生技术、高尚的医德，还需要医务工作者增强法治观念，严格遵守技术规范。卫生法把医药卫生领域中的许多技术规范变成具有国家强制力的法律规范，使公民的生命健康权得到法律的保护。

3. 有利于规范和促进医学科学技术的发展　医学科学是卫生法立法的重要基础之一，卫生法的制定和实施也有利于规范、促进医学科学技术的发展。卫生法中规定了保护和鼓励医学技术的规范，打击不法行为，通过法律的规范作用防止医学技术的滥用。如现代医学的发展过程中器官移植、基因技术、变性手术、克隆技术等，这些需要对卫生法提出了挑战和要求。因此，人们需要用法律来控制、规范并促进医学沿着造福人类的方向发展。

💡 **知识链接**

随着互联网信息技术与卫生健康工作的深度融合，2018年4月，国务院办公厅印发《关于促进"互联网＋医疗健康"发展的意见》，为贯彻落实《国务院办公厅关于促进"互联网＋医疗健康"发展的意见》，引导"互联网＋护理服务"规范发展，不断完善相关政策措施，切实维护广大人民健康权益和生命安全，保障医疗质量和安全。国家卫生与健康委员会开展"互联网＋护理服务"试点工作，确定北京市、天津市、上海市、江苏省、浙江省、广东省作为"互联网＋护理服务"试点省份。其他省份结合实际情况选取试点城市或地区开展试点工作，试点时间为2019年2—12月。

4. 促进国际卫生交流与合作　随着我国改革开放的不断深入，我国与国际卫生组织、其他各国之间在医药卫生领域之间的合作与交流越来越频繁。为了促进国际卫生交流与合作，推动世界卫生事业的发展，我国承认《国际卫生条例》，缔结了《麻醉品单一公约》和《精神药物公约》等。在卫生立法的过程中，注意与有关国际条例、协约、公约相协调，既维护国家主权，又履行国际义务。上述这些对于维护我国国家主权，促进国际卫生交流与合作有积极的作用。

第二节　卫生法的制定与实施

　为加大医疗纠纷的预防力度，2015年1月原卫生计生委报送了《医疗纠纷预防与处理条例（送审稿）》，向社会公开征求意见。2018年6月20日国务院常委会通过《医疗纠纷预防与处理条例（草案）》，2018年7月31日国务院公布《医疗纠纷预防与处理条例》，2018年10月1日正式实施。新的条例偏重于医疗纠纷的预防，平衡医患双方的权利义务，加强医疗质量安全管理，畅通医患沟通渠道，从源头预防和减少纠纷。如条例规定：患者有权查阅、复制其门诊病历、住院志、体温单、医嘱单、化验单（检验报告）、医学影像检查资料、特殊检查同意书、手术同意书、手术及麻醉记录、病理资料、护理记录、医疗费用以及国务院卫生主管部门规定的其他属于病历的全部资料。

　　问题：《医疗纠纷预防与处理条例》的颁布施行体现了我国卫生立法的哪些原则？

下载资源：
案例10-2解析

一、卫生法的制定

（一）卫生法制定的概念

卫生法制定又称卫生立法活动，是指有立法权的国家机关依照法定的职权和程序，制定、认可、修改和废止卫生法律和其他规范性法律文件的活动。

法律的制定有狭义和广义之分。狭义的卫生法的制定专指全国人大及其常务委员会制定卫生法律的活动。广义的卫生法的制定是指一切拥有立法权的国家机关，按照法定的权限和程序制定具有法律效力的各种规范性卫生法律文件的活动。

卫生法的制定是卫生守法、卫生执法、卫生司法等活动的前提和基础，是卫生法运行的起始性和关键性环节。中国目前尚未有一部统一的卫生基本法，因此进一步加强卫生立法的任务十分艰巨。

（二）卫生法制定的依据和原则

立法活动是一种严肃规范的活动，卫生法的制定必须在遵循相关规律和依据的基础上，按照一定的原则进行。

1. 遵守宪法的原则　卫生法的制定要以宪法为依据，遵循遵守宪法的原则。宪法是国家的根本大法，具有最高法律效力，包括卫生法在内的任何法律都不能与宪法相抵触。宪法中有关卫生方面的规定是卫生法制定的基本原则，只有坚持和维护这些规定，才能使卫生立法工作坚持正确的政治方向，反映人民群众医药卫生方面的基本要求，才能保障和实现宪法所确定的公民的卫生权益的实现。

2. 遵循科学立法的原则　卫生法的制定要以医药卫生科学为依据。医疗卫生工作本身是一项技术性、科学性的工作，卫生立法必须把医学、药物学、生物学等自然科学的基本规律作为卫生法制定的科学依据，使法学和医药卫生科学紧密联系在一起，才能达到有效保护人类健康的立法目的。

3. 遵循实事求是的原则　卫生法的制定要以现实的物质条件为依据，离开了社会的物质生活条件所制定的法，既不能执行，更不能有效地规范社会行为。社会物质生活条件是包括卫生法在内的所有法律制定的重要物质基础。卫生法的制定要充分考虑中国的基本国情，既要考虑立法的必要性，又要考虑法律的可行性，还要根据形势发展需要不断完善卫生法律。

4. 遵循以人为本的原则　卫生法的制定要以公众的生命健康权利保障和实现为依据。生命健康是人类生存与发展的基本条件，生命健康权是公民最根本的权益，是行使其他权利的前提和基础。以保障生命健康为核心内容的卫生法必须坚持以人为本的原则，保障公众的生命健康权利。

5. 遵循借鉴国际立法经验的原则　卫生法的制定要以人类医疗卫生事业发展有益成果为依据，我国的卫生立法水平与发达国家相比还有差距，这就要求我国在卫生法制定过程中在坚持"以我为主、为我所用"原则的基础上，借鉴国外卫生法的立法经验。

6. 遵循民主立法的原则　党的十八届四中全会强调深入推进科学立法、民主立法。卫生法的制定要反映人民意志，才能得到人民拥护。民主立法是现代法制国家法律制定的一般原则，卫生法的制定应当体现人民群众的意志，发扬社会主义民主，广纳民意、广集民智，保障人民通过多种途径参与卫生立法活动，提高卫生立法的质量。

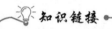

民 主 立 法

　　民主立法，就是在整个立法过程中，国家坚持民主立法的价值取向，使社会公众参与和监督立法的全过程，建立充分反映民意、广泛集中民智的立法机制，推进法制建设的科学化、民主化，使法律真正体现和表达公民的意志，真正成为保护人民权利的良法。

（三）卫生法制定的程序

卫生法的制定程序是指拥有立法权的国家机关制定卫生法所必须遵循的方式、步骤、程序。各个立法机关有不同的立法程序。

1. 全国人民代表大会和常务委员会制定卫生法律的程序主要包括卫生法案的提出、审议、表决与公布四个步骤。

2. 卫生行政法规的制定程序主要包括立项、起草、审查、通过、公布和备案等。

3. 地方性卫生法规、卫生自治条例和单行条例的制定程序主要包括规划和计划编制、起草、提出、审议、表决、通过、批准、公布和备案等。

4. 地方政府卫生规章的制定程序主要包括起草、审查、决定、公布和备案等。

二、卫生法的实施

卫生法的实施是指卫生法在社会生活中的运用和实施，卫生法的实施过程是把卫生法的具体规定转化为社会主体行为的过程，是卫生法治的主要环节。卫生法的实施主要包括卫生法的遵守、卫生法的执法、卫生法的适用（卫生司法）等方面。

（一）卫生法的遵守

卫生法的遵守又称卫生守法，是指一切国家机关和武装力量、各政党和各社会团体、各企业事业组织和全体公民都必须遵守卫生法的规定，严格依法办事。

1. 卫生守法的主体　卫生守法的主体既包括一切国家机关、社会组织和全体中国公民，也包括在中国领域内活动的国际组织、外国组织、外国公民和无国籍人士。

2. 卫生守法的范围　卫生守法的范围极其广泛，主要包括宪法、卫生法律、卫生行政法规、地方性卫生法规、卫生自治条例和单行条例、卫生规章、特别行政区的卫生法、中国参加的世界卫生组织的章程、中国参与缔结或加入的国际卫生条约和协定等。

（二）卫生行政执法

1. 卫生行政执法的概念　卫生行政执法是指有卫生行政执法权的卫生行政执法主体依照法定职权和程序执行卫生法律的活动。

2. 卫生行政执法的相关主体　卫生行政执法主体是指享有卫生行政执法职权，能够以自己的名义实施卫生行政执法行为，并能够独立承担由此产生的相应法律责任的卫生行政机关，法律、法规授权的组织或其他社会公权力组织。我国卫生行政执法的主体包括以下几类：

（1）卫生行政机关：卫生行政机关主要包括国务院、各级卫生行政主管部门、国境卫生检疫机关、药品监督管理机关等。

（2）卫生事业单位：卫生行政领域中享有卫生行政执法权的事业单位，主要是疾病预防控制机构等，其在法律职权范围内行使卫生行政执法权。

（3）其他社会组织：中国红十字会、中华医学会、中国药学会、公立医院，以及其他事业单位、行政性公司、基层群众自治组织等。

（三）卫生法的适用

1. 卫生法适用的概念　卫生法的适用有广义和狭义之分。广义的卫生法的适用包括卫生行政执法活动和司法机关依法处理有关卫生纠纷、卫生违法和犯罪案件的司法活动。狭义的卫生法的适用，仅指卫生司法活动。

2. 卫生法适用特点

（1）卫生司法是适用卫生法律规范处理案件的专门活动：人民法院和人民检察院是中国的司法机关，除了人民法院、人民检察院及其工作人员依法行使司法权外，其他任何国家机关、社会组织和个人，包括国家行政机关及其工作人员都不能行使此项权利。

（2）卫生司法活动必须具有合法性：司法机关及其工作人员适用卫生法律既要内容合法也要程序合法。

第三节　卫生法律关系与法律责任

> **案例 10-3**　　杨某在太乙镇上经营了一家食品生产加工坊，并在市场开设了一家烧腊店。2017 年 7 月 12 日，射洪县食药监局执法人员在对杨某所在的烧腊店开展食品快速检测时，发现抽样的卤水中罂粟壳项目检测结果呈阳性。由于快速检验设备的数据和数值不能够作为证据使用，第二天一早，射洪县食药监局稽查大队和太乙辖区监管所的工作人员，再次来到杨某开设的小加工坊和摊位进行了突击检查。执法人员从杨某的生产作坊现场查获罂粟壳 7 粒。8 月 11 日，经四川省专业检测机构鉴定，送去检验的 9 个样品中，其中 4 个样品检测出含有罂粟碱、那可丁、吗啡等成分。2018 年 4 月，射洪县人民法院公开开庭审理了被告人杨某犯生产、销售有毒有害食品罪一案，并当庭宣判，被告人杨某因犯生产、销售有毒、有害食品罪，被判处有期徒刑一年，宣告缓刑一年两个月，并处罚金人民币 20 000 元，同时禁止在缓刑考验期限内从事卤制食品生产、加工、销售活动。
>
> **问题**：卫生法的法律责任的特点是什么？

下载资源：
案例 10-3 解析

一、卫生法律关系

（一）卫生法律关系的概念

卫生法律关系是国家机关、企事业单位、社会团体、公民个人在医疗卫生管理监督和医疗卫生保健服务过程中依据法律法规形成的权利和义务关系。

（二）卫生法律关系的构成要素

任何一种法律关系都是由法律关系的主体、内容和客体三个要素构成的，它们互相联系，缺一不可，卫生法律关系也是如此。

1. 卫生法律关系的主体　卫生法律关系的主体是指卫生法律关系的参加者，即在卫生法律关系中享有权利并承担义务的当事人。在我国，根据卫生法律规范的规定，卫生法律关系的主体主要包括以下几类：

（1）国家机关：这里的国家机关主要指卫生行政机关，它们作为医疗卫生活动中的组织者、管理者、监督者参与到卫生法律关系之中，行使领导、管理卫生工作的职能。

（2）企事业单位：企事业单位包括卫生企事业单位和一般企事业单位。卫生企事业单位包括医院、制药厂、卫生科研机构、医药院校、卫生防疫站和药检所等；一般企事业单位，他们的生产、经营活动都可能影响人的生命健康，如食品厂、食品商店等。

（3）社会组织（团体）：社会组织主要是指卫生社会组织，如中国红十字会、中华医学会等团体。

（4）自然人：自然人包括医疗机构工作人员、患者、消费者，依法个体行医的公民，依法从事个体食品生产经营或从事其他与人民生命健康有密切关系的个体生产、经营者。

2. 卫生法律关系的内容　卫生法律关系的内容是指卫生法律关系主体依法享有的权利和承担的义务。

（1）卫生法律赋予主体的权利：表现为主体有权依法实施一定的行为或要求他人做出或不做出一定的行为，还可以表现为在必要时有权要求国家机关以强制性手段来保证其合法权益的实现。

（2）卫生法律关系主体的义务：卫生法关系主体的义务通过作为或不作为的形式表现出来。作为的义务要求义务人必须实施一定的行为以满足权利人的某种要求；不作为的义务要求义务人必须抑制一定的行为以保证权利人不受妨碍地行使权力。主体的义务具有国家强制力和约束力，如主体不履行或不适当履行义务，就要受到国家强制力的干涉，甚至受到法律制裁。

在卫生法律关系中，必须坚持权利和义务相一致的社会主义法制的基本原则，不允许只享受权利而不履行义务，也不允许只承担义务而不享受权利。

3. 卫生法律关系的客体　卫生法律关系的客体是指卫生法律关系主体的权利和义务共同指向的对象。主要包括以下几类：

（1）公民的生命健康权：保护公民的生命健康权是我国卫生法的立法宗旨，公民的生命健康权是卫生法律关系最高层次的客体。

（2）行为：行为是指卫生法律关系主体行使权利和履行义务所进行的活动，可分为合法行为和违法行为，合法行为依法受到保护，违法行为将承担法律责任。

（3）物：物是指在各种医疗和卫生管理工作中用来满足人民群众医疗保健需要的生产资料和生活资料，如药品、食品、化妆品、医疗器械等。

（4）智力成果：智力成果指主体从事智力活动所取得的成果，如医药知识产权、专利、学术著作等。

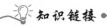知识链接

人工智能在医疗领域中的应用

"人工智能"（artificial intelligence，AI）是研究、开发以模拟、延伸和扩展人的智能的理论、方法、技术及应用系统的一门新的技术科学，人们已经开始在各个领域中研究和开发该技术。AI在执行操作时，计算机会通过语音识别、图像识别、读取知识库、人机交互、物理传感等方式，获得语音视频的感知输入，然后从大数据中进行学习，得到一个有决策和创造能力的大脑。人工智能在医疗健康领域中的应用领域包括虚拟助理、医学影像、药物挖掘、营养学、生物技术、急救室、医院管理、健康管理、精神健康、可穿戴设备、风险管理和病理学等。

（三）卫生法律关系的产生、变更和消灭

卫生法律关系有一个产生到最后终止的演变过程。引起卫生法律关系产生、变更和终止的条件包括法律规范和法律事实。

1. 法律事实是卫生法律关系产生、变更和消灭的原因　要使卫生法所规定的权利与义务关系成为具体、实际的权利与义务关系，就必须有卫生法所规定的某种法律事实的出现，法律事实是卫生法律关系产生、变更和消灭的直接原因。

所谓法律事实，是指被法律所规定的，能引起法律关系产生、变更和消灭的客观情况。依据其是否以法律关系当事人的意志为转移划分，可分为法律行为和法律事件。

（1）法律行为：法律行为是与法律关系当事人的意志有关的能够引起法律后果的人的活动，是人们有意识地自觉活动的结果，是最重要的法律事实。绝大多数法律关系的产生、变更和消灭都是由权利主体的行为引起的。法律行为可分为积极的法律行为和消极的法律行为两类。例如，当事人依据卫生法规定或授权，为保证自己的权利的享有或履行自己的职责，向对方做出具有积极意义的行为，从而引起卫生法律关系的产生。又如，当事人不履行义务或未能正确行使职责，给对方造成一定损失或权利未能实现，从而因这种消极的不作为使已建立的卫生法律关系发生变化以至终止。

（2）法律事件：法律事件是指不以法律关系当事人的意志为转移的客观现象。可分为两类：一类是自然事件，如患者因非医疗因素死亡而终止了医患法律关系，企事业单位因强烈地震、洪涝等自然灾害而被迫停业等；另一类是社会事件，如卫生政策的重大调整，卫生法律的重大修改等，从而导致卫生法律关系的产生、变更或消灭。

2. 法律事实出现而产生的法律后果　卫生法所规定的某种法律事实的出现后会产生一定的法律后果，即卫生法律关系的产生、变更和消灭。

（1）卫生法律关系的产生：卫生法律关系的产生是指卫生法律关系主体之间形成了某种权利和义务关系。例如，患者到医院看病，从"挂号"这一法律事实出现之时起，患者与医院这两个主体之间就产生了医疗卫生服务关系的法律后果。

（2）卫生法律关系的变更：卫生法律关系的变更是指卫生法律关系的主体、内容和客体发生了变化。例如，卫生管理机关的设立或撤销，企事业单位的合并等法律事实的出现，都会引起医疗卫生管理关系主体变更的法律后果。

（3）卫生法律关系的消灭：卫生法律关系的消灭是指卫生法律关系主体间的权利义务关系完全终止。例如，在医疗卫生服务关系中，医院履行了治病的义务，患者履行了缴纳医疗费用的义务，就使这一法律关系归于消灭。

二、卫生法律责任

（一）卫生法律责任的特点

卫生法律责任是指卫生法律关系主体由于违反了卫生法规定的义务，依法应当承担的法律后果。其主要特点有：

1. 行为的违法性　卫生法律责任以卫生法主体违反卫生法律规范为前提。

2. 法律的确认性　卫生法律责任必须由卫生法律、法规和规章明确、具体地规定。

3. 国家强制性　卫生法律责任的履行由国家强制力保证。

4. 由专门机关进行追究　卫生法律责任必须由国家授权的专门机关在法定职责范围内予以追究。

（二）卫生法律责任的种类

卫生法律责任可分为卫生行政责任、卫生民事责任和刑事责任三种。

1. 卫生行政责任　卫生行政责任是指卫生法律关系主体因违反卫生法中有关卫生行政管理方面的法律法规，对公民健康造成一定危害，但尚未构成犯罪，所应承担的法律责任。承担卫生行政责任的方式主要有以下两种：

（1）行政处罚：行政处罚是由法定的国家行政机关给予其管辖范围内有违反卫生行政管理秩序行为的企事业单位或公民的一种法律制裁。行政处罚主要有警告、罚款、没收违法所得、没收非法财物、责令停产停业、暂扣或者吊销许可证、暂扣或者吊销执照、行政拘留等。

（2）行政处分：行政处分是国家机关、企事业单位按行政隶属关系，给予违反卫生法的内部工作人员的制裁。行政处分主要有警告、记过、记大过、降级、降职、撤职、留用察看、开除8种。

2. 卫生民事责任　卫生民事责任主要是指卫生法律关系主体由于违反民事法律或卫生法律、法规的规定，造成他人损害应承担的损害赔偿责任。

（1）民事责任的特征：①民事责任主要是财产责任，民事责任是以经济赔偿为主要形式的责任。②民事责任可以由当事人协商解决；在法律允许的情况下，双方当事人作为平等的主体可以根据实际情况自行协商解决承担民事责任的问题。这是民事责任区别于其他两种法律责任的一个重要特征。

（2）卫生民事责任的主要形式：《中华人民共和国民法总则》规定承担民事责任的方式有：停止损害；排除妨碍；消除危险；返还财产；恢复原状；修理、重作、更换；赔偿损失；支付违约金；消除影响、恢复名誉。卫生民事责任中主要以赔偿损失为主要形式。

3. 卫生刑事责任　卫生刑事责任是指卫生法律关系主体因实施了刑法在医药卫生方面所禁止的行为，构成犯罪所必须承担的法律后果。卫生刑事责任的特点包括：

（1）卫生刑事责任的依据来自刑事法律的规定。

（2）卫生刑事责任具有不可转移性，即刑事责任只能由犯罪行为人承担，不得株连他人。

（3）刑事责任是最为严厉的一种卫生法律责任，其原因在于犯罪行为是社会危害性最大的一种违法行为。

（4）卫生刑事责任只能由国家司法机关依据刑事诉讼法规定的程序，根据刑事法律予以追究。

> ➤ **考点：** 卫生法律责任的种类。

（三）卫生刑事责任的主要形式

《中华人民共和国刑法》在医药卫生方面设定的犯罪主要包括破坏社会主义市场经济中的医药卫生犯罪、妨害社会管理秩序罪和渎职罪三大类。

1. 破坏市场经济秩序罪中的医药卫生犯罪 包括生产、销售假药罪，生产、销售劣药罪；生产、销售不符合安全标准的食品罪，生产、销售有毒、有害食品罪，生产、销售不符合标准的医疗器材罪，生产、销售不符合卫生标准的化妆品罪等。

2. 妨害社会管理秩序罪中的医药卫生犯罪 包括妨害传染病防治罪；传染病菌种、毒种扩散罪；妨害国境卫生检疫罪；非法组织卖血罪；强迫卖血罪；非法采集、供应血液，制作、供应血液制品罪；采集、供应血液，供应血液制品事故罪；非法进行节育手术罪；妨害动植物防疫、检疫罪；污染环境罪；非法处置进口的固体废物罪；擅自进口固体废物罪；走私固体物罪；走私制毒物品罪；非法买卖制毒物品罪；非法提供麻醉药品、精神药品罪；传播性病罪等。

3. 渎职罪中的医药卫生犯罪 包括环境监管失职罪、传染病防治失职罪等。

第四节 卫生法律救济与行政赔偿

 案例 10-4　　王某于 2003 年 4 月 30 日在 A 市市立医院做骨外科手术失败。实施手术者为张某。张某，2001 年大学毕业后到 A 市市立医院骨外科工作，2002 年 12 月 1 日获得执业医师资格，2003 年底领到执业医师资格证书，但未进行医师注册。王某多次要求 A 市市立医院及张某进行人身损害赔偿未果。2004 年 6 月 7 日王某向被申请人 A 市卫生局请求认定张某诊疗行为为非法行医。A 市卫生局于 2004 年 7 月 15 日给予书面答复，认为张某到 2003 年年底才拿到执业医师资格证书是因为证件制作、上报验印有个过程，因此不能认定张某诊疗行为为非法行医。王某不服，于 2004 年 7 月 20 日向 A 省卫生厅（现更名为卫生健康委员会）提出行政复议申请，以张某没有医师执业证书，不能单独实施医疗手术为由，请求撤销 A 市卫生局做出的不能认定张某诊疗行为为非法行医的答复。A 省卫生厅经过审查受理了此案，于 2004 年 9 月 22 日做出行政复议决定，撤销 A 市卫生局做出的不能认定张某诊疗行为为非法行医的答复。

问题：王某能否向 A 省卫生厅提出复议申请？A 省卫生厅为何撤销了 A 市卫生局的书面答复？

下载资源：
案例 10-4 解析

一、卫生法律救济的概念与意义

（一）卫生法律救济的概念

卫生法律救济是指公民、法人或者其他组织认为自己的卫生合法权益因行政机关的行政行为或者其他单位和个人的行为而受到侵害，依照法律规定向有权受理的国家机关告诉并要求解决，予以补救，有关国家机关受理并作出具有法律效力的活动。目前，卫生法律救济的方式包括行政复议、行政诉讼、国家赔偿三种。

（二）卫生法律救济的意义

卫生执法机构和执法人员以国家的名义从事执法活动，具有国家强制力，代表国家公权力，完善对卫生执法行为监督机制，建立健全法律救济制度具有重要意义。具体而言，卫生法律救济具有以下意义：

1. 保护相对人的合法权益 卫生行政管理活动中，当公民、法人或其他组织的法定权益受到损害时可以通过法定的方式和途径，请求有权机关以强制性的救济方式帮助受损害者恢复并实现自己的权利。

2. 推动卫生行政部门依法行政　卫生法律救济能够促进卫生行政机关加强内部管理，增强卫生行政机关工作人员的法治意识，确保公正严格执法。

3. 维护卫生法律的权威　通过法律救济对卫生行政机关的违法行政的矫正、对受侵害的相对人进行法律上的补救，可以维护卫生法律的权威。

二、卫生行政复议

（一）卫生行政复议的概念

卫生行政复议是指公民、法人或者其他组织认为卫生行政主体的具体行政行为侵犯了其合法权益，依照法定程序向有关机关提出复议申请，复议机关受理并做出复议决定的活动。

（二）卫生行政复议的受案范围

《中华人民共和国行政复议法》第六条规定了行政复议的受案范围，与卫生法相关的主要有以下几种：

1. 对卫生行政机关作出的行政处罚决定不服的。

2. 对卫生行政机关作出的行政强制措施决定不服的。

3. 对卫生行政机关作出的有关许可证、资格证等证书变更、终止、撤销的决定不服的。

4. 认为卫生行政机关违法要求履行义务的。

5. 认为卫生行政机关侵犯其合法的经营自主权的。

6. 认为符合法定条件，申请卫生行政机关颁发许可证、资格证等证书，卫生行政机关没有依法办理的。

7. 要求卫生行政机关履行法定义务，卫生行政机关拒绝履行或不予答复的。

8. 认为卫生行政机关其他具体卫生行政行为侵犯其合法权益的。

（三）卫生行政复议的管辖

卫生行政复议的管辖是指卫生行政复议机关在受理卫生行政复议案件上的分工和权限。根据《中华人民共和国行政复议法》的规定，卫生行政复议的管辖可以分为以下几种：

1. 对县级以上地方各级人民政府工作部门的具体行政行为不服的，由申请人选择，可以向该部门的本级人民政府申请行政复议，也可以向上一级主管部门申请行政复议。

2. 对国务院卫生行政部门的具体卫生行政行为不服的，由国务院卫生行政部门管辖。对国务院卫生行政部门的复议决定不服的，可以向人民法院提起卫生行政诉讼，也可以向国务院申请裁决。

3. 对法律授权组织的具体卫生行政行为不服的，由主管该组织的卫生行政部门管辖。

4. 对受委托组织的具体卫生行政行为不服的，由委托的卫生行政机关的上一级行政机关管辖。

5. 对由两个卫生行政部门或卫生行政部门与其他行政部门共同做出的具体卫生行政行为不服的，由其共同的上一级行政部门管辖。

6. 对被撤销的卫生行政机关在撤销前作出的具体卫生行政行为不服的，由继续行使其职权的卫生行政部门的上一级行政部门管辖。

（四）卫生行政复议程序

卫生行政复议程序包括复议的申请和受理、复议的审理与决定及复议决定的执行。

1. 复议的申请和受理　公民、法人或其他组织认为卫生行政机关的具体卫生行政行为侵犯其合法权益的，应在知道该具体卫生行政行为之日起 60 日内提出复议申请；但是法律规定超过 60 日的除外。因不可抗力或者其他正当理由耽误法定申请期限的，申请期限自障碍消除之日起继续计算。申请卫生行政复议可以书面申请，也可以口头申请。

卫生行政复议机关在收到复议申请后，应当在 5 日内进行审查，对不符合规定的复议申请决定不予受理，并书面告知申请人。对卫生复议机关不予审理或者受理后超过行政复议期限不作答复的，申请人可以自收到不予受理决定书之日起或者行政复议期满之日起 15 日内向人民法院提起行政诉讼。

2. 复议的审理和决定　卫生行政复议原则上采取书面审查的办法，但是申请人提出要求或者卫生行政复议机关认为有必要时，可以向有关组织和人员调查情况，听取申请人、被申请人和第三人的意见。卫生行政复议机关对被申请人做出的具体卫生行政行为进行审查时，认为其依据不合法，本机关有权处理的，应当在 30 日内依法处理；无权处理的，应当在 7 日内按照法定程序转送有权处理的国家机关依法处理。卫生行政复议机关对被申请人做出的具体卫生行政行为进行审查，提出处理意见，经行政机关负责人同意或集体讨论通过后，做出复议决定。

3. 复议决定的执行　申请人逾期不起诉又不履行卫生行政复议决定的，由作出具体卫生行政行为的行政机关依法强制执行或申请人民法院强制执行。

申请人对复议决定不服的，可以在收到复议决定书之日起 15 日内向人民法院提起诉讼。

三、卫生行政诉讼

（一）卫生行政诉讼的概念

卫生行政诉讼是指公民、法人或者其他组织认为卫生行政部门的具体卫生行政行为侵犯其合法利益，依法向人民法院起诉，由人民法院审理并做出裁决的活动。卫生行政诉讼的法律依据是《中华人民共和国行政诉讼法》以下简称《行政诉讼法》。

（二）卫生行政诉讼的基本原则

1. 卫生行政诉讼当事人法律地位平等　当双方发生争议进入诉讼程序后，作为被告的卫生行政机关和作为原告的公民、法人或者其他组织都是行政诉讼法律关系的当事人，在卫生行政诉讼中的法律地位是平等的。

2. 对具体卫生行政行为的合法性进行审查，不对合理性进行审查。

3. 诉讼期间具体行政行为不停止执行　卫生行政机关作出的具体行政行为，不因原告提起诉讼而停止执行。具体卫生行政行为如果是违法的或是错误的，只能经过诉讼的法定程序确认后，才能撤销或是改变，并不因原告提起诉讼影响其法律效力。

4. 卫生行政机关负举证责任　作为被告的卫生行政机关应当向人民法院提供具体行政行为的事实依据和法律依据，否则要承担败诉的结果。

5. 审理卫生行政诉讼案件不适用调解　人民法院审理卫生行政诉讼案件不适用调解，其原因如下：

（1）卫生行政机关在管理活动中代表国家行使职权，只能依法行使职权，而不能处分自己的职权。

（2）人民法院审理卫生行政案件是对具体卫生行政行为的合法性进行审查，合法与违法之间不存在第三种可以调和的选择。

（三）卫生行政诉讼的受案范围

依据《行政诉讼法》的规定卫生行政诉讼的受案范围如下：

1. 对卫生行政处罚不服的。

2. 对卫生行政强制措施不服的。

3. 对医疗事故行政处理决定不服的。

4. 认为卫生行政机关违法要求履行义务的。

5. 认为卫生行政机关不履行法定职责或违法履行法定职责的。

6. 认为卫生行政机关利用职权，侵犯其他人人身权、财产权的。

（四）卫生行政诉讼的管辖

卫生行政诉讼的管辖是指各级人民法院在受理第一审卫生行政案件时的职权划分，即人民法院在受理第一审卫生行政案件上的分工和权限。关于管辖的规定，主要包括以下几项：

1. 级别管辖 行政诉讼法规定，基层人民法院管辖第一审卫生行政案件；中级人民法院管辖对国务院部门或者县级以上地方人民政府所做的行政行为提起诉讼的第一审卫生行政案件和辖区内重大、复杂的第一审卫生行政案件；高级人民法院负责本辖区内重大、复杂的第一审卫生行政案件；最高人民法院负责全国范围内重大、复杂的第一审卫生行政案件。

2. 地域管辖 卫生行政案件由最初作出行政行为的行政机关所在地人民法院管辖。但如果是对限制人身自由的行政强制措施不服提起诉讼的，则由被告或原告所在地人民法院管辖；两个或两个以上人民法院对同一卫生行政案件都有管辖权时，原告可以选择其中一个人民法院提起诉讼；如果原告向两个以上有管辖权的人民法院起诉的，由最先立案的人民法院管辖；经复议的案件，也可以由复议机关所在地人民法院管辖。

3. 指定管辖和移送管辖 人民法院发现受理的案件不属于本院管辖的，应当移送有管辖权的人民法院，受移送的人民法院应当受理。受移送的人民法院认为受移送的案件按照规定不属于本院管辖的，应当报请上级人民法院指定管辖，不得再自行移送。

（五）卫生行政诉讼的程序

1. 起诉和受理 提起诉讼应符合下列条件：原告是认为具体行政行为侵犯其合法权益的公民、法人或者其他组织；有明确的被告；有具体的诉讼请求和事实根据；诉讼请求属于人民法院受案范围和受诉人民法院管辖。对于属于人民法院受案范围的卫生行政案件，公民、法人或者其他组织可以先向上一级卫生行政机关或法律规定的行政机关申请复议，对复议决定不服再向人民法院起诉，也可以直接向人民法院起诉。

公民、法人或者其他组织直接向人民法院提起诉讼的，应当在知道做出具体行政行为之日起 3 个月内提出，法律、法规另有规定的除外。

人民法院接到起诉状，经审查，应当在 7 日内立案或者做出裁定不予受理，原告对裁定不服的，可以提起上诉。

2. 审理和判决 人民法院受理行政案件采取合议制，开庭审理，除涉及国家秘密、个人隐私和法律另有规定外，一律实行公开审理，依法做出判决。

3. 判决的执行 当事人必须履行人民法院的判决、裁定。一方当事人拒绝履行的，对方当事人可以向人民法院申请执行或者依法强制执行。

➤ **考点：** 卫生行政诉讼的基本原则和受案范围。

四、卫生行政赔偿

（一）卫生行政赔偿的概念

卫生行政赔偿是指卫生行政机关及其工作人员违法行使职权，侵犯公民、法人或者其他组织的合法权益并造成损害，由卫生行政机关依法向受害人进行赔偿的制度。卫生行政赔偿是国家赔偿的重要组成部分。

（二）卫生行政赔偿构成要件

1. 侵权主体必须是行使国家卫生管理职权的卫生行政机关，法律、法规授权组织，以及受委托行政职权的组织及其工作人员。

2. 必须是卫生行政机关及其工作人员违法行使职权的行为，必须有损害结果的实际发生。

3. 卫生行政主体的违法侵权行为必须与损害结果有直接的因果关系。

（三）卫生行政赔偿的范围

根据《中华人民共和国国家赔偿法》有关行政赔偿范围的规定，卫生行政赔偿的范围可分为两部分。

1. 卫生行政机关及其工作人员在行使职权时侵犯受害人人身权的赔偿范围：

（1）违法拘留或者违法采取限制公民人身自由的行政强制措施的。

（2）非法拘禁或者以其他方法非法剥夺公民人身自由的。

（3）以殴打等暴力行为或者唆使他人以殴打等暴力行为造成公民身体伤害或者死亡的。

（4）违法使用武器、警械造成公民身体伤害或死亡的。

（5）造成公民身体伤害或者死亡的其他违法行为。

2. 卫生行政主体及其工作人员在行使职权时侵犯受害人财产权的赔偿范围：

（1）违法实施罚款、吊销许可证和执照、责令停产停业、没收财物等行政处罚的。

（2）违法对财产采取扣押、查封、冻结等行政强制措施的。

（3）违反国家规定征收财物、摊派费用的。

（4）造成财产损害的其他违法行为。

3. 国家不承担赔偿责任的情形：

（1）卫生行政机法关工作人员与行使卫生行政职权无关的个人行为所造成的损害。

（2）因公民、法人或者其他组织自己的行为致使损害发生的。

（3）法律规定的其他情形。

（四）卫生行政赔偿的程序

赔偿请求人要求赔偿既可以单独提出赔偿，也可以在申请行政复议和提起行政诉讼时附带提出。要求赔偿应当递交书面申请书，赔偿请求人书写申请书确有困难的，可以委托他人代书；也可以口头申请，由赔偿义务机关记入笔录。

赔偿义务机关应当自收到申请之日起2个月内依法给予赔偿；逾期不予赔偿或者赔偿请求人赔偿数额有异议的，赔偿请求人可以自期满之日起3个月内向人民法院提起诉讼。

（五）卫生行政赔偿的方式和计算标准

根据《中华人民共和国国家赔偿法》的规定，卫生行政赔偿以支付赔偿金为主要方式；对能够返还财产或恢复原状的，予以返还财产或者恢复原状；造成受害人名誉、荣誉损害的，应当为受害人消除名誉影响、赔礼道歉。以上几种赔偿方式，可以单独使用，也可以合并使用。

依据《中华人民共和国国家赔偿法》规定，赔偿金的计算标准是：

1. 侵犯公民人身自由的，每日的赔偿金按照国家上年度平均工资计算。

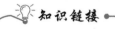 **知识链接**

两高公布国家赔偿新标准

最高人民法院于5月15日下发通知，公布了自2019年5月15日起作出的国家赔偿决定，涉及侵犯公民人身自由权的赔偿金标准为每日315.94元。国家统计局2019年5月14日公布，2018年全国城镇非私营单位就业人员年平均工资数额为82461元；日平均工资为315.94元。《中华人民共和国国家赔偿法》规定："侵犯公民人身自由的，每日赔偿金按照国家上年度职工日平均工资计算。"最高人民法院要求，各级人民法院要按照《最高人民法院、最高人民检察院关于办理刑事赔偿案件适用法律若干问题的解释》第二十一条第二款的规定，自2019年5月15日起审理国家赔偿案件时按照上述标准执行。

2. 侵犯公民生命健康权的，应支付医疗、住院等费用；造成残疾的，支付残疾赔偿金；

减少的收入，按国家上年度职工年平均工资计算；造成身体伤害最高额为上年度职工年平均工资的 5 倍；造成部分丧失劳动能力的，最高额为上年度平均工资 10 倍；全部丧失劳动能力的，最高额为上年度平均工资的 20 倍并支付抚养费；造成死亡的，支付死亡赔偿金、丧葬费，总额为国家上年度职工平均工资的 20 倍，并支付抚养费。

➤ **考点**：卫生行政赔偿的构成要件和赔偿范围。

（罗莉红）

思考题

下载资源：
思考题参考答案

一、选择题

1. 卫生行政处罚中不包括
   A. 警告   B. 罚款   C. 没收非法所得
   D. 降职   E. 吊销许可证

2. 卫生法中所涉及的民事责任以下列哪种为主要形式
   A. 赔偿损失   B. 停止侵害   C. 排除妨碍
   D. 赔礼道歉   E. 消除影响

3. 公民、法人或其他组织认为卫生行政主体的具体卫生行政行为侵犯其合法权益的，应在知道该具体卫生行政行为之日起多少天内提出复议申请
   A. 5 天   B. 15 天   C. 30 天
   D. 45 天   E. 60 天

二、简答题

1. 卫生法有什么社会作用？
2. 卫生行政赔偿的构成要素有哪些？

第十一章 护士执业管理法律制度

思维导图

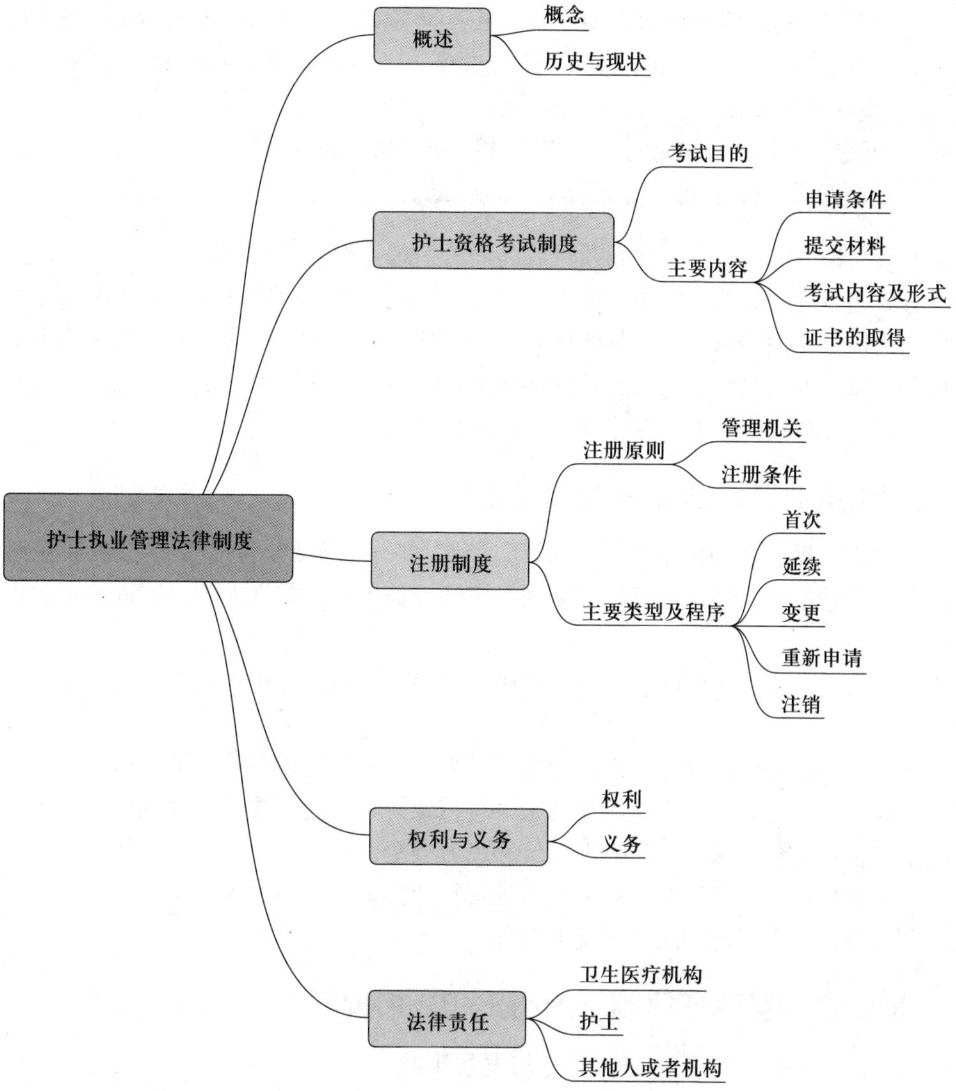

护士执业管理法律制度
概述
概念
历史与现状
护士资格考试制度
考试目的
主要内容
申请条件
提交材料
考试内容及形式
证书的取得
注册制度
注册原则
管理机关
注册条件
主要类型及程序
首次
延续
变更
重新申请
注销
权利与义务
权利
义务
法律责任
卫生医疗机构
护士
其他人或者机构

学习目标

1. 知道国际国内护士执业管理法律制度的历史与现状。
2. 熟记护士执业资格考试与注册的相关规定。
3. 归纳护士执业管理法律制度中的权利与义务。
4. 熟记护士执业管理制度中的法律责任。
5. 能够运用相关法规指导自己的护理工作实践。

第一节　护士执业管理法律制度概述

> **案例 11-1**　患儿，男，1 岁，因面色苍白，发热、呕吐 5 天，以营养不良性贫血入院。入院后医嘱：10% 氯化钾 10 ml 加入 10% 葡萄糖液 500 ml 静脉点滴。值班护士没有认真阅读医嘱，将 10% 氯化钾 10 ml 直接静脉推注。注射完毕发现患儿昏迷、抽搐、心脏骤停。立即组织抢救，行人工呼吸、心脏按压，注射钙剂、脱水剂等。经多方抢救无效死亡。
>
> **问题**：值班护士在治疗护理活动中违法了吗？为什么？

下载资源：
案例 11-1 解析

护理人员在护理实践中一方面必须具有高尚的护理道德，掌握精湛的护理技术，另一方面必须学习与护理行为相关的卫生法律法规，懂法、知法、守法，提高自己的法律认知水平，主动用法律调整各种护理关系，指导具体护理行为，切实做到依法行医。为了确保从事护理工作的护士具有保障患者健康和医疗安全的执业水平，世界上很多国家制定并实施护士执业管理法律制度。本章主要对我国护士执业管理的法律制度进行介绍。

一、护士执业管理法律制度的概念

根据《中华人民共和国护士条例》（以下简称《护士条例》），护士是指经执业注册取得护士执业证书，依照本条例规定从事护理活动，履行保护生命、减轻痛苦、增进健康职责的卫生技术人员。

注册是指由官方或法律权威团体授予执照来从事，没有执业资格证的人就不能从事的工作的一种状态。

护士执业注册是卫生行政主管部门根据具备护士工作条件人员的申请，依法审查，准予其从事特定护理活动的行为。护士执业注册是一种行政许可，建立注册管理制度是为了保护公民的身体健康和生命安全，保证医疗护理质量和患者安全。

护士执业管理法律制度是对于护士从事护理执业活动的资格准入、维护、监督制度以及对护士的权利义务和行为规范的法律法规的总称。

二、护士执业管理法律制度的历史和发展现状

（一）国际护士执业管理法规的历史与发展现状

全世界范围内，护士执业立法始于 20 世纪初。新西兰在 1901 年 9 月 12 日颁布了《护士注册条例》，Ellen Dougherty 是世界上第一位注册护士。美国北卡罗来纳州于 1903 年通过《护士注册法》。第一次世界大战对护士执业立法起到了巨大的推动作用，主要是因为护士在战争

中做出的特殊贡献。1919 年英国颁布了《护士法》，随后，芬兰、意大利、加拿大、波兰等国也相继颁布了护理法。在亚洲，我国香港地区 1931 年颁布《护士注册条例》，日本于 1948 年颁布了《护士、助产士、保健士法》。

1968 年国际护士委员会特别成立了一个专家委员会，制定了《系统制定护理法规的参考性指导》，这个指导文件被誉为护理立法史上划时代的文件。它为各国护理法必须涉及的内容提供了权威性的指导。根据该指导文件，护理法的基本内容包括总纲、护理教育、护士注册、护理服务四大部分。总纲部分阐明护理法的法律地位、护理立法的基本目标、立法程序的规定，护理的定义、护理工作的宗旨与人类健康的关系及其社会价值等。护理教育部分包括教育种类、教育宗旨、专业设置、编制标准、审批程序、注册和取消注册的标准和程序等，也包括对要求入学的护生的条件、护校学制、课程设置，乃至课时安排计划，考试程序以及护校一整套科学评估的规定等。护士注册部分包括有关注册种类、注册机构、本国或非本国护理人员申请注册的标准和程序，授予从事护理服务的资格或准予注册的标准等详细规定。护理服务部分包括护理人员的分类命名、各类护理人员的职责范围、权利义务、管理系统以及各项专业工作规范、各类护理人员应达标准的专业能力、护理服务的伦理学问题等，还包括对违反这些规定的护理人员进行处理的程序和标准等。

（二）中国护士执业管理法律制度概况

我国护士管理立法起步较晚。历经数代人努力，我国原卫生部于 1993 年颁布了《中华人民共和国护士管理办法》简称《管理办法》，自 1994 年 1 月 1 日起实施，是新中国首次以部门规章的形式制定的护士资格考试制度和护士执业许可制度，即护士注册制度。随着我国医疗卫生事业不断发展、医疗体制改革、医疗人事制度变化，原有的《管理办法》已不适应新形势的要求。为了进一步推动护理事业的发展，2008 年 1 月国务院又颁布《中华人民共和国护士条例》，并于同年 5 月 12 日国际护士节实施。该条例对护士注册进行了新的规定，包括总则、考试、注册、执业、罚则、附则六部分，总计三十五条，从立法层面上大力维护了护士的合法权益，明确护士的权利、义务及执业规则，保障医疗安全和人民群众的健康；同时，国务院原卫生部还制定了《护士执业注册管理办法》，于 2008 年 5 月 12 日施行，总计二十四条。根据《中华人民共和国护士条例》第七条规定，原卫生部和人力资源社会保障部联合发布《护士执业注册考试办法》，自 2010 年 7 月 1 日起施行，总计二十一条。

第二节 护士执业资格考试制度

> **案例 11-2** 小李，某卫生职业技术学院医学检验技术专业大二学生，听说学院护理专业是重点专业，且毕业就业率非常高，她想自己也是医学专业的学生，于是也想将来毕业时去医院找护士工作，从事护理行业。
>
> **问题：**小李的理想有可能实现吗？

下载资源：
案例 11-2 解析

护士执业资格是具有从事护士工作的基本理论和实践技能水平的标志，它涉及临床护理质量和患者的医疗安全。因此，我国规定，凡申请护士执业者，必须通过卫生主管部门统一执业考试，取得《中华人民共和国护士执业证书》。护士执业资格考试是评价申请者是否具备护士执业所必需的专业知识和技能的考试。通过考试，合格者获得在中国进行护士执业的资格。举行护士执业考试，是实行护士考试制度和护士执业许可证制度的前提和基础，对于提高护士职业素质，保证护理质量，更好地为护理对象服务具有重要意义。

一、护士执业资格考试的目的

　　国家护士执业资格考试是评价申请护士执业资格者是否具备执业所必需的护理专业知识与工作能力的考试。中华人民共和国国务院颁布的《护士条例》第七条规定：护士执业，应当经执业注册取得护士执业证书。该条明确规定护士只有通过执业注册，才能从事护理工作。护士经执业注册后取得的护士执业证书，是护士从事护理活动的唯一合法的法律文书。未经执业注册取得护士执业证书者，不得从事护理活动。护士要进行执业注册，必须先通过护士执业资格考试。护士执业资格考试对于提高护士素质，保证医疗护理质量及保护公民就医安全有着非常重要的意义。

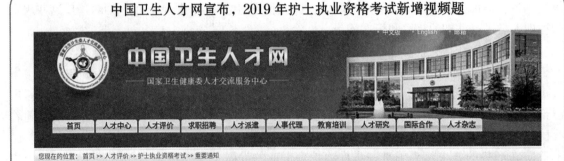

知识链接

中国卫生人才网宣布，2019 年护士执业资格考试新增视频题

　　更多护士执业资格考试信息请搜索中国卫生人才官方网站，网址：http://www.21wecan.com/rcpj/hszyzgks/

二、护士执业资格考试的相关规定

（一）护士执业资格考试申请条件

　　申请参加护士执业资格考试必须在中等职业学校、高等学校完成国务院教育主管部门和国务院卫生主管部门规定的普通全日制 3 年以上的护理、助产专业课程学习，包括在教学、综合医院完成 8 个月以上护理临床实习，并取得相应学历证书。人员包括经过省级以上教育行政部门认可的高等院校招收的护理、助产专业毕业生以及高等医学院校计划内招收的护理助产专业中专、专科和本科毕业生。

　　通过自学考试、广播电视大学和函授教育、网络教育等形式取得的护理专业学历，不能作为参加国家护士执业资格考试的依据。未经省级以上教育行政部门认可的高等院校招收的护理专业毕业生以及高等医学院校计划外招收的护理专业毕业生，也不得参加国家护士执业资格考试。

另外，军队人员参加全国护士执业资格考试的申请条件由军队有关部门负责。香港特别行政区、澳门特别行政区和台湾地区居民符合国家护士执业资格考试规定和《内地与香港关于建立更紧密经贸关系的安排》《内地与澳门关于建立更紧密经贸关系的安排》或者内地有关主管部门规定的，可以申请参加护士执业资格考试。

➤ **考点：**护士执业资格考试的申请。

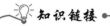 **知识链接**

国际护士执业水平考试

1. ISPN 项目，即 International Standards for Professional Nurses，全称为国际护士执业水平考试，属于 CGFNS 资格考试，是 CGFNS 认证项目和美国移民局签证审核项目的重要组成部分。

2. ISPN 项目参加资格：

（1）在中华人民共和国获批护士执业资格证的护理人员。

（2）居住在中华人民共和国的中国公民。

（3）毕业于政府批准的正规护理院校。

（4）注册护士身份。

（5）应届毕业生可凭据当年护士资格考试成绩单先行参加考试。

3. 中国大陆共设七大考点，分别为：北京、上海、广东广州、河南郑州、河北武汉、四川德阳、山东潍坊，考生可根据自己所处地域进行选择。

更多详细资料可以上网搜索 ISPN 中国官方网站查询，网址：http://www.cgfnsch.org/html/exam3.html

（二）申报材料

申请参加护士执业资格考试的人员，应当在公告规定的期限内报名，并提交以下材料：①护士执业资格考试报名申请表；②本人身份证明；③近 6 个月二寸免冠正面半身照片 3 张；④本人毕业证书；⑤报考所需的其他材料。

申请人为在校应届毕业生的，应当持有所在学校出具的应届毕业生毕业证明，到学校所在地的考点报名。学校可以为本校应届毕业生办理集体报名手续。

申请人为非应届毕业生的，可以选择到人事档案所在地报名。

（三）护士执业资格考试内容及形式

目前，我国护士执业资格考试实行国家统一考试制度。统一考试大纲，统一命题，统一合格标准。原则上每年举行一次，具体考试日期在举行考试 3 个月前向社会公布。考试内容包括专业实务和实践能力两个科目，一次考试通过两个科目为考试成绩合格。

为加强对考生实践能力的考核，原则上采用"人机对话"考试方式进行。

（四）护士执业资格考试证书的取得

护士执业资格考试成绩于考试结束后 45 个工作日内公布。考生成绩单由报名考点发给考生。考试成绩合格者，取得考试成绩合格证明，作为申请护士执业注册的有效证明。

第三节　护士执业注册管理制度

> **案例 11-3**
>
> 　　小王护校毕业后，通过了护士执业资格考试，但因身体较弱，加上觉得护士工作辛苦，在家休息了三年。看到同学在医院工作还不错，同事之间关系好，有融洽的集体氛围，小王便萌生了去医院做护士的想法。恰逢某医院招聘护士，小王便去报名。
>
> **问题：**
>
> 1. 小王具有报名资格吗？
>
> 2. 小王为在医院获得护士职位，应该做哪些准备？

通过护士执业资格考试还不能直接获得护士执业资格，按照《护士条例》，还必须经过护士注册程序获得护士执业资格后，才能从事护理活动。护士执业资格是一种资质，证明持有人有从事护士执业活动所必需的个人学识、技术和能力，它一经获得便终生有效。《护士执业注册管理办法》第二条规定，护士经执业注册取得护士执业证书后，方可按照注册的执业地点从事护理工作。未经执业注册取得护士执业证书者，不得从事诊疗技术规范规定的护理活动。

一、注册原则

（一）注册管理机关

国家卫生健康委员会（原卫生部、卫计委）负责全国护士执业注册监督管理工作。省、自治区、直辖市人民政府卫生行政部门是护士执业注册的主管部门，负责本行政区域的护士执业注册管理工作。省、自治区、直辖市人民政府卫生行政部门结合本行政区域的实际情况，制定护士执业注册工作的具体办法，并报国家卫生健康委员会备案。

（二）注册条件

1. **具有完全民事行为能力**　民事行为能力是指法律确认的公民通过自己的行为从事民事活动，参加民事法律关系，取得民事权利和承担民事义务的能力。民事行为能力包括完全民事行为能力、限制民事行为能力和无民事行为能力三种类型。根据我国民法总则，完全民事行为能力的人是指"十八周岁以上的自然人是成年人，为完全民事行为能力人，"可以独立实施民事法律行为。"十六周岁以上不满十八周岁的未成年人，以自己的劳动收入为主要生活来源的，视为完全民事行为能力人。"

2. 在中等职业学校、高等学校完成教育部和国务院卫生主管部门规定的普通全日制 3 年以上的护理、助产专业课程学习，包括在教学、综合医院完成 8 个月以上护理临床实习，并取得相应学历证书。

3. 通过国务院卫生主管部门组织的护士执业资格考试。

4. **符合国务院卫生主管部门规定的健康标准**　申请者的健康状况应当符合国务院卫生主管部门规定的健康标准。因健康原因不适合或不能胜任护理工作者，应避免从事护理工作。各地卫生行政部门的做法是让申请者提供本地区二级以上医院 6 个月以内的健康检查证明（体检单位盖章）。健康是否合格的标准参照《公务员录用体检通用标准（试行）》的规定。

《护士执业注册管理办法》规定，申请护士执业注册，应当符合下列健康标准：无精神病史，无色盲、色弱、双耳听力障碍，无影响履行护理职责的疾病、残疾或者功能障碍。请看表 11-1。

表 11-1　护士执业注册应具备的基本条件

条件	备注
具有完全民事行为能力	包括 18 周岁以上的公民（成年人），16 周岁以上不满 18 周岁的公民（以自己的劳动收入为主要生活来源）
学历要求	全日制 3 年以上的护理、助产专业课程学习（中专、大专、本科均可）且有毕业证 +8 个月以上护理临床实习
护士执业资格考试	通过
健康状况	符合健康标准（无精神病史，无色盲、色弱、双耳听力障碍，无影响履行护理职责的疾病、残疾或功能障碍）

➢ **考点：**护士注册的条件。

二、注册的主要类型及办理程序

（一）护士首次执业注册申请及办理程序

1. 首次执业注册申请　应当自通过护士执业资格考试之日起 3 年内提出；逾期提出申请的，除满足首次注册条件外，还应当在符合国务院卫生主管部门规定条件的医疗卫生机构接受 3 个月临床护理培训并考核合格。

2. 首次注册需提交的材料　根据《护士执业注册管理办法》第七条的规定，申请护士执业注册，应当提交下列材料：①护士执业注册申请审核表；②申请人身份证明；③申请人学历证书及专业学习中的临床实习证明；④护士执业资格考试成绩合格证明；⑤省、自治区、直辖市人民政府卫生行政部门指定的医疗机构出具的申请人 6 个月内健康体检证明；⑥医疗卫生机构拟聘用的相关材料。

3. 办理程序　申请护士执业注册的，应当向拟执业地省、自治区、直辖市人民政府卫生主管部门提出申请。收到申请的卫生主管部门应当自收到申请之日起 20 个工作日内做出决定，对具备本条例规定条件的，准予注册，并发给护士执业证书；对不具备该条例规定条件的，不予注册，并书面说明理由。

➢ **考点：**护士注册办理程序。

4. 护士执业证书由国家卫生健康委员会统一印制。护士执业注册有效期为 5 年。

（二）护士延续执业注册的规定

1. 延续注册申请程序　根据《护士条例》第十条，护士执业注册有效期届满需要继续执业的，应当在护士执业注册有效期届满前 30 日向执业地省、自治区、直辖市人民政府卫生主管部门申请延续注册。

2. 申请延续注册应当提交的材料　①护士延续注册申请审核表；②申请人的护士执业证书；③省、自治区、直辖市人民政府卫生行政部门指定的医疗机构出具的申请人 6 个月内健康体检证明。

3. 延续注册的办理　收到申请的卫生主管部门对具备本条例规定条件的，准予延续，延续执业注册有效期为 5 年；对不具备本条例规定条件的，不予延续，并书面说明理由。所指的本条例规定条件主要是《护士条例》第七条、第八条规定的条件。《护士执业注册管理办法》规定，注册部门自受理延续注册申请之日起 20 日内进行审核。

4. 不予延续注册的情形。有下列情形之一的，不予延续注册　①不符合《护士执业注册管理办法》第六条规定的健康标准的；②被处暂停执业活动处罚期限未满的。

> ➤ **考点**：护士延续执业注册规定。

（三）护士变更执业注册及程序

目前护理人员的流动性越来越大，法规对护士变更执业地点的注册方面的程序规定如下：

1. 申请变更　《护士条例》第九条规定，护士在其执业注册有效期内变更执业地点的，应当向拟执业地省、自治区、直辖市人民政府卫生主管部门报告。

2. 申请变更需提交的材料　需要提交护士变更注册申请审核表和申请人的《护士执业证书》。

3. 变更手续的办理　收到报告的卫生主管部门应当自收到报告之日起7个工作日内为其办理变更手续。护士跨省、自治区、直辖市变更执业地点的，收到报告的卫生主管部门还应当向其原执业地省、自治区、直辖市人民政府卫生主管部门通报。省、自治区、直辖市卫生厅（局）收到护士变更执业注册的报告后，应当在7日内进行审查，对符合条件的为其办理变更手续。不符合条件的也应当及时告知，对不予变更的一般应当书面告知理由。条例规定的7日指工作日，不含节假日。

4. 无需办理变更手续的情形　承担卫生行政部门交办或者批准的任务以及履行医疗卫生机构职责的护理活动，包括经医疗卫生机构批准的进修、学术交流等，护士不需要办理变更。

> ➤ **考点**：护士变更执业注册及程序。

（四）护士重新申请注册及程序

1. 重新申请注册的情形　有下列情形之一的，拟在医疗卫生机构执业时，应当重新申请注册：①注册有效期届满未延续注册的；②受吊销《护士执业证书》处罚，自吊销之日起满2年的。

2. 重新申请注册需提交的材料同首次申请执业注册所需提交的材料　如果中断护理执业活动超过3年的，还应当提交在省、自治区、直辖市人民政府卫生行政部门规定的教学综合医院接受3个月临床护理培训并考核合格的证明。

（五）注销护士执业注册的情形

《护士条例》第十条规定：护士有行政许可法规定的应当予以注销执业注册情形的，原注册部门应当依照行政许可法的规定注销其执业注册。

根据《护士执业注册管理办法》十八条的规定，注销护士执业注册的情形有以下几种：

1. 护士执业注册有效期届满未延续的。

2. 护士死亡或者因身体健康等原因丧失民事行为能力的。

3. 受到吊销《护士执业证书》处罚的。

另外，第二十条规定，护士执业注册申请人隐瞒有关情况或者提供虚假材料申请护士执业注册的，卫生行政部门不予受理或者不予护士执业注册，并给予警告；已经注册的，应当撤销注册。请看表11-2。

表11-2　护士的执业注册申请与管理

注册情形	注册要求	内容
首次护士执业注册	申请时效	通过护士执业资格考试3年内
	提交材料	申请表＋身份证明＋毕业证＋实习证明（至少8个月）＋护士执业资格考试成绩合格证明＋健康证明＋医疗机构拟聘用材料
	有效期	5年

续表

注册情形	注册要求	内容
延续注册	申请时间	有效期届满前30日提出申请
变更注册	条件	更换执业地点
	无需变更情况	进修，学术交流
	审查时限	7个工作日内
	有效期	5年
重新注册	需要情况	有效期届满未延续注册的，吊销执业证满2年的（自吊销之日起算）
注销注册	情况	执业证有效期届满未延续的（过期不续或延续不批准）；护士死亡或者因身体健康丧失行为能力的；被吊销

> **考点：** 注销护士执业注册的情形。

第四节　护士的权利与义务

案例 11-4　　一位年轻的未婚妇女因子宫出血过多住院。患者诉子宫出血与她的月经有关，去年就发生过几次。医生按照其主诉施行相应的治疗。一位正在妇科实习的护士和患者很谈得来，成为无话不谈的好朋友。在一次聊天中谈及病情时，患者说自己是因为服用了流产药物而造成的出血不止，并要求这位护士为她保密。

问题： 在这种情况下，护士应该怎么做？

下载资源：
案例11-4解析

一、护士的权利

护士的权利指在医疗护理服务过程中护士应该享有的利益和可以行使的权力。为了保证护士安心工作，鼓励人们从事护理工作，满足人民群众对护理服务的需求，《护士条例》充分保障了护士的权利。根据《护士条例》第十二条到十五条的规定，护士在执业活动中应当享有以下权利：

（1）护士有按照国家有关规定获取工资报酬、享受福利待遇、参加社会保险的权利。任何单位或者个人不得克扣护士工资，降低或者取消护士福利等待遇。

（2）护士有获得与其所从事的护理工作相适应的卫生防护、医疗保健服务的权利。从事直接接触有毒有害物质、有感染传染病危险工作的护士，有依照有关法律、行政法规的规定接受职业健康监护的权利；患职业病的，有依照有关法律、行政法规的规定获得赔偿的权利。

（3）护士有按照国家有关规定获得与本人业务能力和学术水平相应的专业技术职务、职称的权利。护士职称序列包括护士、护师、主管护师、副主任护师和主任护师五个级别。各类医疗机构内工作的护士，作为从事护理专业技术工作的人员，都应当享有获得与本人业务能力和学术水平相当的专业技术职务、职称的权利。

（4）护士有参加专业培训、从事学术研究和交流、参加行业协会和专业学术团体的权利。参加各种培训接受继续教育，不断提高专业水平，是护士享有的基本权利。医疗卫生机构应为护士参加培训提供支持和保障。护士有权从事学术交流、科学研究、加入行业协会和参加专业的学术团体，有权在学术活动中发表自己的观点。

（5）护士有获得疾病诊疗、护理相关信息的权利。护士履行职责，需要了解患者的诊断、治疗等有关信息和资料；必须了解患者的生理情况、心理状况、文化背景和生活习惯等。护士有权利根据患者的病情和身心状况，制订和实施护理计划，以更好地促进患者康复。特殊情况下，护士为保证患者安全和其他人员安全，有权利对传染病患者实施隔离等。

（6）其他与履行护理职责相关的权利。

（7）护士有对医疗卫生机构和卫生主管部门的工作提出意见和建议的权利。

护士享有对所在机构的批评权和建议权。同时，护士有权利通过职工代表大会、工会等组织形式及其他适当方式，参与医疗机构的管理、决策，讨论医疗机构发展与改革等方面的重大问题。

> **考点**：护士的权利。

二、护士的义务

为了规范护士执业行为，提高护理质量，改善护患关系，《护士条例》对护士在执业中的义务做出了明确的规定。根据《护士条例》第十六条至第十九条，护士的义务，包括以下几个方面：

（1）护士执业，应当遵守法律、法规、规章和诊疗技术规范的规定。

（2）护士在执业活动中，发现患者病情危急，应当立即通知医师；在紧急情况下为抢救垂危患者生命，应当先行实施必要的紧急救护。

（3）护士发现医嘱违反法律、法规、规章或者诊疗技术规范规定的，应当及时向开具医嘱的医师提出；必要时，应当向该医师所在科室的负责人或者医疗卫生机构负责医疗服务管理的人员报告。

（4）护士应当尊重、关心、爱护患者，保护患者的隐私。对患者的尊重和关爱是一切护理活动的出发点和归宿。护士应当具备良好的人文素养，把关爱和尊重患者的理念和意识付诸实践。护士应当保守患者的隐私和秘密，避免因泄露而对患者造成不良影响，甚至产生严重后果。

（5）护士有义务参与公共卫生和疾病预防控制工作。发生自然灾害、公共卫生事件等严重威胁公众生命健康的突发事件，护士应当服从县级以上人民政府卫生主管部门或者所在医疗卫生机构的安排，参加医疗救护。

> **考点**：护士的义务。

第五节　违反护士执业管理法律制度的法律责任

案例 11-5　　在某三甲医院产科，两名产科年轻护士在他人利诱下非法获取产妇及其家庭联系电话及信息，并通过售卖信息非法牟利，最终被公安机关查获并提交检察机关公诉，得到了应有的法律制裁。

问题：该两名护士出狱后还能重返护理岗位，继续从事护理活动吗？

《中华人民共和国护士条例》对违反护士执业管理法律制度的护士及其管理机构应该承担的法律责任进行了明确规定。根据《护士条例》第二十七到三十四条的规定，具体内容如下。

一、卫生医疗机构违反护士执业管理法律制度的法律责任

1. 卫生主管部门的工作人员未依照本条例规定履行职责，在护士监督管理工作中滥用职权、徇私舞弊，或者有其他失职、渎职行为的，依法给予处分；构成犯罪的，依法追究刑事责任。

2. 医疗卫生机构有下列情形之一的，由县级以上地方人民政府卫生主管部门依据职责分工责令限期改正，给予警告；逾期不改正的，根据国务院卫生主管部门规定的护士配备标准和在医疗卫生机构合法执业的护士数量核减其诊疗科目，或者暂停其6个月以上1年以下执业活动；国家举办的医疗卫生机构有下列情形之一、情节严重的，还应当对负有责任的主管人员和其他直接责任人员依法给予处分：

（1）违反本条例规定，护士的配备数量低于国务院卫生主管部门规定的护士配备标准的；

（2）允许未取得护士执业证书的人员或者允许未依照本条例规定办理执业地点变更手续、延续执业注册有效期的护士在本机构从事诊疗技术规范规定的护理活动的。

3. 医疗卫生机构有下列情形之一的，依照有关法律、行政法规的规定给予处罚；国家举办的医疗卫生机构有下列情形之一、情节严重的，还应当对负有责任的主管人员和其他直接责任人员依法给予处分：

（1）未执行国家有关工资、福利待遇等规定的。

（2）对在本机构从事护理工作的护士，未按照国家有关规定足额缴纳社会保险费用的。

（3）未为护士提供卫生防护用品，或者未采取有效的卫生防护措施、医疗保健措施的。

（4）对在艰苦边远地区工作，或者从事直接接触有毒有害物质、有感染传染病危险工作的护士，未按照国家有关规定给予津贴的。

4. 医疗卫生机构有下列情形之一的，由县级以上地方人民政府卫生主管部门依据职责分工责令限期改正，给予警告：

（1）未制定、实施本机构护士在职培训计划或者未保证护士接受培训的。

（2）未依照本条例规定履行护士管理职责的。请看表11-3。

表11-3 医疗机构的法律责任

违规情况	处理
护士的配备数量低于国家标准/聘用无证护士	县级以上地方人民政府卫生主管部门责令限期改正，给予警告；逾期不改正的，将会受到核减其诊疗科目或者暂停其6个月以上1年以下执业活动的处理
未执行工资、福利待遇、社会保险、卫生防护用品或者措施、津贴等	受到有关法律、行政法规规定的处罚
未制定、实施本机构护士在职培训计划或者未保证护士接受培训的，未依照本条例规定履行护士管理职责的	县级以上地方人民政府卫生主管部门依据职责分工责令限期改正，给予警告

二、护士违反护士执业管理法律制度的法律责任

1. 护士在执业活动中有下列情形之一的，由县级以上地方人民政府卫生主管部门依据职责分工责令改正，给予警告；情节严重的，暂停其6个月以上1年以下执业活动，直至由原发

证部门吊销其护士执业证书：

（1）发现患者病情危急未立即通知医师的。

（2）发现医嘱违反法律、法规、规章或者诊疗技术规范的规定，未依照本条例第十七条的规定提出或者报告的。

（3）泄露患者隐私的。

（4）发生自然灾害、公共卫生事件等严重威胁公众生命健康的突发事件，不服从安排参加医疗救护的。

2. 护士在执业活动中造成医疗事故的，依照医疗事故处理有关规定承担法律责任。

3. 护士被吊销执业证书的，自执业证书被吊销之日起 2 年内不得申请执业注册。请看表 11-4。

表 11-4 《护士条例》规定护士在执业活动中应给予处罚的情形

处理部门	处理情况	处理措施
县以上卫生健康委员会	一般违法	责令改正，给予警告
	情节严重	暂停其 6 个月以上 1 年以下执业活动，直至原发证部门吊销执照

> **考点**：护士违反护士执业管理法律制度的法律责任。

三、其他人或者机构违反护士执业管理法律制度的法律责任

扰乱医疗秩序，阻碍护士依法开展执业活动，侮辱、威胁、殴打护士，或者有其他侵犯护士合法权益行为的，由公安机关依照治安管理处罚法的规定给予处罚；构成犯罪的，依法追究刑事责任。

在《护士条例》的附则中还规定了一些在条例实施前的特殊法律规定，主要内容有：

1. 在条例施行前，按照国家有关规定已经取得护士执业证书或者护理专业技术职称、从事护理活动的人员，经执业地省、自治区、直辖市人民政府卫生主管部门审核合格，换领护士执业证书。

2. 在条例施行前，尚未达到护士配备标准的医疗卫生机构，应当按照国务院卫生主管部门规定的实施步骤，自本条例施行之日起 3 年内达到护士配备标准。

（陈雅容）

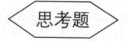

思考题

一、选择题

1. 以下可作为申请护士执业注册的学历证书是

    A. 成人高等学校全日制护理学专业专升本毕业证书

    B. 普通中等专业学校三年制全日制普通中专毕业证书

    C. 普通高等学校夜大护理学专业大专毕业证书

    D. 高等教育自学考试护理学专业本科毕业证书

    E. 普通高等学校电大护理学专业大专毕业证书

2. 护士首次执业注册应当自通过护士执业资格考试之日起几年内提出执业注册申请

A. 1　　　　　B. 2　　　　　C. 3　　　　　D. 4　　　　　E. 5

3. 某护士因故被吊销执业证书，当其申请再次执业注册时至少应在被吊销执业证书之日起多久才有资格

A. 半年　　　　B. 一年　　　　C. 二年　　　　D. 三年　　　　E. 四年

4. 下列哪项不是申请护士执业注册取得护士执业证书的基本条件

A. 具有完全民事行为能力

B. 完成相应的护理专业教育和护理临床实习

C. 通过卫生部门组织的护士执业资格考试

D. 符合护士执业注册管理办法规定的健康标准

E. 16 周岁以上不满 18 周岁的公民，不能以自己的劳动收入为主要生活来源

二、案例分析题

小慧是今年的一所职业医学大专院校的护理专业毕业生，从小就想当护士，但在以前体检出是乙肝"小三阳"患者，后来再次去医院检查，结果为乙肝病毒携带者，但肝功能正常，其他各项指标也正常。小慧非常痛苦，担心此病以后会影响她获得护士执业资格证，导致她不能从事自己喜欢的护理专业。

问题： 小慧的担心有道理吗？为什么？

第十二章

护理活动的相关法律制度

思维导图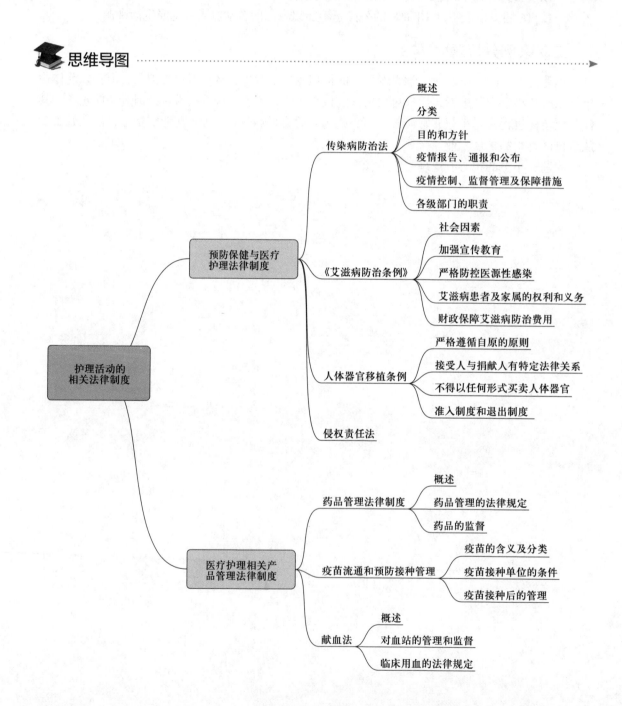

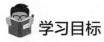 **学习目标**

1. 复述传染病、无偿献血、疫苗的概念。
2. 概述传染病疫情报告的时限和方式、传染病的疫情控制、监督管理及保障措施。
3. 阐述《中华人民共和国献血法》对血站、采供血管理和监督的相关规定。
4. 理解《人体器官移植条例》中规定的自愿原则。

第一节　预防保健与医疗护理法律制度

案例 12-1　某医院接到河南某县农村一位小学教师的来信，他提出愿意将自己的角膜献出，以换取一定的报酬用于办学。他的理由：

1. 当地经济状况极差，政府虽多方筹资，但仍有数百名适龄儿童无法入学。
2. 他本人年近 46 岁，在 40 岁时全身水肿，确诊为慢性肾炎、肾功能不全。

目前虽能坚持工作，自感生命有限，愿将其角膜献出，为改善本乡办学条件做点贡献。

问题：你认为这位小学教师的行为能否得到支持？

下载资源：
案例 12-1 解析

随着经济的快速发展，医学科学的飞速进步，我国卫生法律不断得到完善，患者求医的期望值不断提高，运用法律保护自己的正当权益已成为常识。对于护理专业的学生来说，学习和了解必要的卫生法律知识，对于培养法律思维、增强依法执业的基本素质、减少或避免医疗事故和纠纷的发生、保障护患双方的合法权益具有十分重要的意义。

一、传染病防治法律

（一）概述

传染病是能在人与人、动物与动物或人与动物之间相互传播的疾病，具有流行性和反复性等特点，发病率高，对人体健康危害极大。

《中华人民共和国传染病防治法》（以下简称《传染病防治法》）是在 1989 年 9 月起施行的《传染病防治法》的基础上，总结了传染病防治实践的经验与教训进行修订，第十届全国人民代表大会常务委员会第十一次会议修订通过，于 2004 年 12 月 1 日起施行。2013 年 6 月 29日全国人大再次对《中华人民共和国传染病防治法》做出修改。

《传染病防治法》共九章八十条，包括总则、传染病预防疫情报告、通报和公布疫情控制、医疗救治、监督管理、保障措施、法律责任、附则。

（二）法定传染病的分类

法定传染病是指纳入《传染病防治法》等法律管理的传染病。国家确定对传染病实行分类，采取相应的预防控制措施，分类监测、分类监督管理。达到及时有效控制传染病传播、流行的目的。

修订后的传染病防治法列入的法定传染病共 39 种，其中甲类 2 种，乙类 26 种，丙类 11 种。

1. 甲类传染病（2 种）　甲类传染病也称强制管理传染病，包括：鼠疫、霍乱。

对此类传染病发生后报告疫情的时限对患者、病原携带者的隔离、治疗方式以及对疫点疫区的处理等均应强制执行。

2. 乙类传染病（26种） 乙类传染病也称严格管理传染病，包括：传染性非典型肺炎、人感染 H_7N_9 禽流感、艾滋病、病毒性肝炎、脊髓灰质炎、人感染高致病性禽流感、麻疹、流行性出血热、狂犬病、流行性乙型脑炎、登革热、炭疽、细菌性和阿米巴性痢疾、肺结核、伤寒和副伤寒、流行性脑脊髓膜炎、百日咳、白喉、新生儿破伤风、猩红热、布鲁氏菌病、淋病、梅毒、钩端螺旋体病、血吸虫病、疟疾。

对乙类传染病中传染性非典型肺炎、炭疽中的肺炭疽采取本法所称甲类传染病的预防控制措施。

3. 丙类传染病（11种） 丙类传染病也称监测管理传染病，包括手足口病，流行性感冒，流行性腮腺炎，风疹，急性出血性结膜炎，麻风病，流行性和地方性斑疹伤寒，黑热病，包虫病，丝虫病，除霍乱、细菌性和阿米巴性痢疾、伤寒和副伤寒以外的感染性腹泻病。

随着传染病疫情的变化，原国家卫计委在2013年11月发布调整通知，规定人感染 H_7N_9 禽流感纳入乙类传染病，将甲型 H_1N_1 流感调整为丙类，并纳入流行性感冒进行管理；解除了对人感染致病性禽流感采取的甲类传染病预防控措施。

> **考点**：传染病的分类。

（三）《传染病防治法》的立法目的和传染病防治方针

1. 传染病防治法的立法目的　为了预防、控制和消除传染病的发生与流行，保障人民健康和公共卫生。其中包含三层含义，即强调疾病发生前的预防措施、已发生后采取的控制措施，最终达到消除传染病的目的。

2. 传染病防治方针　国家对传染病实行预防为主的方针。坚持防治结合、分类管理、依靠科学、依靠群众的原则。

> **考点**：传染病防治方针。

（四）传染病疫情报告、通报和公布

修订后的法律对现行传染病疫情报告和公布制度做了完善，并新设立了传染病疫情信息通报制度。隐瞒、谎报、缓报者将受惩处。

1. 报告　《传染病防治法》规定任何单位和个人发现传染病患者或疑似传染病患者时都有义务向附近的医疗或卫生防疫机构报告。医疗保健人员、卫生防疫人员及个体开业医生为责任报告人，在发现传染病患者、病原携带者或疑似传染病患者时，应按规定时限报告卫生防疫机构。责任报告人发现甲类传染病和按照甲类管理的乙类传染病患者病原携带者或疑似传染病患者时，应在2 h内报告发病地的卫生防疫机构；责任报告人发现乙类、丙类传染病患者、病原携带者或疑似传染病患者时，应于24 h内报告发病地的卫生防疫机构。（图12-1）

2. 通报　国务院卫生行政部门应当及时向国务院其他有关部门和各省、自治区、直辖市人民政府卫生行政部门汇报全国传染病疫情以及监测、预警的相关信息。

县级以上地方人民政府卫生行政部门应当及时向本行政区域内的疾病预防控制机构和医疗机构通报传染病疫情以及监测、预警的相关信息。接到通报的疾病预防控制机构和医疗机构应当及时告知本单位的有关人员。

动物防疫机构和疾病预防控制机构，应当及时互相通报动物间和人间发生的人畜共患传染病疫情以及相关信息。

3. 公布 《传染病防治法》规定，国家建立传染病疫情信息公布制度。公布传染病疫情信息应当及时、准确。国务院卫生行政部门定期公布国家传染病疫情信息。省、自治区、直辖市人民政府卫生行政部门定期公布本行政区域的传染病疫情信息。

传染病暴发、流行时国务院卫生行政部门向社会公布本行政区域的传染病疫情信息，并可以授权省、自治区、直辖市人民政府卫生行政部门向社会公布本行政区域的传染病疫情信息。

> ➤ **考点：**传染病疫情报告。

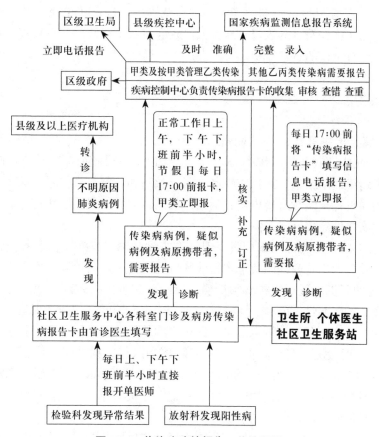

图 12-1 传染病疫情报告工作流程图

（五）传染病的疫情控制、监督管理及保障措施

1. 传染病的疫情控制 指在传染病发生或暴发流行时，政府及有关部门为了防止传染病扩散和蔓延而采取的控制措施，包括控制传染源、切断传播途径等。

修订后的法律规定，医疗机构发现甲类传染病时应当及时控制甲类传染病病例的场所或者该场所内的特定区域的人员，可以由县级以上地方人民政府实施隔离措施。拒绝隔离治疗或者隔离期未满擅自脱离隔离治疗的，可以由公安机关协助医疗机构采取强制隔离治疗措施。在隔离期间，实施隔离措施的人民政府应当对被隔离人员提供生活保障；被隔离人员有工作单位的，所在单位不得停止支付其隔离期间的工作报酬。

医疗机构发现乙类或者丙类传染病患者应当根据病情采取必要的治疗和控制传播措施，医疗机构对本单位内被传染病病原体污染的场所、物品以及医疗废物，必须依照法律、法规的规定实施消毒和无害化处置。

患甲类传染病死亡的，应当将尸体立即进行卫生处理就近火化。为了查找传染病病因，医疗机构在必要时可以按照国务院卫生行政部门的规定，对传染病患者尸体或者疑似传染病患者尸体进行解剖查验并应当告知死者家属。

2. 传染病的疫情监督　县级以上人民政府卫生行政部门对传染病防治工作履行监督检查职责。县级以上人民政府卫生行政部门在履行监督检查职责时，有权进入被检查单位和传染病疫情发生现场调查取证，查阅或者复制有关的资料和采集样本。被检查单位应当予以配合，不得拒绝阻挠。

3. 传染病防治的保障措施　国务院卫生行政部门会同国务院有关部门，根据传染病流行趋势，确定全国传染病预防、控制、救治监测、预测、预警、监督检查等项目。中央财政对困难地区实施重大传染病防治项目给予补助。省、自治区、直辖市人民政府根据本行政区域内传染病流行趋势在国务院卫生行政部门确定的项目范围内，确定传染病预防、控制、监督等项目，并保障项目的实施经费。县级以上地方人民政府按照本级政府职责负责本行政区域内传染病预防、控制、监督工作的日常经费。

> ➢ **考点：** 传染病的疫情控制。

（六）传染病防治中各级部门的职责

1. 各级政府在传染病防治工作中的职责　县级以上人民政府制定传染病防治规划并组织实施，建立健全传染病防治的疾病预防控制、医疗救治和监督管理体系。应当加强传染病医疗救治服务网络的建设，指定具备传染病救治条件和能力的医疗机构承担传染病救治任务，或者根据传染病救治需要设置传染病医院。

2. 卫生行政部门和有关部门的职责　卫健委主管全国传染病防治及其监督管理工作，县级以上地方人民政府卫生行政部门负责本行政区域内的传染病防治及其监督管理工作。

3. 医疗机构的职责　医疗机构必须严格执行国务院卫生行政部门规定的管理制度、操作规范，防止传染病的医源性感染和医院感染。应当确定专门的部门或者人员，承担传染病疫情报告、本单位的传染病预防、控制以及责任区域内的传染病预防工作；承担医疗活动中与医院感染有关的危险因素检测、安全防护、消毒、隔离和医疗废物处置工作。医疗机构的基本标准、建筑设计和服务流程，应当符合预防传染病医院感染的要求。应当按规定对使用的医疗器械进行消毒；对按照规定一次使用的医疗器具，医疗机构应当按照传染病诊断标准和治疗要求，采取措施提高传染病医疗救治能力。

医疗机构应当对传染病患者或者疑似传染病患者提供医疗救护，现场救援和接诊治疗，书写病历记录以及其他有关资料，并妥善保管。应当实行传染病预检、分诊制度；对传染病患者、疑似传染病患者，应当引导至相对隔离的分诊点进行初诊。

二、艾滋病防治相关条例

目前我国艾滋病疫情呈上升趋势，局部地区和重点人群已经呈现高流行性，疫情正在从高危人群向一般人群扩散，艾滋病是我国重点防治的重大传染病。为预防、控制艾滋病，捍卫公共卫生，2006 年 1 月 29 日，国务院颁布《艾滋病防治条例》。该条例共七章六十四条，于2006 年 3 月 1 日起实施。就艾滋病防治，本条例突出以下重点：

（一）各级卫生管理机构防治艾滋病的职责

1. 各级政府应全面行使主要职责，对艾滋病防治工作实行统一领导，建立健全艾滋病防治工作协调机制和工作责任制等。

2. 政府有关部门应开展艾滋病防治的宣传教育、行为干预以及预防控制等工作。

3. 工会、共青团、妇联、红十字会等团体以及有关组织和个人，应开展相关的艾滋病防治工作。

4. 应在基层充分发挥居民委员会、村民委员会的作用。

（二）艾滋病的宣传教育

预防为主、宣传教育为主是我国艾滋病控制的工作方针。通过形式多样的宣传教育，向公众普及艾滋病防治知识，特别是向有易感染艾滋病病毒危险行为的人群传递科学、准确的艾滋病防治信息，引导人们改变危险的行为，减少或者阻断艾滋病病毒传播的因素。

条例强调，必须开展全民防治艾滋病的普及性宣传教育；加强对学生、育龄人群、进城务工人员、妇女等重点人群有关艾滋病防治的宣传教育，相关政府部门和机构负有宣传教育的义务。

（三）艾滋病的预防和控制

1. 国家建立艾滋病监测制度　国家建立健全艾滋病监测网络。

2. 实行艾滋病自愿咨询和自愿检测制度。

3. 严格防控医源性感染　条例规定医疗机构和出入境检验检疫机构应当按照卫健委的规定，遵守标准防护原则，严格执行操作规程和消毒管理制度，防止发生艾滋病医院感染和医源性感染。

4. 严格规范血站、血液制品生产单位的行为　条例第 35 条规定，血站、单采血浆站应当对采集的人体血液、血浆进行艾滋病检测；不得向医疗机构和血液制品生产单位供应未经艾滋病检测或者艾滋病检测阳性的人体血液、血浆。医疗机构应当对因应急用血而临时采集的血液进行艾滋病监测，对临床用血艾滋病检测结果进行核查；对未经检测、核查或者艾滋病检测阳性的血液，不得采集或者使用。

另外，条例规定，采集或者使用人体组织、器官、细胞、骨髓等，应当进行艾滋病检测，否则与艾滋病检测阳性一样，不得采集或者使用。无论是医疗卫生机构，还是血站、单采血浆站等，如果违反条例的相关规定，都要依法追究法律责任，构成犯罪的，依法追究刑事责任。

（四）艾滋病病毒感染者、艾滋病患者及其家属的权利和义务

1. 权利　不得歧视艾滋病病毒感染者和艾滋病患者，要保障艾滋病病毒感染者和艾滋病患者的权利。条例明确规定，任何单位和个人不得歧视艾滋病病毒感染者、艾滋病患者及其家属，他们享有的婚姻、就业、就医、入学等合法权益受法律保护；未经本人或者其监护人同意，任何单位和个人不得公开艾滋病病毒感染者、艾滋病患者及其家属的有关信息；医疗机构不得推诿或者拒绝为艾滋病病毒感染者或者艾滋病患者治疗其他疾病。

2. 义务　为维护公众健康，条例第 38 条也明确了艾滋病病毒感染者和艾滋病患者应当履行的义务：接受疾病预防控制机构或者出入境检验检疫机构的流行病学调查和指导；将其感染或者发病的事实及时告知与其有性关系者；就医时，将其感染或者发病的事实如实告知接诊医生；采取必要的防护措施，防止感染他人；不得以任何方式故意传播艾滋病。故意传播艾滋病的，依法承担民事赔偿责任；构成犯罪的，依法追究刑事责任。

（五）艾滋病的治疗和救助

1. 治疗　条例从第 43 条到第 47 条规定：向农村艾滋病患者和城镇经济困难的艾滋病患者免费提供抗艾滋病病毒治疗药品；适当减免抗机会性感染治疗药品的费用；向接受艾滋病咨询、检测的人员免费提供咨询和初筛检测；向感染艾滋病病毒的孕产妇免费提供预防艾滋病母婴传播的治疗和咨询。

2. 救助　对生活困难的艾滋病患者遗留的孤儿和感染艾滋病病毒的未成年人减免相应的教育费用；对生活困难并符合社会救助条件的艾滋病病毒感染者、艾滋病患者及其家属给予生活救助，对有劳动能力的艾滋病病毒感染者和艾滋病患者，扶持其从事力所能及的生产和工作。

条例规定，各级政府应当将艾滋病防治经费列入本级财政预算，加强和完善艾滋病预防、检测控制、治疗和救助服务网络的建设，建立健全艾滋病防治专业队伍。

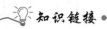

预防艾滋病的10条基本知识

1. 艾滋病是一种病死率极高的严重传染病，目前还没有治愈的药物和方法，但可以预防。
2. 艾滋病主要通过性接触、血液和母婴三种途径传播。
3. 与艾滋病患者和艾滋病病毒感染者的日常生活和工作接触不会感染艾滋病。
4. 洁身自爱、遵守性道德是预防经性途径传染艾滋病的根本措施。
5. 正确使用避孕套不仅能避孕，还能减少感染艾滋病、性病的危险。
6. 及早治疗并治愈性病可减少感染艾滋病的危险。
7. 共用注射器吸毒是传播艾滋病的重要途径，因此要拒绝毒品，珍爱生命。
8. 避免不必要的输血和注射，避免使用未经艾滋病病毒抗体检测的血液和血液制品。
9. 关心、帮助和不歧视艾滋病患者及艾滋病病毒感染者是预防与控制艾滋病的重要方面。
10. 艾滋病威胁着每一个人和每一个家庭，预防艾滋病是全社会的责任。

三、人体器官移植相关条例

近年来，随着我国人体器官移植事业的迅速发展，技术日趋成熟，人体器官移植技术已得到国内广大患者的认可。为了规范人体器官移植，保证医疗质量，保障人体健康，维护公民的合法权益，中华人民共和国国务院 2007 年 3 月 2 日第 171 次常务会议通过《人体器官移植条例》，自 2007 年 5 月 1 日起正式实施。全文共五章三十二条。《人体器官移植条例》施行标志着人体器官移植正式纳入法制化管理轨道。

人体器官移植是指摘取人体器官捐献人具有特定功能的心脏、肺、肝、肾或者胰腺等器官的全部或者部分，将其植入接受人身体以代替其病损器官的过程。从事人体细胞和角膜、骨髓等人体组织移植，不属于人体器官移植，不适用本条例。本条例强调以下重点：

（一）捐献人体器官，要严格遵循自愿的原则

1. 公民有权捐献或者不捐献其人体器官；任何组织或者个人不得强迫、欺骗或者利诱他人捐献人体器官。
2. 捐献人体器官的公民应当具有完全民事行为能力，并应当以书面形式表示。
3. 公民已经表示捐献其人体器官意愿的，有权随时予以撤销。
4. 公民生前表示不同意捐献其人体器官的，任何组织或者个人不得捐献、摘取该公民的人体器官；公民生前未表示不同意捐献其人体器官的，该公民死亡后，其配偶、成年子女、父母可以以书面形式共同表示同意捐献该公民人体器官的意愿。
5. 任何组织或者个人不得摘取未满 18 周岁公民的活体器官用于移植。

任何组织和个人都不能强迫、欺骗或者利诱他人捐献人体器官，也不得通过捐献人体器官牟取任何经济利益，这是开展人体器官捐献工作必须遵守的两项基本原则。捐献工作流程见图 12-2。

（二）活体器官接受人必须与捐献人之间有特定的法律关系

条例明确规定活体器官接受人必须与活体器官捐献人之间有特定的法律关系，即配偶关系、直系血亲或者三代以内旁系血亲关系，或者有证据证明与活体器官捐献人存在因帮扶等形成了亲情关系。为确保无买卖或者变相买卖人体器官的情形出现，条例在医疗机构和医务人员摘取人体器官前加上了伦理委员会进行审查的要求。

（三）任何组织或者个人不得以任何形式买卖人体器官

条例明确规定任何组织或者个人不得以任何形式买卖人体器官，不得从事与买卖人体器官有关的活动。同时，对人体器官移植手术收取费用的范围作了界定，规定：医疗机构实施

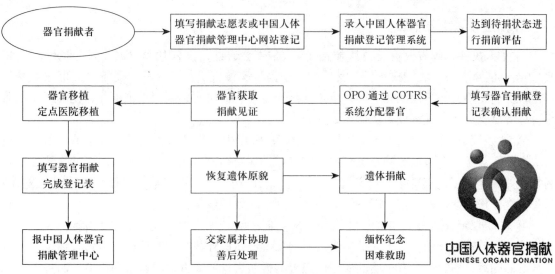

图 12-2　中国人体器官捐献工作流程图

人体器官移植手术，只能依照条例的规定收取摘取和植入人体器官的手术费、药费、检验费、医用耗材费以及保存和运送人体器官的费用，不得收取或者变相收取所移植人体器官的费用。

条例规定，对买卖人体器官或者从事与买卖人体器官有关活动的，由卫生主管部门没收违法所得，并处以交易额 8 倍以上 10 倍以下的罚款；医疗机构参与上述活动的，还应当对负有责任的主管人员和其他直接责任人员依法给予处分，并由原登记部门撤销该医疗机构人体器官移植诊疗科目登记，该医疗机构 3 年内不得再申请人体器官移植诊疗科目登记；医务人员参与上述活动的由原发证部门吊销其执业证书；国家工作人员参与上述活动的，由有关部门依据职权，依法给予撤职、开除的处分。

（四）对人体器官移植医疗服务规定了准入制度和退出制度

条例规定为了确保医疗机构提供的人体器官移植医疗服务安全、有效，条例对人体器官移植医疗服务规定了准入制度；同时，从医疗机构主动申报和卫生主管部门监督两个方面，规定了不再具备条件的医疗机构的退出制度。

在准入方面条例规定了以下三方面的内容：

1. 医疗机构从事人体器官移植，应当有与从事人体器官移植相适应的执业医师和其他医务人员、设备、设施；有由医学、法学、伦理学等方面专家组成的人体器官移植技术临床应用与伦理委员会；有完善的人体器官移植质量监控等管理制度。

2. 开展人体器官移植的医疗机构应当依照《医疗机构管理条例》的规定，申请办理人体器官移植诊疗科目登记。

3. 省级卫生主管部门进行人体器官移植诊疗科目登记，应当考虑本行政区域人体器官移植的医疗需求和合法的人体器官来源情况。

在退出方面，条例作了两个方面的规定：首先，已经获准从事人体器官移植的医疗机构不再具备条例规定条件的，应当停止从事人体器官移植，并向原登记部门报告；原登记部门应当注销该医疗机构的人体器官移植诊疗科目登记，并予以公布。其次，省级以上人民政府卫生主管部门应当定期组织专家根据人体器官移植手术成功率、植入的人体器官和术后患者的长期存活率，对医疗机构的人体器官移植临床应用能力进行评估，并及时公布评估结果；对评估不合格的，由原登记部门撤销其人体器官移植诊疗科目登记。

四、侵权责任法律

《中华人民共和国侵权责任法》由全国人大常委会通过，自2010年7月1日起施行，共12章92条，前4章为一般侵权责任，其后的7章为特殊侵权责任。该法主要解决民事权益受到侵害时所引发的责任承担问题。第7章是医疗损害责任，对明确医疗损害责任，化解医患矛盾纠纷有着重要意义。现将重要法律条款罗列于下：

第54条规定：患者在诊疗活动中受到损害，医疗机构及其医务人员有过错的，由医疗机构承担赔偿责任。本条规定确定医疗损害的过错责任原则。本法生效，现行《医疗事故处理条例》有关医疗损害侵权责任的规定就丧失效力，人民法院审理医疗损害责任案件适用本法第7章关于医疗损害责任的规定，而不再适用《医疗事故处理条例》。

第55条规定：医务人员在诊疗活动中应当向患者说明病情和医疗措施。需要实施手术、特殊检查、特殊治疗的，医务人员应当及时向患者说明医疗风险、替代医疗方案等情况，并取得其书面同意；不宜向患者说明的应当向患者的近亲属说明，并取得其书面同意。医务人员未尽到前款义务，造成患者损害的，医疗机构应当承担赔偿责任。本法明确规定医务人员的"说明义务"和患者的"同意权"。体现了对患者自主决定权的尊重。

第56条规定：因抢救生命垂危的患者等紧急情况，不能取得患者或者其近亲属意见的，经医疗机构负责人或者授权的负责人批准，可以立即实施相应的医疗措施。就是说在抢救危急患者等紧急情况下，虽然没有患者同意，经医院负责人同意也可以进行手术抢救。第56条规定，这种情形实施医疗措施应"经医疗机构负责人或者授权的人批准"。

第57条规定：医务人员在诊疗活动中未尽到与当时的医疗水平相应的诊疗义务，造成患者损害的，医疗机构应当承担赔偿责任。

第58条规定：患者有损害，因下列情形之一的，推定医疗机构有过错：违反法律、行政法规、规章以及其他有关诊疗规范的规定；隐匿或者拒绝提供与纠纷有关的病历资料；伪造、篡改或者销毁病历资料。本条明文规定，凡具备本条列举的三种情形之一时，应当"推定医疗机构有过错"。

第59条规定：因药品、消毒药剂、医疗器械的缺陷，或者输入不合格的血液造成患者损害的，患者可以向生产者、血液提供机构或者医疗机构请求赔偿。

第61条规定：医疗机构及其医务人员应当按照规定填写并妥善保管住院志、医嘱单、检验报告、手术及麻醉记录、病理资料、护理记录、医疗费用等病历资料。患者要求查阅、复制前款规定的病历资料的，医疗机构应当提供。如果医院隐瞒或者拒绝提供与纠纷有关的病历资料；或者伪造、篡改及销毁病历资料，可推定医疗机构有过错。

第62条规定：医疗机构及其医务人员应当对患者的隐私保密。泄露患者隐私或者未经患者同意公开其病历资料，造成患者损害的，应当承担侵权责任。

以下情形就属于侵犯患者隐私：第一，未经患者许可而允许学生观摩；第二，未经患者同意公开患者资料；第三，乘机窥探与病情无关的身体其他部位；第四，其他与诊疗无关故意探秘和泄露患者隐私。但如患者患有传染病、职业病以及其他涉及公共利益和他人利益的疾病就不应当隐瞒。

> **考点**：侵权责任法的重要法律条款。

第二节 医疗护理相关产品管理法律制度

案例 12-2　2003 年某一天，根据群众举报，武汉市药品监督管理局执法人员在书剑苑现场聆听了都江堰市某生物工程有限公司其产品"泰元胶囊"的宣传讲座。执法人员发现都江堰市某生物工程有限公司夸大其产品"泰元胶囊"（保健食品）能够治疗各种风湿病、颈椎病、腰腿疼等疾病，并现场卖"药"，连续销售了两天，出售了 50 盒，获得违法所得 4000.00 元。

　　问题： 本案中都江堰市该生物工程有限公司的行为是否违法？本案应该如何进行行政处罚？

下载资源：
案例 12-2 解析

一、药品管理法律制度

（一）概述

药品是指用于预防、治疗、诊断人的疾病，有目的地调节人的生理功能并规定有适应证或者功能主治、用法和用量的物质，包括中药材、中药饮片、中成药、化学原料药及其制剂、抗生素、生化药品、放射性药品、血清、疫苗、血液制品和诊断药品等。药品是人们用以防病治病、康复保健、计划生育等的特殊商品。

药品的使用直接关系到人的健康和生命安危，对药品的研制、生产、经营、使用都给予严格的监督管理。1984 年 9 月 20 日第五届全国人民代表大会常务委员会第七次会议通过《中华人民共和国药品管理法》，2001 年 2 月 28 日第九届全国人民代表大会常务委员会第二十次会议对《中华人民共和国药品管理法》进行修订，2001 年 12 月 1 日起实施。国务院还颁布了《麻醉药品管理办法》《精神药品管理办法》《放射性药品管理办法》，原卫生部制定了《新药审批办法》《进口药品管理办法》《生物制品管理办法》。

（二）药品管理的法律规定

国家对药品实行处方药与非处方药分类管理及药品储备制度，对麻醉药品、精神药品、医疗用毒性药品、放射性药品实行特殊管理制度，对中药品种实行保护制度。药品必须符合国家药品标准。中药材必须按照国家药品标准炮制，国家药品标准没有规定的，必须按照省、自治区、直辖市人民政府药品监督管理部门所指定的炮制规范进行炮制。国务院药品监督管理部门颁布的《中华人民共和国药典》和药品标准为国家药品标准。国务院药品监督管理部门组织药典委员会，负责国家药品标准的制定和修订。

1. 对新药的管理

（1）研制新药：必须按照国务院药品监督管理部门的规定如实报送研制方法、质量指标、药理及毒理试验结果等有关资料和样品，经国务院药品监督管理部门批准后，方可进行临床试验。完成临床试验并通过审批的新药，由国务院药品监察管理部门批准，发给新药证书。

（2）生产新药或者已有国家标准的药品：须经国务院药品监督管理部门批准并发给药品批准文号，但生产没有实施批准文号管理的中药材和中药饮片除外。药品生产企业在取得药品批准文号后，方可生产该药品。

（3）药品必须符合国家药品标准：国务院药品监管管理部门组织药学、医学和其他技术人员，对新药进行审评，对已经批准生产的药品进行再评价。

2. 对特殊药品的管理　国家对麻醉药品、精神药品、医疗用毒性药品、放射性药品，实行特殊管理；实行重要品种保护制度；对药品实行处方药与非处方药分类管理制度。

3. 对进口药的管理

（1）药品进口：须经国务院药品监督管理部门组织审查，经审查确认符合质量标准、安全有效的，方可批准进口，并发给进口药品注册证书。药品必须从允许药品进口的口岸进口，并由进口药品的企业向口岸所在地药品监督管理部门登记备案。

（2）口岸所在地药品监督管理部门应当通知药品检验机构按照国务院药品监督管理部门的规定对进口药品进行抽查检验，并依规定收取检验费。国务院药品监督管理部门对下列药品在销售前或者进口时，指定药品检验机构进行检验；检验不合格的，不得销售或者进口。包括：①国务院药品监督管理部门规定的生物制品；②首次在中国销售的药品；③国务院规定的其他药品。

（3）国务院药品监督管理部门对已经批准生产或者进口的药品，应当组织调查；对疗效不确定、不良反应大或者其他原因危害人体健康的药品，应当撤销批准文号或者进口药品注册证书。

（4）已被撤销批准文号或者进口药品注册证书的药品不得生产或者进口、销售和使用；已经生产或者进口的，由当地药品监督管理部门监督销毁或者处理。

4. 药品储备制度

（1）建立中央与地方两级医药储备制度；认真落实储备资金，确保储备资金安全和保值；加强药品储备管理，确保及时有效供应。

（2）国内发生重大灾害、疫情及其他突发事件时，国务院规定的部门可以紧急调用企业药品。对国内供应不足的药品，国务院有权限制或者禁止出口。

5. 药品许可证制度　药品的生产、经营、进口必须经有关部门批准，并获得相应的许可证；进口、出口麻醉药品和国家规定范围内的精神药品，必须持有国务院监督管理部门发给的《进口许可证》《出口准许证》；新发现和从国外引种的药材，经国务院药品监督管理部门审核批准后，方可销售。

6. 禁止生产和销售假药、劣药

（1）禁止生产（包括配制，下同）、销售假药。

有下列情形之一的为假药：①药品所含成分与国家药品标准规定的成分不符的；②以非药品冒充药品或者以他种药品冒充此种药品的。

有下列情形之一的药品，按假药论处：①国务院药品监督管理部门规定禁止使用的；②依照《中华人民共和国药品管理法》必须批准而未经批准生产、进口，或者依照《中华人民共和国药品管理法》必须检验而未经检验即销售的；③变质的；④被污染的；⑤使用依照《中华人民共和国药品管理法》必须取得批准文号而未取得批准文号的原料药生产的；⑥所标明的适应证或者功能主治超出规定范围的。

（2）禁止生产、销售劣药：药品成分的含量不符合国家药品标准的，为劣药。有下列情形之一的药品，按劣药论处：①未标明有效期或者更改有效期的；②不注明或者更改生产批号的；③超过有效期的；④直接接触药品的包装材料和容器未经批准的；⑤擅自添加着色剂、防腐剂、香料、矫味剂及辅料的；⑥其他不符合药品标准规定的。

（三）药品的监督

药品监督管理部门有权按照法律、行政法规的规定对报经其审批的药品研制和药品的生产、经营监督检查，有关单位不得拒绝和隐瞒。药品监督员对药品生产企业和科研单位提供的技术资料要负责保密。

1. 县级以上卫生行政部门行使监督职权。可以设置药政机构和药品检验机构。县级以上卫生行政部门设药品监督员，由药学技术人员担任，由同级人民政府审核发给证书。

2. 药品监督员有权按照规定对辖区内的药品生产企业、药品经营企业和医疗单位的药品质量进行监督、检查、抽验，必要时可以按照规定抽取样品和索取有关资料，有关单位不得拒绝和隐瞒。药品监督员对药品生产企业和科研单位提供的技术资料要负责保密。

3. 药品生产企业、药品经营企业和医疗单位，应当经常考察本单位所生产、经营、使用的药品质量、疗效和不良反应。医疗单位发现药品中毒事故，必须及时向所在地卫生行政部门报告。

4. 药品生产企业和药品经营企业的药品检验机构或者人员，受当地药品检验机构的业务指导。

二、疫苗流通和预防接种管理

（一）疫苗的含义及分类

1. 疫苗的含义　疫苗是指为了预防控制传染病的发生、流行，用于人体预防接种疫苗类预防性生物制品。

2. 疫苗的分类　疫苗分为两类。第一类疫苗，是指政府免费向公民提供，公民应当依照政府的规定受种的疫苗，包括国家免疫规划确定的疫苗，如卡介苗、乙肝疫苗、脊髓灰质炎疫苗等。省、自治区、直辖市人民政府在执行国家免疫规划时增加的疫苗，以及县级以上人民政府或者其卫生主管部门组织的应急接种或者群体性预防接种所使用的疫苗。第二类疫苗是指由公民自费并且自愿受种的其他疫苗。接种第一类疫苗由政府承担费用，接种第二类疫苗由受种者或者其监护人承担费用。

（二）疫苗接种单位的条件

《疫苗流通和预防接种管理条例》第二十一条规定接种单位应当具备下列条件：

1. 具有医疗机构执业许可证件。

2. 具有经过县级人民政府卫生主管部门组织的预防接种专业培训并考核合格的执业医师、执业助理医师、护士或者乡村医生。

3. 具有符合疫苗储存、运输管理规范的冷藏设施、设备和冷藏保管制度。承担预防接种工作的城镇医疗卫生机构，应当设立预防接种门诊。医疗卫生人员在实施接种前，应当告知受种者或者其监护人所接种疫苗的品种、作用、禁忌、不良反应以及注意事项，询问受种者的健康状况以及是否有接种禁忌等情况，并如实记录告知和询问情况。受种者或者其监护人应当了解预防接种的相关知识，并如实提供受种者的健康状况和接种禁忌等情况。

医疗卫生人员应当对符合接种条件的受种者实施接种，并依照国务院卫生主管部门的规定，填写并保存接种记录。对于因有接种禁忌而不能接种的受种者，医疗卫生人员应当对受种者或者其监护人提出医学建议。

（三）疫苗接种后的管理

疫苗接种后，要预防接种异常反应。接种异常反应是指合格的疫苗在实施规范接种过程中或者实施规范接种后造成受种者机体组织器官功能损害，相关各方均无过错的药品不良反应。

下列情形不属于预防接种异常反应

1. 因疫苗本身特性引起的接种后一般反应。

2. 因疫苗质量不合格给受种者造成的损害。

3. 因接种单位违反预防接种工作规范、免疫程序、疫苗使用指导原则、接种方案给受种者造成的损害。

4. 受种者在接种时正处于某种疾病的潜伏期或者前驱期，接种后偶合发病。

5. 受种者有疫苗说明书规定的接种禁忌，在接种前受种者或者其监护人未如实提供受种者的健康状况和接种禁忌等情况，接种后受种者原有的疾病急性复发或者病情加重。

6. 因心理因素发生的个体或者群体的心因性反应。

疾病预防控制机构和接种单位及其医疗卫生人员发现预防接种异常反应、疑似预防接种异常反应或者接到相关报告的，应当依照预防接种工作规范及时处理，并立即报告所在地的县级人民政府卫生主管部门、药品监督管理部门。接到报告的卫生主管部门、药品监督管理部门应当立即组织调查处理。

三、献血法律

为保证医疗临床用血需要和安全，保障献血者和用血者身体健康，发扬人道主义精神，促进社会主义物质文明和精神文明建设，国家制定《中华人民共和国献血法》，自 1998 年 10 月 1 日实施。

（一）概述

1. 无偿献血的概念　无偿献血是指公民出于自愿提供自身的血液或其他血液成分而不收取任何报酬的行为。无偿献血是获得安全的血液供应的重要渠道，无偿献血者本着对社会、他人、自身负责的态度，在献血时自觉进行"自我选择、自我决定"，从源头上有效地防止各类经血液传播疾病的蔓延，杜绝血液不安全因素。

2. 无偿献血的法律规定　我国实行无偿献血制度，提倡 18 周岁至 55 周岁的健康公民自愿献血。此外，国家鼓励国家工作人员、现役军人和高等学校在校学生率先献血，为树立社会新风尚作表率。这里所指的国家工作人员包括国家的行政机关、权力机关、司法机关的国家干部和按国家工作人员管理的人员。依法鼓励部分人率先献血，是保证献血法顺利实施，避免医疗临床用血发生短缺，带动全社会树立救死扶伤的社会新风尚的有力措施。

无偿献血者在无偿献血后有受表彰奖励的权利，本单位或血站可以给予献血者适当补贴，各级人民政府和红十字会对积极参加献血和在献血中做出显著成绩的单位和个人给予奖励；当无偿献血者本人及其直系亲属需医疗用血时，可免费使用其无偿献血等量或几倍的血液；献血者参加献血时，可享受免费体检、实验室检查的待遇，且应当保护献血者的个人隐私。

➤ **考点**：无偿献血的法律规定。

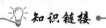

健康成年人献血有益身体健康

人的血液总量约占体重的 8%，一般成人血液总量为 4000～5000 ml，一次献血 200 ml 仅占总血量的 1/25～1/20；临床上对失血量在 600 ml 以下的一般都不主张输血，可见献血 200 ml 不会影响健康，相反，献血者在奉献爱心的同时，无意中还为自我健康进行了"投资"。

献血会对骨髓产生刺激作用，促使成熟血细胞释放，并刺激生成新的血细胞，促进血液的新陈代谢，使骨髓保持旺盛的活力；献血可以降低血液黏稠度，能有效减少动脉硬化、血栓和脑血管意外及心肌梗死等病症的发生；献血者在助人为乐、与人为善的同时，还会使自己的精神得到净化，心灵得到慰藉，这是健康长寿的重要因素。

（二）对血站的管理和监督

血站是采集提供临床用血的机构，是不以营利为目的的公益性组织。设立血站向公民采集血液，必须经国务院卫生行政部门或者省、自治区、直辖市人民政府卫生行政部门批准。血站应当为献血者提供各种安全、卫生、便利的条件。血站采集血液必须严格遵守有关操作规程和制度，采血必须由具有采血资格的医务人员进行，一次性采血器材用后必须销毁，确保献血者的身体健康。血站对采集的血液必须进行检测；未经检测或者检测不合格的血液不得向医疗机构提供。

（三）临床用血的法律规定

为保障公民临床急救用血的需要，国家提倡并指导择期手术的患者自身储血，动员家庭、亲友、所在单位以及社会互助献血。为保证应急用血，医疗机构可以临时采集血液，但应当依照本法规定，确保采血用血安全。

本法也对医疗机构用血提出要求。规定医疗机构临床用血应当制订用血计划，遵循合理科学的原则，不得浪费和滥用血液。为了最大限度地发挥血液的功效，本法对医疗机构合理科学用血提出了具体指导原则，即采用成分输血，这样就可以使血液得以充分地利用，同时还可以减少浪费。

医疗机构的医务人员违反本法规定，将不符合国家规定标准的血液用于患者的，由县级以上地方人民政府卫生行政部门责令改正；给患者健康造成损害的，应当依法赔偿；对直接负责的主管人员和其他直接责任人员，依法给予行政处分；构成犯罪的，依法追究刑事责任。

> ➤ **考点**：临床用血的法律规定。

（刘　琼）

思考题

一、选择题

下载资源：
思考题参考答案

1. 下列哪项不属于制定《传染病防治法》的目的
   A. 预防传染病的发生　　　　　　　　　B. 控制传染病的流行
   C. 消除传染病　　　　　　　　　　　　D. 保障人体健康和公共卫生
   E. 改善人们的生活环境

2. 我国艾滋病控制的工作方针是
   A. 治疗为主　　　　　B. 控制传染源为主　　　　　C. 宣传教育为主
   D. 隔离传染源为主　　　E. 干预为主

3. 我国提倡无偿献血，献血的公民年龄段为
   A. 18 ~ 55 周岁　　　B. 20 ~ 60 周岁　　　C. 18 ~ 50 周岁
   D. 18 ~ 60 周岁　　　E. 20 ~ 55 周岁

4. 下列哪项不属于人体器官移植
   A. 心脏移植　　　　　B. 骨髓移植　　　　　C. 肾移植
   D. 肝移植　　　　　　E. 胰腺移植

5. 关于买卖人体器官或者从事与买卖人体器官有关的活动，说法不正确的是
   A. 依法拘留
   B. 予以交易额 8 ~ 10 倍以上的罚款
   C. 吊销参与医务人员的执业证书
   D. 对参与其中的国家人员给予撤职、开除的处分
   E. 撤销参与的医疗机构人体器官移植诊疗科目登记

二、简答题

1. 简述传染病疫情责任报告人及时限的法律规定。
2. 艾滋病患者及其家属的权利和义务有哪些？
3. 如何理解人体器官捐献中的自愿原则？
4. 什么是无偿献血？

三、案例分析题

刘某，女，28岁，以"孕36周+2先兆子痫"为主诉于2016年5月急诊入某妇幼保健院，入院后医生行急诊剖腹手术，因术中出血较多病情危重，医生给患者输血400 ml，该400 ml全血系中心血站提供，有全套血液7项检验合格的结果。刘某母子平安顺利出院，出院后1个月刘某感到乏力、厌油腻，到市人民医院就医，经检查被确诊为"急性丙型肝炎"，住院治疗3个月刘某认为自己患上急性丙型肝炎为接受剖宫产时医院输血所致，因而将妇幼保健院和中心血站一并作为被告，向人民法院提起诉讼，要求两被告赔偿自己因输血而患丙型肝炎所导致的损失。诉讼过程中，妇幼保健院提供了记载详尽的从中心血站进血的记录资料，中心血站也提出了所供应血液的全套7项检验合格的结果记录。经查，妇幼保健院和中心血站所提供的证据真实合法有效，能够证明上述两被告在本次输血中不存在任何过错。

问题： 医疗机构违反《中华人民共和国献血法》对临床用血规定所承担的法律责任是什么？

此案例是否构成医疗事故？为什么？

第十三章

医疗事故处理法律制度

思维导图

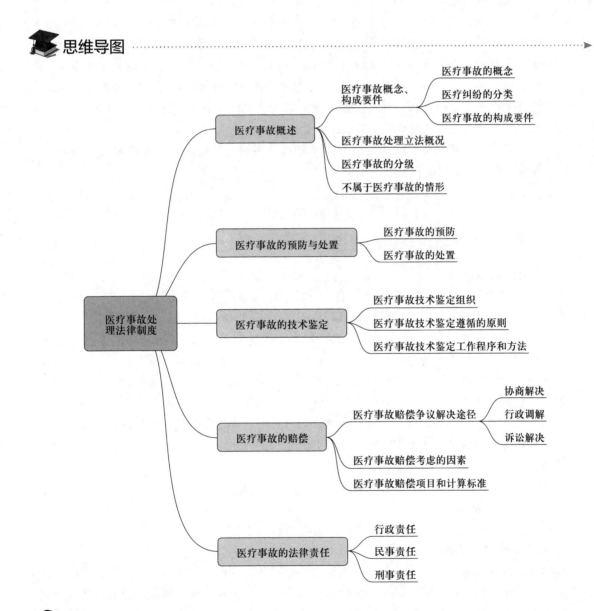

医疗事故处理法律制度
- 医疗事故概述
  - 医疗事故概念、构成要件
    - 医疗事故的概念
    - 医疗纠纷的分类
    - 医疗事故的构成要件
  - 医疗事故处理立法概况
  - 医疗事故的分级
  - 不属于医疗事故的情形
- 医疗事故的预防与处置
  - 医疗事故的预防
  - 医疗事故的处置
- 医疗事故的技术鉴定
  - 医疗事故技术鉴定组织
  - 医疗事故技术鉴定遵循的原则
  - 医疗事故技术鉴定工作程序和方法
- 医疗事故的赔偿
  - 医疗事故赔偿争议解决途径
    - 协商解决
    - 行政调解
    - 诉讼解决
  - 医疗事故赔偿考虑的因素
  - 医疗事故赔偿项目和计算标准
- 医疗事故的法律责任
  - 行政责任
  - 民事责任
  - 刑事责任

学习目标

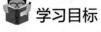

1. 说出医疗事故、医疗纠纷、医疗差错的概念；医疗事故的构成要件、不属于医疗事故的情形；医疗事故技术鉴定书应包含的内容。

2. 概述医疗事故处理的法律规定，医疗事故的鉴定程序及鉴定原则。

3. 阐述如何预防医疗纠纷及医疗事故的发生。

4. 说出医疗事故三种法律责任及医疗事故民事赔偿项目。

5. 能够区分法律事实与日常事件。

第一节　医疗事故处理法律制度概述

2018 年 6 月 6 日，袁某在四川攀枝花市某医院行"剖宫取胎术"时，被医生误在肠道内遗留了三块纱布达 4 个月，最终引发患者感染性休克、导致死亡。经鉴定，本病例构成一级甲等医疗事故，攀枝花某医院承担主要责任，后续诊疗医院未按疑难疾病采取进一步诊断措施，承担轻微责任。攀枝花某医院 6 月 6 日对袁某实施的"剖宫取胎术"无手术指征。主持术前讨论和手术主刀的文医生负主要责任，参与术前讨论的胡医生负次要责任。在此次手术更换手术包过程中，未严格执行手术室管理相关制度。器械护士苏某、巡回护士周某负主要责任。此外，西区卫生计生局存在对攀枝花某医院监管不到位的问题。

问题： 该事件为何被认定为一级甲等医疗事故？攀枝花某医院及相关医务人员存在哪些明显过失？应分别予以哪些处罚？

下载资源：
案例 13-1 解析

一、医疗事故的概念与构成要件

（一）医疗事故的概念

医疗事故是指医疗机构及其医务人员在医疗活动中，违反医疗卫生管理法律、行政法规、部门规章和诊疗护理规范、常规，过失造成患者人身损害的事故。

在医疗工作中，医疗纠纷的发生往往要明显多于医疗事故。医疗事故与医疗纠纷既有联系，又有区别。医疗纠纷是指患者或其家属与医疗机构或医务人员之间，因对诊疗护理过程中发生的不良诊疗后果及其产生的原因认识不一致而产生的分歧或争议。医疗纠纷产生的原因错综复杂，归纳起来主要有：医方过失引起的医源性纠纷和非医方过失引起的非医源性纠纷。医疗纠纷的发生并不意味着医疗机构一定就有医疗护理过失。医疗事故是对医疗纠纷争议事实的认定，这种认定是需要经过法定程序的，必然会产生一定的法律后果，如对事故涉责医疗机构及有关医务人员进行处理，对受害患者做出赔偿等。

➤ **考点：** 医疗事故的概念。

（二）医疗纠纷的分类

根据在医疗纠纷中医疗机构及其医务人员在诊疗服务和管理工作方面有无过失，可将医疗纠纷分为有过失的医疗纠纷和无过失的医疗纠纷。有过失的医疗纠纷可根据对患者造成人身伤害后果的严重程度分为医疗事故和医疗差错。医疗事故还可分为责任事故和技术事故。医疗差错则可分为严重医疗差错和一般医疗差错。无过失的医疗纠纷包括医疗意外，诊疗过程中难以避免的并发症，以及因患者及其家属不配合或延误诊疗或诊疗护理过程中发生的破坏事件等主要原因造成的不良后果。

1. 医疗事故　见上。

2. 医疗差错　指医务人员在诊疗护理工作中因过失，加重患者的一般性痛苦，或影响诊疗，但未造成不良后果，或虽造成不良后果但及时发现纠正而未酿成事故。医疗差错可分为严重医疗差错和一般医疗差错。

（1）严重医疗差错：指由于医务人员的责任或技术原因，发生诊疗护理过失，给患者身体造成一般性损害，增加痛苦，延长治疗时间，但未达到造成医疗事故的严重程度。

（2）一般医疗差错：指由于医务人员的责任或技术原因，虽然发生医疗过失，但并未给患者身体造成损害，未造成不良后果。

医疗事故与医疗差错的根本区别在于这种过失是否给患者造成不良后果以及后果的严重程度。比如，某护士未经皮试就给患者注射青霉素，若患者无过敏反应，则构成一般医疗差错；如发生比较明显反应，经及时抢救脱险，则为严重医疗差错；如患者因严重反应而致死，那就是典型的医疗事故。

3. 医疗意外　指在对患者进行诊疗护理过程中，并非是由于医务人员的过失，而是由于不能预见或不能抗拒的原因所引起的患者死亡、残废、病情加剧等不良后果的情形。这种有不良后果而无诊疗过失的情形，一般也被称为"非医疗过失"。

我们必须严格区别判断医疗事故和医疗意外，二者的区别关键在于医务人员在诊疗服务过程中主观上有无过失。

（三）医疗事故的构成要件

1. 事故的责任主体是合法的医疗机构及其医务人员　医疗事故的责任主体是双重主体，既包括依法取得执业许可证的医疗机构，也包括在该机构合法执业的与事故有关的医务人员，如医师、护士、药师等。如果主体不合法，则构成非法行医。

2. 发生在医疗活动中　患者必须是在接受医疗服务过程中发生了人身伤害，才有可能被认定为医疗事故。患者在非医疗活动中发生的人身伤害，如在医院内自己走路不小心摔倒造成骨折，就不属于医疗事故。

3. 医疗行为具有违法性　违法性可分为技术违法和制度违法两种，表现为医疗机构及其医务人员在医疗活动中违反医疗卫生管理法律、行政法规、部门规章和诊疗护理规范、常规。这是导致医疗事故发生的直接原因。行为违法性是判断患者病情加剧或死亡是否构成医疗事故的关键。但行为违法并不等于犯罪，这点要正确理解。

4. 医务人员主观上存在过失　造成医疗事故的医务人员主观方面要求必须有过失。过失是指由于医务人员的疏忽大意或过于自信导致，而不是有损害患者的主观故意，即医务人员在诊疗行为时，并不是追求或希望损害患者结果的发生。

5. 过失造成患者人身损害　在医疗服务中，不能将医务人员只要有一般过失行为就与医疗事故联系起来，必须认定行为是否造成了患者的人身损害。如果医务人员的诊疗行为虽然存在过失，但是并没有给患者造成损害后果的，不应视为医疗事故。同样，虽然患者存在损害后果，但是医疗机构及其医务人员并没有过失行为的，也一样不能认定为医疗事故。

6. 过失行为与损害后果之间存在直接的因果关系　过失行为与患者人身损害后果之间存在直接因果关系是判定医疗事故成立的基本条件。在多因一果时，必须具体分析各个原因的不同地位与作用，避免以偏概全。临床上患者死亡、残疾或器官组织受损导致功能障碍与疾病本身的自然转归往往有密切关联。有的患者因疾病重度、复杂或已处于晚期，而医务人员的过失行为只是居于非决定性的地位，甚至是处于偶合地位。这些都应当科学地、具体地、实事求是地加以分析，使之得到公正的认定。

➢ **考点：** 医疗事故的构成要件。

知识链接

医疗事故中的过失

　　医疗事故的发生，医疗机构及其医务人员必有过失，过失可有"作为"和"不作为"两种表现："作为"指法律、行政法规、部门规章和诊疗护理规范、常规明令禁止，或惯例公认应当禁止的行为，而行为人却无视这些规定以积极作为的表现去实施自己的错误行为。比如做无指征或有禁忌证的手术、侵入性检查等，导致发生不良后果。"不作为"指根据岗位责任制或惯例公认应该以积极作为的形式去履行职责义务，而行为人却不履行或不积极履行。如对危重患者推诿拒治，或擅离岗位等，致使患者发生人身损害。

　　医疗过失是否成立，还取决于行为的违法性和危害性。违法性指行为人在医疗过程中违法，但违法并不等于犯罪，这需要正确理解。危害性指不能因行为人有一般过失行为就与医疗事故联系起来，必须根据其行为实际上是否造成了对患者的人身损害后果进行判定。

二、医疗事故处理的立法概况

　　改革开放以来，我国医疗卫生事业迅猛发展，医疗过程中各种事故频发，为维护医患双方的合法权益，正确处理医疗事故，保障正常的医疗秩序和社会稳定，国务院于1987年6月29日颁布《医疗事故处理办法》，这是我国第一个专门规范处理医疗事故的法规，随后原卫生部又陆续制定了若干配套的部门规章，并对执行中遇到的若干具体问题进行行政解释，从医疗事故认定、赔偿、处罚等不同方面对医疗事故处理进行规范。1997年3月14日，八届全国人大第五次会议修订通过了《中华人民共和国刑法》，首次对发生严重医疗事故的医务人员做出了刑事处罚规定。1998年6月26日，九届全国人大常委会第三次会议通过的《中华人民共和国执业医师法》对造成医疗责任事故的医生做出了明确的行政处罚规定。

　　2002年4月4日国务院颁布了《医疗事故处理条例》，自2002年9月1日起施行，这是目前我国处理医疗事故最主要的行政法规。2009年12月26日十一届全国人大常委会第12次会议通过《中华人民共和国侵权责任法》，2010年7月1日起施行，该法专设第七章医疗损害责任，对医疗损害纠纷的处置构建了全新的法律环境。2018年7月31日国务院颁布《医疗纠纷预防和处理条例》，2018年10月1日起施行，该行政法规对医疗纠纷的预防与处理做出了全新的更加全面的规定。2001年12月21日最高人民法院颁布《关于民事诉讼证据的若干规定》，2002年4月1日生效，该司法解释首次明确医疗纠纷引起的民事诉讼，实行举证责任倒置。其第4条（8）项规定：因医疗行为引起的侵权诉讼，由医疗机构就医疗行为与损害结果之间不存在因果关系及不存在医疗过错承担举证责任。这就意味着因医疗行为引起的侵权诉讼，实行因果关系推定和过错推定，实行举证责任倒置。受害人（即患者及其家属）在因果关系和过错的要件上不必举证证明，而是由法官推定，受害人只需证明自己在就医期间受到损害。医疗机构必须举证医疗行为与受害人的损害事实没有因果关系，否则，因果关系推定或过错推定成立。

三、医疗事故的分级

　　为了科学划分医疗事故等级，正确处理医疗事故争议，保护患者和医疗机构及其医务人员的合法权益，原卫生部根据《医疗事故处理条例》于2002年7月19日颁布了《医疗事故分级标准（试行）》，自2002年9月1日起施行。

　　根据医疗事故对患者人身造成的损害程度，医疗事故分为四级十二等：

（一）一级医疗事故

造成患者死亡、重度残疾的，分为甲、乙两等。患者死亡是一级甲等医疗事故。重要器官缺失或者功能完全丧失，其他器官不能代偿的为一级乙等医疗事故，如植物人状态。

（二）二级医疗事故

造成患者中度残疾、器官组织损伤导致严重功能障碍的，分为甲、乙、丙、丁4等。

1. 二级甲等医疗事故　器官缺失或功能完全丧失，其他器官不能代偿，可能存在特殊医疗依赖，或生活大部分不能自理。如双眼球摘除或双眼经客观检查证实无光感。

2. 二级乙等医疗事故　存在器官缺失、严重缺损、严重畸形情形之一，有严重功能障碍，可能存在特殊医疗依赖，或生活大部分不能自理。如双侧卵巢缺失或全胰腺缺失等。

3. 二级丙等医疗事故　存在器官缺失、严重缺损、明显畸形情形之一，有严重功能障碍，可能存在特殊医疗依赖，或生活部分不能自理。如面部重度毁容，或膀胱全缺失等。

4. 二级丁等医疗事故　存在器官缺失、大部分缺损、畸形情形之一，有严重功能障碍，可能存在一般医疗依赖，生活能自理。如双前臂缺失，或女性双侧乳腺缺失等。

（三）三级医疗事故

造成患者轻度残疾、器官组织损伤导致一般功能障碍的，分为甲、乙、丙、丁、戊5等。

1. 三级甲等医疗事故　存在器官缺失、大部分缺损、畸形情形之一，有较重功能障碍，可能存在一般医疗依赖，生活能自理。如脾缺失，或双侧输卵管缺失等。

2. 三级乙等医疗事故　器官大部分缺损或畸形，有中度功能障碍，可能存在一般医疗依赖，生活能自理。如一拇指完全缺失，或头皮、眉毛完全缺损。

3. 三级丙等医疗事故　器官大部分缺损或畸形，有轻度功能障碍，可能存在一般医疗依赖，生活能自理。如未育妇女单侧卵巢缺失，或结肠大部分缺损等。

4. 三级丁等医疗事故　器官部分缺损或畸形，有轻度功能障碍，无医疗依赖，生活能自理。如发声及言语困难，或一侧输精管缺损，不能修复等。

5. 三级戊等医疗事故　器官部分缺损或畸形，有轻微功能障碍，无医疗依赖，生活能自理。如发声或言语不畅等。

（四）四级医疗事故

造成患者明显人身损害的其他后果的医疗事故。如拔除健康恒牙，或剖宫产术引起胎儿损伤等。

➢ **考点：** 医疗事故的分级。

四、不属于医疗事故的情形

《医疗事故处理条例》规定，下列情形之一的，不属于医疗事故：

1. 在紧急情况下为抢救垂危患者生命而采取紧急医学措施造成不良后果的。

2. 在医疗活动中由于患者病情异常或者患者体质特殊而发生医疗意外的。

3. 在现有医学科学技术条件下，发生无法预料或者不能防范的不良后果的。

4. 无过错输血感染造成不良后果的。

5. 因患方原因延误诊疗导致不良后果的。

6. 因不可抗力造成不良后果的。

有必要指出的是，医务人员在为患者输血时，事先已按照有关规定进行输血查验，输血操作无误，但患者输血后发生不良后果，医务人员不承担医疗事故责任。如果发生输血感染，供血单位有过错的，患者有权追究采供血机构的责任。但应引起重视的是，《中华人民共和国侵权责任法》规定，患者因输入不合格血液而受到损害的，如选择向医疗机构请求赔偿，医疗机构必须履行先行赔付义务，然后由医疗机构向供血机构追偿，因此上述第4项免责条款随着《中华人民共和国侵权责任法》的实施而面临被废止的命运。

> ➤ **考点：** 不属于医疗事故的情形。

第二节　医疗事故的预防与处置

一、医疗事故预防的法律规定

要避免或减少医疗纠纷及医疗事故的发生，应重在预防。医疗机构及医务人员主要应做好以下几方面工作。

（一）熟悉并认真遵守医疗卫生管理法律、法规、规范及职业道德

1. 认真组织卫生法律、法规、规范及医德的培训和教育　医疗机构对新进医务人员要做好岗前集中培训工作，使其在上岗前尽快熟悉医疗卫生管理法律、行政法规、部门规章、医疗护理规范及医疗服务职业道德。同时，医疗机构可通过举办学术会议、学术讲座、培训班、专题讨论会、案例分析、技术操作比赛活动等方式，灵活地对全体工作人员开展培训教育、检查工作，保证全体医务人员对卫生法律、法规、技术规范等知识技能的掌握与巩固，促进医务人员综合素质的全面提高。医务人员也要自觉接受主管部门的安排，监管部门的考核与检查。

2. 遵守医疗卫生管理法律、法规、规范及职业道德　医疗机构及其医务人员在医疗活动中，必须严格遵守医疗卫生管理法律、行政法规、部门规章和医疗护理规范、常规，恪守医疗职业道德。医务人员应树立忠于职守、救死扶伤、爱岗敬业、开拓进取、精益求精、乐于奉献、文明行医的道德风范，认真履行救死扶伤、保护人民健康的神圣职责，尽职尽责为患者健康服务；医疗机构及医务人员在医疗活动中应具有高度认真、负责的态度，以避免医疗事故的发生。

（二）加强医疗服务质量监控，制定防范、处理预案

1. 建立专门的医疗服务质量监控机构　医疗机构应当制定并实施医疗质量安全管理制度，设置医疗服务质量监控部门或者配备专（兼）职人员，加强对诊断、治疗、护理、药事、检查等工作的规范化管理，优化服务流程，提高服务水平。监控部门应具体负责监督本医疗机构的医务人员的医疗服务工作，检查医务人员执业情况，接受患者对医疗服务的投诉，向其提供咨询服务，预防医疗事故的发生。

2. 制定防范、处理医疗事故的预案　预案是预先制定的一系列应急反应程序。在预案中医疗机构应当明确应急机制中各成员部门及其人员的组成、具体职责、工作措施以及彼此之间的协调关系。医疗机构应当制定方法、处理医疗事故的预案，预防医疗事故的发生，减轻医疗事故的损害。医疗机构应当加强医疗风险管理，完善医疗风险的识别、评估和防控措施，定期检查措施落实情况，及时消除隐患。

（三）依法开展医疗技术服务，严格执行药品、医疗器械等管理制度

1. 依法开展与医疗机构技术能力相适应的医疗技术服务　医疗机构应当按照国务院卫生主管部门制定的医疗技术临床应用管理规定，开展与其技术能力相适应的医疗技术服务，保障临床应用安全，降低医疗风险；采用医疗新技术的，应当开展技术评估和伦理审查，确保安全有效、符合伦理。

2. 依法严格执行药品、医疗器械等管理制度　医疗机构应当依照有关法律、法规的规定，严格执行药品、医疗器械、消毒药剂、血液等的进货查验、保管等制度。禁止使用无合格证明文件、过期等不合格的药品、医疗器械、消毒药剂、血液等。

（四）尊重患者的知情同意权，履行告知义务

许多医疗纠纷的发生往往是因为医患之间缺乏沟通。知情同意是加强医患沟通的重要措施，也是国际医学界的普遍做法。医务人员在诊疗活动中应当向患者说明病情和医疗措施。需要实施手术，或者开展临床试验等存在一定危险性、可能产生不良后果的特殊检查、特殊治疗的，医务人员应当及时向患者说明医疗风险、替代医疗方案等情况，并取得其书面同意；在患者处于昏迷等无法自主做出决定的状态或者病情不宜向患者说明等情形下，应当向患者的近亲属说明，并取得其书面同意。但是在特殊情况下，应当避免对患者产生不利后果，比如一些心理承受力较差的癌症患者的诊断信息，就不一定直接告知患者本人。

紧急情况下不能取得患者或者其近亲属意见的，经医疗机构负责人或者授权的负责人批准，可以立即实施相应的医疗措施。开展手术、特殊检查、特殊治疗等具有较高医疗风险的诊疗活动，医疗机构应当提前预备应对方案，主动防范突发风险。

医疗机构应当建立健全医患沟通机制，对患者在诊疗过程中提出的咨询、意见和建议，应当耐心解释、说明，并按照规定进行处理；对患者就诊疗行为提出的疑问，应当及时予以核实、自查，并指定有关人员与患者或者其近亲属沟通，如实说明情况。医疗机构应当建立健全投诉接待制度，设置统一的投诉管理部门或者配备专（兼）职人员，在医疗机构显著位置公布医疗纠纷解决途径、程序和联系方式等，方便患者投诉或者咨询。

案例 13-2　某医院一位 76 岁患半身不遂的患者趁着护士吃早餐的间隙，自己从病房六楼的窗户翻下去自杀身亡。其家属五代共 30 余人在 4 个小时后赶到医院，一定要医院给个说法。医院耐心说服患者家属给 6 个小时的调查时间，再予以答复。家属答应了，都坐在医院的走廊里静候。医院工作人员连午饭都顾不上吃，终于在当天下午 4 时前查清了事情的整个经过。原来，患者儿孙满堂，对其关怀备至，但患者觉得自己半身不遂伴癌症晚期，治疗无望。病痛的折磨使患者早想一死了之。对此，经治医师在近一周的病程记录里清楚地写着"患者有自杀倾向，已告知家属必须 24 小时留人陪"。为此，其子女为老人专门请了陪护护士，这些护士与患者家属之间签订书面协议。协议规定：陪护护士一日三餐各有半小时吃饭时间，吃饭间隙由家人陪护患者。事发当天，在护士吃早饭的时间，患者陪护家人有事临时先走了。因此，对于患者的死亡，医院没有任何责任。这起医疗纠纷得到圆满化解。

问题：为什么医院不用负任何责任？这起医疗纠纷得到顺利化解的关键之处在哪？

下载资源：
案例 13-2 解析

二、医疗事故处理的法律规定

当发生医疗纠纷或有可能是医疗事故时，医疗机构管理人员及医务人员必须按照《医疗事故处理条例》《医疗纠纷预防和处理条例》《中华人民共和国侵权责任法》等法律规定做好处置工作，对处理好医疗纠纷或医疗事故起到积极作用。具体而言，医疗机构及医务人员应做好以下几方面工作：

（一）报告制度

1. 医疗机构的内部报告制度　医务人员在医疗活动中发生或者发现医疗事故，可能引起

医疗事故的医疗过失行为或者发生医疗事故争议的，应当立即向所在科室负责人报告，科室负责人应当及时向本医疗机构负责医疗服务质量监控的部门或者专（兼）职人员报告；负责医疗服务质量监控的部门或者专（兼）职人员接到报告后，应当立即进行调查、核实，将有关情况如实向本医疗机构的负责人报告，并向患者通报、解释。

2. 医疗机构向卫生行政部门报告制度　发生医疗事故的，医疗机构应当按规定向所在地卫生行政部门报告。发生下列重大医疗过失行为的，医疗机构应当在 12 h 内向所在地卫生行政部门报告：①导致患者死亡或者可能为二级以上的医疗事故；②导致 3 人以上人身损害后果；③国务院卫生行政部门和省、自治区、直辖市人民政府卫生行政部门规定的其他情形。

➤ **考点：** 医疗事故的报告制度。

（二）病历资料和现场实物的封存

患者的一切病历资料，包括门诊手册、住院病历、手术和抢救记录、病程记录、各种化验、检查报告等都是对患者健康状况及其所患疾病的发生发展与转归过程以及诊疗方法与疗效的真实记录，是判定事故责任的重要依据。病历资料的书写与保管工作应当引起医疗机构及医务人员的高度重视。医务人员必须按照《病历书写基本规范》要求书写病历并妥善保管，工作认真细致、对患者负责，积极保护自己，维护医院的名誉。《医疗事故处理条例》等法律法规明确规定：

1. 严禁任何单位和个人涂改、伪造、隐匿、销毁或者抢夺病历资料。

2. 因抢救急危患者，未能及时书写病历的，有关医务人员应当在抢救结束后 6 h 内据实补记，并加以注明。

3. 患者有权查阅、复制其门诊病历、住院志、体温单、医嘱单、化验单（检验报告）、医学影像检查资料、特殊检查同意书、手术同意书、手术及麻醉记录、病理资料、护理记录、医疗费用以及国务院卫生主管部门规定的其他属于病历的全部资料。患者要求复制病历资料的，医疗机构应当提供复制服务，并在复制的病历资料上加盖证明印记。复制病历资料时，应当有患者或者其近亲属在场。医疗机构可以收取工本费，收费标准应当公开。患者死亡的，其近亲属可以依法查阅、复制病历资料。

4. 发生医疗事故争议时，死亡病例讨论记录、疑难病例讨论记录、上级医师查房记录、会诊意见、病程记录等主观性病历资料应当在医患双方在场的情况下封存和启封。封存的病历资料可以是复印件，封存的病历资料由医疗机构保管。

5. 疑似输液、输血、注射、用药等引起不良后果的，医患双方应当共同对现场实物进行封存、启封，封存的现场实物由医疗机构保管。需要检验的，应当由双方共同委托依法具有检验资格的检验机构进行检验；双方无法共同委托的，由医疗机构所在地县级人民政府卫生主管部门指定。疑似输血引起不良后果，需要对血液进行封存保留的，医疗机构应当通知提供该血液的血站派员到场。根据《医疗机构临床用血管理办法》（2012 年 6 月 7 日原卫生部颁布，2012 年 8 月 1 日起施行），医疗机构应当在血液发放和输血时进行核对，并指定医务人员负责血液的收领、发放工作。为了减少临床用血纠纷，医疗机构接收血站发出的血液后，应当对血袋标签进行核对。符合国家有关标准和要求的血液入库，做好登记；并按不同品种、血型和采血日期（或有效期），分别有序存放于专用储藏设施内。血袋标签核对的主要内容是：①血站的名称；②献血编号或者条形码、血型；③血液品种；④采血日期及时间；⑤有效期及时间；⑥储存条件。

➤ **考点：** 病历资料和现场实物的封存。

（三）关于尸检及尸体的存放与处理

尸检即尸体剖验，对于解决死因不明或者对死因有异议而引发的医疗纠纷具有无法替代的重要作用。它除了可以给医疗事故技术鉴定和司法裁决提供直接证据外，还可以为医务人员的诊疗护理实践进行反馈与检验，从而达到明确诊断、判明是非、丰富临床经验的目的。

1. 患者死亡，医患双方当事人不能确定死因或者对死因有异议的，应当在患者死亡后48 h内进行尸检；具备尸体冻存条件的，可以延长至7日。尸检应当经死者近亲属同意并签字。拒绝签字的，视为死者近亲属不同意进行尸检。不同意或者拖延尸检，超过规定时间，影响对死因判定的，由不同意或者拖延的一方承担责任。尸检应当由按照国家有关规定取得相应资格的机构和专业技术人员进行。医患双方可以委派代表观察尸检过程。

2. 患者在医疗机构内死亡的，尸体应当立即移放太平间或者指定的场所，死者尸体存放时间一般不得超过2周。逾期不处理的尸体，由医疗机构向所在地县级人民政府卫生主管部门和公安机关报告并获得批准、备案后，按照有关规定处理。

> ➢ **考点：** 医疗事故中关于尸检及尸体的存放与处理。

第三节　医疗事故的技术鉴定

医疗事故的技术鉴定，是指针对某起医疗纠纷进行技术审定，通过调查研究，以事实为依据，以医学科学为指导，判明这起医疗纠纷的性质，即是否属于医疗事故，并分析事故产生的原因，指出原因和后果的关系，明确主要责任者和其他责任者。

医疗事故技术鉴定结论是处理好医疗纠纷、医疗事故的最为重要证据。做好这一工作，对于维护医患双方合法权益，维持良好的医疗秩序，促进医学发展具有很重要的意义。

一、医疗事故技术鉴定组织

（一）鉴定组织

医学会是医疗事故技术鉴定组织。医疗事故技术鉴定包括首次鉴定和再次鉴定。医学会是指根据《社会团体登记管理条例》的规定，经县级以上人民政府民政部门审核同意、依法登记的非营利性的医学社会团体，是由医学科学工作者、医疗技术人员等自愿组成，为实现会员共同意愿、按照其章程开展活动的非营利性医学社会组织。《医疗事故处理条例》规定，设区的市级地方医学会和省、自治区、直辖市直接管辖的县（市）地方医学会负责组织首次医疗事故技术鉴定工作。省、自治区、直辖市地方医学会负责组织再次鉴定工作。必要时，中华医学会可以组织疑难、复杂并在全国有重大影响的医疗事故争议的技术鉴定工作。

（二）专家库及专家鉴定组的规定

医疗事故技术鉴定具有很强的科学性和专业性，为保证鉴定结论的准确性，需要聘请各个医疗领域的专家参与鉴定。

1. **专家库**　负责医疗事故技术鉴定的医学会必须建立专家库。《医疗事故处理条例》规定，专家库由具备下列条件的医疗卫生专业技术人员组成：①有良好的业务素质和执业品德；②受聘于医疗卫生机构或者医学教学、科研机构并担任相应专业高级技术职务3年以上；③符合前款第1项规定条件并具备高级技术任职资格的法医可以受聘进入专家库。

2. **专家鉴定组**　医疗事故技术鉴定由负责组织医疗事故技术鉴定工作的医学会组织专家鉴定组进行。参加医疗事故技术鉴定的相关专业的专家，由医患双方在医学会主持下从专家库中随机抽取。在特殊情况下，医学会根据医疗事故技术鉴定工作的需要，可以组织医患双方在其他医学会建立的专家库中随机抽取相关专业的专家参加鉴定或者函件咨询。

二、医疗事故技术鉴定遵循的原则

（一）以事实为依据，以法律为准绳的原则

医疗事故技术鉴定是一项科学性、技术性、专业性很强的工作。《医疗事故处理条例》规定，专家鉴定组依照医疗卫生管理法律、行政法规、部门规章和诊疗护理规范、常规，运用医学科学原理和专业知识，依据医疗机构提交的有关医疗事故技术鉴定的材料、病历档案以及诸如尸检报告等相关材料、向医患双方当事人调查取证的材料以及双方当事人的陈述、答辩，独立进行医疗事故技术鉴定，对医疗事故进行鉴别和判定，为处理医疗事故争议提供医学依据。

（二）独立进行医疗事故技术鉴定的原则

《医疗事故处理条例》规定，任何单位或者个人不得干扰医疗事故技术鉴定工作，不得威胁、利诱、辱骂、殴打专家鉴定组成员。专家鉴定组成员不得接受双方当事人的财物或者其他利益。非医学会聘任进入专家库的人员，不具有参加医疗事故技术鉴定资格，不得参与事故鉴定。

（三）民主集中制原则

《医疗事故处理条例》规定，专家鉴定组进行医疗事故技术鉴定，实行合议制。专家鉴定组人数应该为单数（至少3人），涉及的主要学科的专家一般不得少于鉴定组成员的二分之一；涉及死因、伤残等级鉴定的，应当从专家库中随机抽取法医参加专家鉴定组。鉴定结论以专家鉴定组成员的过半数通过，鉴定过程应当如实记载。对持有不同的鉴定意见者，应如实记录在案。

（四）利害相关的当事人应当回避的原则

被医患双方随机抽取的鉴定组专家成员如有下列情形之一的，应当回避，当事人也可以以口头或者书面的方式申请其回避：①是医疗事故争议当事人或者当事人的近亲属的；②与医疗事故争议有利害关系的；③与医疗事故争议当事人有其他关系，可能影响公正鉴定的。

（五）合理交费的原则

医疗事故技术鉴定，可以收取鉴定费用。经鉴定，属于医疗事故的，鉴定费用由医疗机构支付；不属于医疗事故的，鉴定费用由提出医疗事故处理申请的一方支付。鉴定费用标准由省、自治区、直辖市人民政府价格主管部门会同同级财政部门、卫生行政部门规定。

三、医疗事故技术鉴定工作程序和方法

目前医疗事故技术鉴定启动的方式有三种：一是医患双方共同协商委托，二是卫生行政部门委托，三是人民法院委托。医疗事故技术鉴定启动后必须严格按照法定程序进行，主要阶段如下：

（一）审查与受理

医疗事故技术鉴定启动后，医学会要审查有关资料，如有下列情形之一的，不予受理：

1. 当事人一方直接向医学会提出申请的。

2. 事故或争议涉及多个医疗机构，其中一所医疗机构所在地的医学会已经受理的。

3. 医疗事故争议已经由人民法院调解达成协议或判决的。

4. 当事人已向人民法院提起民事诉讼的（司法机关委托的除外）。

5. 非法行医造成患者身体健康损害的。

（二）通知提交鉴定材料

受理鉴定的医学会，自受理鉴定之日起5日内通知医疗事故争议双方当事人，提交进行鉴定所需的材料。当事人应当自收到医学会的通知之日起10日内提交有关材料、书面陈述及答

辩书。有关材料包括：

1. 住院患者的病程记录、死亡病例讨论记录、疑难病例讨论记录、会诊意见、上级医师查房记录等病例资料原件、复印件。

2. 患者的门诊病历、住院志、体温单、医嘱单、化验单（检验报告）、医学影像检查报告、特殊检查同意书、手术同意书、手术禁忌麻醉记录单、病理报告、护理记录等病历资料原件、复印件。

3. 抢救结束后在规定时间内补记的病历资料原件。

4. 封存保留的输液、注射剂、血液、药物、医疗器械等实物，或者技术检验部门出具的检验报告。

5. 与医疗事故技术鉴定有关的其他材料。

以上资料都应由医疗机构提供。另外，对在本医疗机构有病历档案的门诊、急诊患者，其病历资料由医疗机构提供；没有病历档案的由患者提供。

医患双方应当依照规定如实提交相关材料，并积极配合调查。当事人任何一方不予配合，影响医疗事故技术鉴定的，由不予配合的一方承担责任。

> **考点**：医疗事故鉴定需提交的材料。

（三）医学会听取双方陈述及申辩、调查取证

专家鉴定组应当认真听取医患双方当事人的陈述及申辩，并进行核实。如有必要，可以向双方当事人和其他相关组织、个人进行调查取证。调查程序要合法，即调查时取证工作人员数不得少于2人，要出示证件，询问当事人、证人应当制作询问笔录并让被询问人阅读后签字确认。

（四）进行技术鉴定并形成结论

1. 专家鉴定 医学会应当在进行技术鉴定之日前7天，以书面形式通知医患双方当事人鉴定的时间和地点。原则上到场的各方当事人不得超过3人。专家鉴定组应当在事实清楚、证据确凿的基础上，综合分析患者的病情和个体差异，进行科学的技术鉴定。

根据《医疗事故技术鉴定暂行办法》（原卫生部2002年7月31日颁布，2002年9月1日起施行），专家鉴定组应当综合分析医疗过失行为在导致医疗事故损害后果中的作用、患者原有疾病状况等因素，判定医疗过失行为在医疗损害后果中的责任程度。医疗事故中医疗过失行为责任程度可分为：①完全责任，指医疗事故损害后果完全因医疗过失行为造成。②主要责任，指医疗事故损害后果主要由医疗过失行为造成，其他因素起次要作用。③次要责任，指医疗事故损害后果主要因其他因素造成，医疗过失起次要作用。④轻微责任，指医疗事故损害后果绝大部分因其他因素造成，医疗过失行为起轻微作用。

2. 出具鉴定书 医学会应当自接到当事人提交的有关医疗事故技术鉴定的材料、书面陈述及答辩之日起45日内组织鉴定。专家鉴定组应当在事实清楚、证据确凿的基础上，综合分析患者的病情和个体差异，作出鉴定结论，并制作医疗事故技术鉴定书。鉴定结论以专家鉴定组成员的过半数通过。鉴定过程应当如实记载。

医疗事故技术鉴定书的内容应当包括：①双方当事人的基本情况及要求；②当事人提交的材料和负责组织医疗事故技术鉴定工作的医学会的调查材料；③对鉴定过程的说明；④医疗行为是否违反医疗卫生管理法律、行政法规、部门规章和诊疗护理规范、常规；⑤医疗过失行为与人身损害后果之间是否存在因果关系；⑥医疗过失行为在医疗事故损害后果中的责任程度；⑦医疗事故等级；⑧对医疗事故患者的医疗护理医学建议。

医疗事故鉴定结果及相应材料在医学会至少存档20年。

（五）再次鉴定申请

当事人如果对首次医疗事故技术鉴定结论不服的，可以自收到首次鉴定结论之日起 15 日内向医疗机构所在地卫生行政部门提出再次鉴定的申请。

第四节　医疗事故的赔偿

一、医疗事故赔偿争议的解决途径

发生医疗事故争议时，医疗机构及其医务人员与患者之间有以下三种解决途径：

（一）协商解决

医患协商解决的前提是医患双方对于事故原因的认定无异议，即双方对于是否属于医疗事故、事故等级、医疗机构及其医务人员的过失在损害后果中所应承担的责任程度均无异议。医患双方根据《中华人民共和国民法通则》的精神、《医疗事故处理条例》及相关法规的有关规定，通过平等协商自行解决，这是当前普遍采取的做法。它有助于减少申诉和诉讼，有利于安定和团结，但同时也要防止出现患者一方索要高额补偿费或医方花钱买太平的两种不良倾向。

（二）行政调解

医患双方经协商和解不成，可以向卫生行政部门申请行政调解。卫生行政部门应当自收到医疗事故争议处理申请之日起 10 日内进行审查，做出是否受理的决定，对不符合法律规定，不予受理的应当书面通知申请人并说明理由。已确定为医疗事故的，卫生行政部门应医疗事故争议双方当事人请求，可以进行医疗事故赔偿调解。调解时，应当遵循当事人双方自愿原则，通过友好协商、互谅互让达成协议，依法确定赔偿数额。调解成功后，双方当事人都应当依照调解协议履行。这是解决医疗事故赔偿争议的一种诉讼外活动。调解不成或经调解达成协议后一方反悔的，卫生行政部门不再调解。当事人可以在规定的期限内，向人民法院提起民事诉讼。

（三）诉讼解决

诉讼是解决医疗事故赔偿等民事争议的最终途径。医疗事故争议发生后，当事人可以直接选择诉讼解决，也可以在自主协商解决不成后，或者对卫生行政部门的调解不服后，再选择诉讼解决。当事人自知道或者应当知道其身体健康受到损害之日起 1 年内，可以向人民法院提出起诉，逾期法院将不予受理。这和民法通则规定的身体受到伤害要求赔偿的诉讼时效 1 年是一致的。

> ➤ **考点：**医疗事故赔偿争议的解决途径。

二、医疗事故赔偿考虑的因素

《医疗事故处理条例》规定，不属于医疗事故的，医疗机构不承担赔偿责任。发生医疗事故后的赔偿，应当考虑下列因素，确定具体赔偿数额：①医疗事故等级；②医疗过失行为在医疗事故损害后果中的责任程度；③医疗事故损害后果与患者原有疾病状况之间的关系。处理医疗事故民事责任争议，无论哪种途径，都应该依照这些原则计算和确定医疗事故的具体赔偿额。

医疗机构违反医疗服务合同，给患者造成损害，如果不构成医疗事故，根据 2003 年 1 月 6 日最高人民法院《关于参照〈医疗事故处理条例〉审理医疗纠纷民事案件的通知》第一条规定，因医疗事故外的原因引起的其他医疗赔偿纠纷，如医疗机构发生违反医疗服务合同，造成对患者损害，适用于《中华人民共和国民法通则》的有关规定，医疗机构仍要承担违约赔偿责任。由此确立了我国现阶段医疗侵权纠纷赔偿的"双轨制"。

三、医疗事故赔偿项目和计算标准

（一）医疗事故的赔偿

根据《医疗事故处理条例》《中华人民共和国民法通则》《中华人民共和国合同法》《中华人民共和国消费者权益保护法》《最高人民法院关于审理人身损害赔偿案件适用法律若干问题的解释》等有关法律规定，医疗事故赔偿的项目和计算标准如下表 13-1：

表 13-1　医疗事故赔偿项目与标准

序号	项目	标准
1	医疗费	本次损害治疗所发生的医疗费用，不包括原发病治疗费用，但包括后续治疗基本医疗费用，凭据支付
2	误工费	按患者原固定收入（高于 3 倍，按 3 倍当地上一年平均工资计算）；无固定收入者按当地上一年度职工年平均工资计算
3	住院伙食补助费	按照医疗事故发生地国家机关一般工作人员的出差伙食补助标准计算
4	陪护费	按照医疗事故发生地上一年度职工年平均工资计算
5	残疾生活补助费	根据伤残等级，按照医疗事故发生地居民年平均生活费计算，自定残之月起最长赔偿 30 年；但是 60 周岁以上的不超过 15 年；70 周岁以上的，不超过 5 年的期限计算
6	残疾用具费	因残疾需要配置补偿功能器具的，凭医疗机构证明，按照普及型器具的费用计算
7	丧葬费	按照医疗事故发生地规定的丧葬费补助标准计算
8	被抚养人生活费	按照其户籍所在地或者居所地居民最低生活保障标准计算。对不满 16 周岁的，抚养到 16 周岁。对年满 16 周岁但无劳动能力的，抚养 20 年。但是 60 周岁以上的不超过 15 年；70 周岁以上的不超过 5 年
9	交通费	按照患者实际必需的交通费用计算，凭据支付
10	住宿费	按照发生地国家机关一般工作人员的出差住宿补助标准计算，凭据支付
11	精神损害抚慰金	按照医疗事故发生地居民年平均生活费计算。造成患者死亡的，赔偿年限最长不超过 6 年；造成患者残疾的，赔偿年限最长不超过 3 年
12	营养费	《医疗事故处理条例》没规定。《最高人民法院关于审理人身损害赔偿案件适用法律若干问题的解释》规定，受害人遭受人身损害，因就医治疗支出的各种费用包括必要的营养费，赔偿义务人应当给予赔偿，营养费根据受害人伤残情况参照医疗机构的意见确定

（二）其他规定

1. 参加医疗事故处理的患者近亲属所需交通费、误工费、住宿费，参照上述有关规定计算，计算费用的人数不超过 2 人。

2. 参加丧葬活动的患者配偶和直系亲属所需交通费、误工费、住宿费，参照上述有关规定计算，计算费用的人数不超过 2 人。

3. 医疗事故赔偿费用实行一次性结算，由承担医疗事故责任的医疗机构支付。

第五节　医疗事故的法律责任

一、行政责任

（一）行政责任主体

适合追究行政责任主体包括：①卫生行政部门；②卫生行政部门工作人员；③医疗机构；④医务人员；⑤其他主体，如医疗事故技术鉴定的工作人员等。

（二）各责任主体承担行政责任的情形与追责

1. 卫生行政部门的行政责任　卫生行政部门在处理医疗事故过程中，有下列情形之一的，由上级卫生行政部门给予警告并责令限期改正，情节严重的对负有责任的主管人员和直接责任人员依法给予行政处分：①接到医疗机构关于重大医疗过失行为的报告后，未能及时组织调查的；②接到医疗事故争议处理申请后，未在规定时间内审查或移送上级人民政府卫生行政部门处理的；③未将应当进行医疗事故技术鉴定的重大过失行为或者医疗事故争议移送医学会组织鉴定的；④未按照规定逐级将当地发生的医疗事故以及依法对发生医疗事故的医疗机构和医务人员的处理情况上报的；⑤未按照《医疗事故处理条例》规定审核医疗事故技术鉴定书的。

2. 卫生行政部门工作人员的行政责任　卫生行政部门工作人员在处理医疗事故过程中，利用职务上的便利收受他人财物或者其他利益，滥用职权、玩忽职守或者发现违法行为不予处理，尚不够刑事处罚的，依法给予降级或者撤职的行政处分。

3. 医疗机构的行政责任　医疗机构发生医疗事故，由卫生行政部门根据医疗事故等级和情节，给予警告；情节严重的责令限期整改直至由原发证部门吊销执业许可证。

医疗机构有下列情形之一的，由卫生行政部门责令其改正；情节严重的对负有责任的主管人员和其他直接责任人员依法给予行政处分或纪律处分。

（1）未如实告知患者病情、医疗措施和医疗风险的。

（2）没有正当理由拒绝为患者提供复印或复制病历资料服务的。

（3）未按照国务院卫生行政部门规定的要求书写和妥善保管病历资料的。

（4）未在规定时间内补记抢救工作病历内容的。

（5）未按照规定封存、保管和启封病历资料和实物的。

（6）未设置医疗服务质量监控部门或者配备专（兼）职人员的。

（7）未制定有关医疗事故防范和处理预案的。

（8）未在规定时间内向卫生行政部门报告重大医疗过失行为的。

（9）未按照规定向卫生行政部门报告医疗事故的。

（10）未按照规定进行尸检和保存、处理尸体的。

（11）存在有涂改、伪造、隐匿、销毁病历资料情形的。

4. 医务人员的行政责任　发生医疗事故，对负有责任的医务人员，如尚不够刑事处罚的，依法给予行政处分或纪律处分；对发生医疗事故的有关医务人员，除依照上述规定处罚外，卫生行政部门还可以责令其暂停 6 个月以上 1 年以下执业活动；情节严重的吊销其执业证书。

5. 其他主体的行政责任　参加医疗事故技术鉴定的工作人员，接受申请医疗事故技术鉴定双方或者一方当事人财物或其他利益的；出具虚假医疗事故技术鉴定书，造成严重后果，尚不够刑事处罚的，由原发证部门吊销其执业证书或者资格证书。

二、民事责任

医疗事故的民事责任主要有侵权责任和违约责任，承担责任的方式主要是赔偿损失、恢复荣誉、赔礼道歉等。

三、刑事责任

（一）医疗事故罪

医疗事故罪是指医务人员因严重不负责任，严重过失造成就诊人死亡或者严重损害就诊人身体健康的情形，按照《中华人民共和国刑法》第335条规定，应处犯罪人员3年以下有期徒刑或者拘役。

（二）滥用职权罪

负责处理医疗事故的卫生行政人员的行为严重超越职权范围、违背法律授权的宗旨而造成重大损失的，应依照《中华人民共和国刑法》第397条规定，以滥用职权罪追究刑事责任。

（三）受贿罪

卫生行政部门的工作人员在处理医疗事故争议的过程中，利用职务之便，索取他人财物的，或者非法收受他人财物，为他人谋取利益的，按《中华人民共和国刑法》第385条规定追究受贿罪。

（四）玩忽职守罪

负责处理医疗事故的卫生行政部门的人员因为工作严重不负责任、不履行《医疗事故处理条例》规定的处理医疗事故职责而造成重大损失的，按《中华人民共和国刑法》第397条以玩忽职守罪追究刑事责任。

> **考点**：医疗事故的法律责任。

（林斌松）

思考题

一、选择题

1. 下列关于医疗事故的说法描述错误的是
   A. 根据对患者人身造成的直接损害程度，医疗事故可分为四级
   B. 医疗事故与医疗纠纷是完全不同的概念
   C. 医疗事故的责任双方是患者和医生
   D. 医疗事故如果情况严重，可以追究医生个人的刑事责任
   E. 医疗事故是因医护人员的过失而造成患者的人身损害

2. 下列情形中，属于三级医疗事故的是造成患者
   A. 死亡
   B. 重度残疾
   C. 中度残疾、器官组织损伤导致严重功能障碍
   D. 轻度残疾、器官组织损伤导致一般功能障碍
   E. 明显人身损害的其他后果

3. 某妇女放节育环几个月后却带环怀孕，就到放环的医院做人流手术。术后该妇女及其家属认为这是医疗事故，拒绝交费，发生医患纠纷。该医患纠纷最佳解决方式是
   A. 该妇女和家属扰乱医院秩序，应该立即报警

下载资源：
思考题参考答案

B. 医院尽到告知义务并诉诸法律解决

C. 免除部分费用并安慰该妇女和家属

D. 免除全部费用并补偿营养费

E. 因不交费不让该妇女和家属离开

4. 构成医疗事故的客观要件是必须给患者造成损害结果，以下哪项不是

A. 死亡

B. 残废

C. 严重毁容

D. 组织器官损伤导致功能障碍

E. 因诊疗护理过失延长了治疗时间

5. 因抢救急危患者，未能及时书写病历的，有关医务人员应当在抢救结束后多长时间内据实补记病历，并加以注明。

A. 2 h   B. 4 h   C. 6 h

D. 12 h   E. 第二天上级医师查房前

二、案例分析题

患者张某，女，26岁，因剧烈腹痛到某基层医院急诊就诊，被值班医生确诊为急性阑尾炎，立即安排急诊手术。手术过程中该值班主刀医生没找到病变阑尾，反而误将患者双侧卵巢切除了，随即该医生立即请上级医师过来上台切除病变阑尾。事后，医院免去患者的全部住院资料费用共计9千多元。10天后患者出院。患者出院后不久发现自己的卵巢被切除，精神萎靡不振，无法正常上班。

问题：请结合上述材料，根据《医疗事故处理条例》等法律规定，回答以下问题：

1. 发生该事件后，该值班医生第一时间应如何汇报？

2. 患者如果要求医院赔偿，第一步应该如何处置？

3. 本起医疗事故的等级最大可能是多少？

4. 如何启动医疗事故技术鉴定工作？

5. 本案经鉴定确实属于医疗事故，对责任医生应如何处罚？

第十四章

护理行为法律风险与管理

思维导图

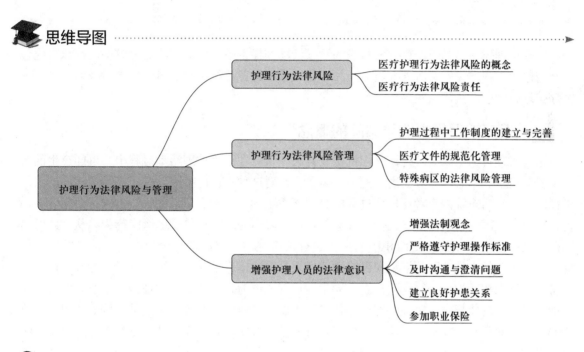

护理行为法律风险与管理
- 护理行为法律风险
  - 医疗护理行为法律风险的概念
  - 医疗行为法律风险责任
- 护理行为法律风险管理
  - 护理过程中工作制度的建立与完善
  - 医疗文件的规范化管理
  - 特殊病区的法律风险管理
- 增强护理人员的法律意识
  - 增强法制观念
  - 严格遵守护理操作标准
  - 及时沟通与澄清问题
  - 建立良好护患关系
  - 参加职业保险

学习目标

1. 说出医疗护理行为法律风险的概念。
2. 复述医疗护理行为风险管理制度。
3. 解释特殊病区及社区护理中的法律风险。
4. 陈述医疗护理行为法律风险管理的常识及基本方法。

医疗护理风险无处不在，已成为全球医疗护理界的共识。护理医疗事故一旦发生往往造成严重后果。作为医疗护理人员，高度重视医疗护理行为中存在的风险，避免和化解医疗护理行为风险所带来的损失和法律纠纷，对于从事护理工作的人员是非常有必要的。

第一节　护理行为法律风险

> **案例 14-1**　　2 岁多的男性患儿，被开水烫伤，占全身面积约 13%，部分为浅Ⅱ度烫伤，部分为Ⅰ度烫伤。在住院期间，一天，护士为其换药，当棉球涂在伤口时，患儿突然凄厉地哭叫起来，家长提醒护士是否上错药，护士不理，继续上药，其父再次提醒护士，此护士大怒，干脆将一瓶药都倒在伤口上，此时，患儿两眼发直，再也哭不出声了。接着出现休克，经抢救无效死亡，后来发现护士给患儿上的是剧毒药品煤酚皂溶液。
>
> **问题**：该案例中护士在工作中存在什么问题和责任？

医疗护理风险是基于医疗护理行为的诊疗活动和探索中发生的风险。完整的医疗风险应包括参与医疗过程的患者、医务人员、药品、器械及环境各自所涉及的风险。本节我们主要讨论医疗护理行为中的法律风险。

一、医疗护理行为法律风险的概念

医疗护理行为法律风险是指医疗机构及其医护人员在医疗护理活动过程中，可能产生的对患者机体、生理、心理等方面潜在的不良后果，而对这种不良后果因其过失应承担相应的法律责任。一般是指医院内患者在护理过程中有可能发生的一切不安全事件，既可以是对患者的伤害，也可以是医院付出的赔偿代价，甚至是损失医院声誉和市场份额的医疗行为。从为此付出的赔偿代价来说，最终都要以相应的法律、行政法规、部门规章和诊疗护理规范、常规为依据，由相关责任人甚至医院来承担最终法律后果。而法律后果涵盖了民事责任、行政责任、刑事责任三种。故而护理法律风险概念，界定为护理人员为患者实施的护理行为中所有涉及法律层面的风险，具体指由于医院外部法律环境发生变化，或由于医院护理人员未按照法律、行政法规、部门规章和诊疗护理规范、常规等履行义务，行使权利，而致其自身或医院承担相应法律后果的可能性，包括医疗事故、护理不良事件、护理纠纷、医闹等。

二、医疗护理行为法律风险责任

（一）护士的法律责任

从我国现有的法律规定来看，护士执业行为，既是一种民事法律行为，也是一种行政法律行为。因此，护士在执业过程中若违反有关法律法规，医疗卫生机构和护士就会被追究相应的行政责任、民事责任、刑事责任。侵犯护士依法执业而造成护士人身损害的，同样也要被追究相应的责任。

1. 造成医疗事故的责任　《护士条例》规定，护士在执业活动中造成医疗事故的，依照医疗事故处理的有关规定承担法律责任。《医疗事故处理条例》规定，对负有责任的医务人员依照刑法关于医疗事故罪的规定，依法追究刑事责任；尚不够刑事处罚的，依法给予行政处分或纪律处分。卫生行政部门可以责令暂停 6 个月以上 1 年以下执业活动；情节严重的吊销执业证书。

2. 违规办理护士执业注册手续的责任　《护士执业注册管理办法》规定，护士执业申请人隐瞒有关情况或者提供虚假材料申请护士执业注册的，卫生行政部门不予受理或者不予护士执业注册，并给予警告；已经注册的，予以取消。

（二）护生的法律责任，侵权行为与犯罪

医学院校护理专业学习期间的学生，在就读期间，在医疗相关单位见习或者实习一般称之为"护生"。在现行的护理教育制度下，每所医学院校的护理专业学生都需要完成在医疗等相关单位见习或者实习的任务。目前我国《中华人民共和国劳动法》《中华人民共和国劳动合同法》和《劳动合同法实施条例》等基础性法律中，没有直接有关实习生的规定。《医学教育临床实践管理条例暂行规定》第 17 条规定，医学生和试用期临床毕业生在临床带教教师和指导医师指导下参与医学教育临床实践活动，不承担医疗事故或医疗纠纷责任。医学生和试用期医学毕业生未经临床带教教师或指导医师同意，擅自开展临床诊疗活动的，承担相应的责任。由此规定可知，医学实习生只有在临床带教教师和指导医师的指导下行医，才不承担医疗事故或医疗纠纷责任。医学实习生脱离指导医师的指导，擅自开展临床诊疗活动所造成的损害责任，原则上是按照非法行医来承担责任。护理专业的实习生的法律风险责任，一般参照此条例执行。

第二节　护理行为法律风险管理

案例
14-2

患者王某，男，3 岁。因误服 5 ml 的炉甘石洗剂到医院急诊。急诊医生准备用 25% 硫酸镁 20 ml 导泻，但将口服误写成静脉注射，治疗护士拿到处方心想："25% 硫酸镁能静脉注射吗？似乎不能，但又拿不准。"又想："反正是医嘱，执行医嘱是护士的职责。"于是，将 25% 硫酸镁 20 ml 给患者静脉注射，致使患者死于高血镁的呼吸麻痹。

问题： 请分析该案例中，医生和护士存在哪些法律风险？

下载资源：
案例 14-2 解析

医学是社会科学与自然科学相结合的实践性很强的一门学科。医疗护理行为的实施是医学在实践中的运用，要用规则、制度、规范来保证实施。国家颁布的医疗卫生的法律和法规，为医疗护理行为提供了法律的保障和约束。

一、护理过程中工作制度的建立与完善

现代医学科学技术已经高度发达，但是医疗护理行为高风险，也是客观存在和不可回避的现实。医疗护理行为风险的发生，存在着许多人为因素，同时医疗护理行为的风险很复杂，因此，建立与完善医疗护理工作制度，是风险控制的前提。

（一）加强医德医风建设

医务人员的职业道德即医德，是医务工作者在医疗护理行为过程中应具备的思想品质，是医务人员行为规范的总和，是指导医务人员从事医疗活动的行为准则。

我国的医务工作人员应遵循的职业道德规范，从法律法规层面来看，我国原卫生部早在 1982 年 4 月 7 日颁布的《医院工作人员职责》规定了医务人员应认真执行各项规章制度和技术操作常规，督促医务人员严守职业道德，定期检查，考核各项规章制度和各级各类人员岗位责任的执业和落实情况等规定。1988 年 12 月 15 日颁布的《医务人员医德规范及实施办法》中有明确的规定，主要包括：①救死扶伤，实行社会主义的人道主义。时刻为患者着想，千方百计为患者解除病痛。②尊重患者的人格与权利，对待患者，不分民族、性别、职业、地位、财产状况，都应一视同仁。③文明礼貌服务。举止端正、语言文明、态度和蔼、同情、关心和体贴患者。④廉洁奉公。自觉遵纪守法，不以医谋私。⑤为患者保守秘密、互学互尊，团结协

作；严谨求实、奋发进取，钻研医术，精益求精。我国原卫生部 1994 年 8 月 29 日颁布的《医疗机构管理条例实施细则》规定了医务人员应认真执行各项规章制度和技术操作常规，督促医务人员严守职业道德，定期检查，考核各项规章制度和各级各类人员岗位责任的执业和落实情况等规定。1997 年《中共中央、国务院关于卫生改革与发展的决定》中再次明确提出了医务人员树立"救死扶伤、忠于职守、爱岗敬业、满腔热忱、开拓进取、精益求精、乐于奉献、文明行医"的行业风尚。医疗活动中，医务人员应当严格遵守有关的执业规定，执行有关的执业义务。如《医疗事故处理条例》第 11 条规定"在医疗活动中，医疗机构及其医务人员应当将患者的病情、医疗措施、医疗风险等如实告知患者，及时解答咨询；但是，应当避免对患者产生的不利后果"。《中华人民共和国执业医师法》规定了执业医师在执业活动中应当履行的义务：①遵守法律、法规，遵守技术操作规范；②树立敬业精神，遵守职业道德，履行医师职责，尽职尽责为患者服务；③关心、爱护、尊重患者，保护患者的隐私；④努力钻研业务，更新知识，提高专业技术水平；⑤宣传卫生保健知识，对患者进行健康教育。上述文件都从制度和法律层面对我国医护工作人员提出了医德医风的要求。

（二）加强护理人员业务素质考核、建立健全严格的岗位准入制度

建立健全严格的岗位准入制度，严把用人准入关。护理人员在执业活动中，要保证高质量的医疗服务水平，不仅要有良好的医德医风，还应具有扎实的业务能力，需要不断学习，更新知识，提高专业技术水平。

（三）加强环节质量控制、严格落实各项护理环节操作规程和各项规章制度

质量控制直接影响着整体医疗质量，要把环节质量的控制贯穿于整个护理活动过程之中；除了法律、法规及国家的有关部门的规章、制度、规范外，各级医疗卫生机构还应结合实际，制定出相关的工作制度和管理规定。医疗机构要从环节质量的控制上，提高诊疗质量，减少差错和降低医疗风险的发生。

（四）加强护理法律风险意识的教育

凡有医疗护理行为就可能发生医疗风险。加强医患双方医疗风险防范和教育，强化风险意识，对双方均有利。对于医务工作者，有利于正确认识医疗风险，积极履行职责和任务，在医疗活动过程中，采取更安全有效的措施，减少和避免医疗风险，或将风险降低到最低程度。对于患者和家属来说可以取得他们的理解，减少医患纠纷的发生。

（五）加强医疗护理人员法律意识的教育

通过加强法制教育，可以强化全体医护人员的法律意识。在工作中严格依法执业，自觉履行法律责任，有利于保障医患双方的合法权益和维持正常工作秩序，有利于解决医疗活动过程中产生的各种矛盾和纠纷。

二、医疗文件书写的规范化管理

医疗文件的规范管理，是规范医疗护理行为的准则。一方面它客观地记载了医疗护理行为的过程；另一方面，在医疗纠纷的法律诉讼中，医疗文书又是医疗机构负有举证责任的书证材料。医疗文书的规范管理，是法律的需要，也是保护医患双方合法利益的需要。

（一）医疗文件的概念

医疗文件是指执业的医务工作者在医疗护理行为过程中，依照国家法律法规及行业技术规范，形成并记载、制作的反映人体生理、病理状况及各类形式医疗证明文件的总称。

（二）医疗文件的分类

1. 按性质可分为主观性病历资料和客观性病历资料　客观性病历资料，即指患者在接受医疗的过程中，患者本人病情的客观情况反映，如记录患者的症状、体征、病史、辅助检查结果、医嘱等客观情况的资料，还包括为患者进行手术、特殊检查及其他特殊治疗向患者交代情况、患者或其近亲属签字的医学文书资料。主观性病历资料，是指在医疗活动中医务人员通过对患者病情发展、治疗过程进行观察、分析、讨论并提出诊治意见等而记录的资料。

2. 按内容可分为医疗记录文件和医疗证明文件　医疗证明文件包括出院证明、疾病证明、健康证明、残疾证明、死亡证明、出生证明等。

（三）医疗文件的作用及法律效力

医疗文件是医务工作人员收集、整理、加工后形成的具有科学性、逻辑性、真实性的医疗档案。在现代医院管理中，医疗文件具有以下作用：

1. 医疗文件是医疗、教学、科研的第一手资料。医疗文件资料可以发挥联系医疗团体的信息传递功能。不同职能的医务工作者、不同的医院通过医疗文件资料就能开展医疗服务教学与科研。

2. 医院医疗质量、技术水平、管理水平综合评价，都依据医疗文件规范化制作的水平。它是反映一个医疗机构质量管理水平高低的试金石。

3. 解决医疗纠纷和医疗法律诉讼的重要证据　医疗文件是法定的医学文件，具有法律效力，是各项法律诉讼中的书证。因此，医疗文件的规范化，不但是进一步提高医疗质量的需要，而且还是维护法律尊严、保护医患双方合法权益的需要。

（四）医疗文件书写规范基本要求

医学文书必须是客观、真实的记录。务求真实完整，重点突出，条理清晰，有逻辑性、科学性、时效性，要正确使用统一的医学术语，文字工整，字迹清晰，表述正确，语句通畅，标点正确，无自造字及非国际通用的中、英文缩写。医疗文件书写规范化管理应掌握以下基本要求：

1. 所有医疗文件书写应当使用蓝黑墨水、碳素墨水、门诊（急）诊病历和需复写的资料可以使用蓝或黑色油水的圆珠笔。

2. 医疗文件内容不得随意涂改　书写过程中出现错字时，应当用双线划在错字上，上级医务人员审查修改下级医务人员的医疗文件，应当注明修改日期、修改人员签名，并保持原始记录清楚、可辨，不得采用刮、粘、涂等方法掩盖或去除原来的字迹。

3. 执业医务人员，未经本人亲自诊查、调查，不得签署有关医学证明文件，不得出具与自己执业范围无关或者与执业类别不相符的医学证明文件；不隐置、伪造或擅自销毁医学文书或有关资料。

4. 充分尊重患者知情同意权　即让患者有权知道医务人员为自己诊治疾病做出了何种决定，包括治疗手段的选择，有无并发症和危险；也包括让其参加一些诊断性治疗、人体实验等。对按照有关规定需取得患者书面同意方可进行的医疗活动（如特殊检查、特殊治疗、手术、实验性临床医疗等），应当由患者本人签署同意书。特殊情况下可由其法定代理人或近亲属、或被授权的负责人签署。

5. 医疗文件书写时限的规定　因抢救急危患者，未能及时书写病历的有关医务人员应当在抢救结束后 6 h 内据实补记，并加以注明。急诊病历书写就诊时间应当具体到分钟。住院病历应当于患者入院后 24 h 内完成。24 h 内入出院记录应当于患者出院后 24 h 内完成，24 h 内入院死亡记录应当于患者死亡后 24 h 内完成。首次病程记录应当在患者入院 8 h 内完成。主治医师首次查房记录应当于患者入院 48 h 内完成。接班记录应当由接班医师于接班后 24 h 内完成。手术记录应当在手术后 24 h 内完成。死亡记录应当在患者死亡后 24 h 内完成，记录死亡时间应当具体到分钟。

6. 医嘱是医疗文件的重要组成部分　它是指具有执业资格的医师在医疗活动中下达的医学指令，是重要的医疗文件。就医内容、起始、停止时间应当由执业医师亲自书写，除因抢救急危患者外，不得下达口头医嘱。因抢救急危患者，下达的口头医嘱，执行护士应当复述一遍，待抢救结束后，下达口头医嘱的医师应当即刻、据实补记医嘱内容，应当准确、清楚。每项医嘱应当只包含一个内容，并注明下达时间，应当具体到分钟。不得涂改，需要取消时，应当使用红色水笔标注"取消"字样并签署下达医嘱医师姓名。

7. 医疗文件的归档及保存 医疗文件是重要的档案，医疗机构及其医务人员都有责任和义务维护医疗文件的归档和保存，使之为患者的医疗、保健和医学临床教学、科学研究服务，为医疗经济和计划决策等服务。

8. 患者对医疗文件的查阅权和复制权 患者有权复印或复制的病历资料是客观性病历资料，而不是全部病历资料，主观性病历资料是不能提供给患者复印的。

> ➤ **考点**：医疗文件的书写要求。

三、特殊病区的法律风险管理

特殊病区主要是指医疗机构内部的加强监护病房、手术室及急诊科室等集中了急危重患者和手术患者的医疗单元。该医疗单元是医疗纠纷的易发和多发的病区，也就是法律风险的高度危险区。因此，加强特殊病区的法律风险管理，提高医疗服务质量就成了医疗机构整个医疗活动的关键环节。也是控制医疗法律风险的有效途径。

（一）急诊患者接诊的法律风险管理

从以下几个方面针对急救工作各环节的特点加强管理，保障急救工作迅速有效地进行，从而化解法律风险。

1. 确保通讯快速准确 医院急救通讯必须每天 24 h 有人轮流值班，车载通讯设备应有良好的性能以保障联络正常。同时，还应与相关机构保持通畅的直达联络，这是实施有效院前急救的首要条件。

2. 急救车辆和车载设备应随时保持良好的状态 急救车辆必须保持随时待发的良好状态，应配有空调设备。车载急救设备应包括氧气输入、心肺复苏、辅助呼吸、运送工具、骨折固定设施、产科器械、照明设备及各类急救、护理器械等。对应的急救药品、物品要做到 100% 准确到位，抢救设备必须随时处于完好状态，并且要建立严格的日清日查制度，专人检查、专人管理，使用后及时补充、更换与维护，从而达到随时均保持良好状态的目的。

3. 针对本地区伤病员的发病特点做好相应的配备 急救的设备、专业人员、药品器材应适应本地区的伤病特点，做到有针对性和有效性。为此应注意作本地区急症病伤的流行病学分析，依此来做出相应的配置调整。

4. 抓好急救人员的专业培训 应当明确专业急救人员不能等同于一般的医生和护士，他们有专业性的要求。因此，应选择合适的医护人员进行急救专业知识与相关制度的培训，以此来提高急救的质量，减少院前急救行为的差错，控制医疗风险。

5. 还要加强证据意识的培养和证据管理，规范急诊记录的填写与保管 抢救记录应认真、客观、真实。任何漏记、错记等均可能成为日后的法律风险。

（二）危急重症病区的法律风险管理

加强监护病区风险的管理，体现在加强监护病区的选址与设计的合理性，组织机构设置与人员编制的有效性、合理性，业务管理制度规范化和严格化等几方面：

1. 加强监护病区的选址与设计 加强监护病区应设在全院较中心的位置，并与手术室、血库及相关业务密切的辅助科室靠近。同时，应安置醒目的指示牌，且通路应便捷无障碍，使之真正成为快速的生命绿色通道，为抢救患者生命赢得时间与条件。监护病室的平面布局要达到以下标准：从中心监护台能观察到所有患者；病室内通路宽畅，床旁空间合适以利于抢救工作的展开；清洁区和非清洁区应明显分开；有固定放置药物、仪器及其他医疗设备的空间。

2. 加强监护病区的管理　原则上综合性监护病室应作为一个独立的科室，在院长领导下，实行科主任负责制。同时，按相应的比例配备好各级医护人员和工程技术人员与勤杂工人。其病区内的工作人员应制订相应的岗位职责，并由科主任和护士长负责督查落实与执行。

（三）手术室的法律风险管理

手术室法律风险的管理是整个医疗服务质量管理工作中重要环节，其主要任务是进行质量教育、建立质量管理体系、制订质量管理制度、检查与督促医务人员执行各项制度。

1. 术前准备工作规范化管理　术前准备工作规范化管理主要是抓好手术医师、护士、麻醉师及相关人员的岗位相应法律法规与工作制度的培训与教育，使术前检查、诊断、手术方案讨论、手术室设备维护、患者的知情同意书的签订均能制度化，并严格地按制度执行。只有这样才能避免医疗护理行为过失，进而控制法律风险的产生。

2. 术中风险的控制方式

（1）严格执行查对制度：由于手术室工作的应急性强，工作量大而繁重，在每一个环节中都必须严格执行查对制度，防止接错患者，弄错手术部位，用错药，输错血。从而避免开错刀、开错部位的差错发生。手术室护士所执行的医嘱常为口头医嘱，护士在执行医嘱的前后，均要口头复述，防止传达错误，同时作好查对，手术中使用过的药物，应保留至手术结束再进行处理，防止用错药。术中输血时要严格执行输血查对制度。巡回护士要与麻醉医师认真核对无误并且实行双签名后方可输入。

（2）严格执行"三数四清点"制度："三数"即手术前数、关闭体腔前和关闭体腔后数；"四清点"为清点器械、纱布垫、棉片、缝针。手术物品的清点要由器械护士、巡回护士、手术医生共同参与，在关闭体腔或切口前，手术护士要保证物品数目准确，手术医生要认真探查体腔或切口，确保体内无异物存留后才能缝合体腔，以此避免异物遗留患者体腔的过错发生。医疗差错事故处理办法中明确规定：由于寻找手术物品影响手术进行超过 30 min 者应定为差错。在手术过程中，如果调换巡回护士，必须现场交接清楚术中用药、手术物品及所注意的问题，并在护理记录单上签字，同时通知手术医师和麻醉医师，手术中如添加敷料器械等，需经两人清点才能加入并及时记录，手术中器械护士不得调换。

（3）对手术感染预防应重点注意切口感染的四条途径：手术室空气、手术用物、医护人员手及带菌人的消毒。手术室应配合感染控制科定期对消毒液、手术物品、手术室空气、刷手效果进行细菌学监测。手术人术中严格遵守无菌操作原则，保护手术切口、腹腔脏器组织，避免感染。对乙肝表面抗原阳性与艾滋病患者手术应遵守隔离处理与消毒处理的制度，并应有手术专用房，且作明显的警示隔离标志，由专人负责巡回，避免传染。术后污物和器械应无害化处理，避免传染扩散。

（4）手术体位摆放要求科学、舒适，并做好相应保护措施。

（5）对手术中从患者病灶区取下组织的管理：对术中取下的组织，器械护士要询问医生是否留取标本，不可自行处理或弄丢弄错。标本要按要求妥善保管，贴好标签，放于专用位置，手术完毕交给手术医生送病理检查。手术室应建立和明确医护人员岗位职责，并严格按职上岗，杜绝擅离职守和越职行为。规范手术、护理记录单的书写，记录要及时、全面、真实、字迹清晰，不能涂、刮，不能缩写、简写。

（6）正确处理好患者知情权与保护性治疗的关系：在与患者交谈时要慎重，并给自己留有余地。既要对患者负责，又不要违反原则。在手术时不要说和做与手术无关的话和事。在手术中，如医护之间发生争执时，不得在手术台上争吵，应手术后协商解决。在手术室最常遇到患者询问手术还有多长时间，手术是否安全等，护士应慎重解释。

3. 术后风险管理　术后风险管理是对术后 24 h 患者的病情观察和应急处理。责任医师和护士应严格观察各种生命体征和手术部位的变化，并做好详细记录和交接班工作，发生情况及时报告并处理。严格预防切口感染和发生各种并发症。

（四）社区及家庭护理的法律风险管理

社区及家庭护理法律风险防范与管理关键在树立安全意识，重在预防。由于导致风险的因素是多样化的，因此，在采取防范措施方面，就应当通过综合的治理，抓好环节质量控制，提高风险防范意识，减少风险的发生和降低风险带来的损害。

1. 建立社区护理行为法律风险防范管理的组织机构，完善规章制度。

2. 提高自身专业水平，开展业务培训，提高护理质量　社区护士要不断提高自身专业水平，提高评判性思维能力、独立认识鉴定能力，有意识地对自己的思维活动过程与结果进行反思和控制调整。社区卫生机构要加大社区护理岗前培训力度，要分批组织护士参加社区护士岗位培训。

3. 充分维护患者的合法权利，为患者提供咨询服务　社区卫生服务机构既要保护护士的权益，又要充分维护患者的合法权利。

4. 规范护理记录及相关上门记录　护士必须严格按照护理文书书写格式规范，用法律的思维书写护理记录。做到上门必须记录、所做必须记录、病情变化必须记录，尤其是上门服务必须每次均有签名，原则上要求本人签名，如果是他人代签名必须注明与患者的关系，并将资料与病历一起保存。

5. 做好社区护理中医疗废物的收集处理工作　社区治疗护理中产生的医疗废物应按照《医疗废物管理条例》的规定，专人负责，统一收集，集中处理。并对参与社区护理的人员进行感染知识培训，以免发生医疗废物流失，造成疾病传播及意外伤害事故。

第三节　增强护理人员的法律意识

下载资源：
案例 14-3 解析

> **案例 14-3**　患者李某，男，40 岁。患麻痹性肠炎、梗阻。患者不能进食而插入了鼻饲管并行输液支持治疗。医生查房后口头医嘱："有尿后给氯化钾 10 ml 推入管内。"待患者有尿后，护士执行医嘱时未再追问，即将 15% 氯化钾 10 ml 直接推入静脉输液壶内，致使患者心搏骤停，抢救无效死亡。
>
> **问题：** 上述案例医生和护士属于什么性质的责任。

一、增强法制观念

近年来，患者自我保护意识不断增强，进一步彰显了护理工作中潜在的法律风险，医疗护理工作中的法律纠纷不断增多，相比之下有较多的护理人员对法律知识的了解却相对较少，运用法律保护自己的意识淡薄。因此，须强化护理行为的法律意识，进而明确自己的责任与身份。让法律法规教育贯穿护士、护生工作的始终，让医护人员对护理工作期间可能发生的差错事故引起足够的重视，对自己的不良行为可能给患者、医疗机构及自己带来的后果有明确的认识。特别是对《医疗事故处理条例》《护士管理办法》举证责任倒置若干问题的规定等与护理人员关系较密切的法律知识要熟知。护理人员要增强法制观念，严格遵守规章制度和操作规程，依法执业，使自己成为一个懂法、守法、用法的合格医护人员。

二、严格遵守护理操作标准

护理纠纷防范的关键在于环节管理、细节管理。护理事故往往发生在护理过程中习以为常的环节中，比如三查七对。任何环节，稍有疏忽就容易出问题。因此要严格遵守各个环节的操作标准。

要严格护理流程环节：护理流程环节主要是指患者在接受护理方面的非护理技术服务的环节。主要包括以下基本环节：

1. 严格入院各项程序

（1）严格患者入院程序的制定和规范规定内容。

（2）严格申请陪护及陪护人员的管理，做好《陪护风险告知书》。

（3）严格日常生活细节。

知识链接

《陪护风险告知书》

患者家属：

因该患者入院时属以下特殊患者，为使你（你们）更好配合我院对患者救治，以利于患者早日康复以及保障其安全，现善意告知如下：

一、需要设立陪护的患者：

1. 精神病患者。

2. 间歇性精神病患者。

3. 有悲观厌世情绪的患者（自杀入院患者）。

4. 未成年患者。

5. 老弱病残等需要帮助的患者。

6. 医院认为应当设立陪护的患者。

二、陪护人员的条件：

1. 身体健康，没有传染病。

2. 有陪护能力和相关经验。

三、陪护要求：

1. 患者家属和陪护要 24 h 不间断陪护患者。

2. 尽可能不让患者离开视线范围内。

3. 严禁让患者独自靠近病房窗户和公共区域窗户。

四、责任

因患者家属和陪护人员的疏忽，造成患者自杀或伤害他人，产生的一切后果均由患者方自负。

患者及患者家属签章：

陪 护 人 员 签 章：

年　月　日

（4）严格外出检查：包括在本院做检查和到外院做检查、会诊。

（5）严格病历、可疑医疗物品封存。

2. 严格护理服务及操作环节　严格门诊、急诊护理日常工作环节、住院护理操作环节。

三、及时沟通与澄清问题

及时沟通与澄清问题是护理工作非常重要的环节。在护理工作中，有些患者及家属由于种种原因不能很好地配合治疗与护理工作，就需要医护工作者及时的沟通和澄清。如有的患者仅在医院做治疗后就离院，使护理工作不能正常进行；还有的患者在擅自回家后，病情发生变化而不能及时发现和救治，遇到这些情况都需要护理人员及时与家属、主管医生、医院开展一系列的沟通与澄清工作。因此掌握有效的沟通技巧是构建和谐护患关系重要的法宝和首要保证。也是避免法律风险的手段之一。

（一）注重第一印象

第一印象良好，对良好的护患关系的建立起着事半功倍的作用。当患者带着病痛来到医院时，护理人员应主动热情接待，做到仪表端庄、举止大方、服饰整洁、微笑服务、语调轻柔，主动自我介绍，记住患者的姓名并选择适当的称呼。原则是应与患者的身份一致，有礼貌地介绍病区环境、护理单元、同室病友。

（二）学会倾听

在与患者沟通的过程中，护理人员要学会倾听，成为有效的倾听者。

（三）善于运用非语言行为

非语言行为是影响他人的一种重要手段，在护患沟通过程中护理人员要正确运用非语言行为，合理地控制面部表情，使之与患者的情绪体验相一致，促进护患关系的建立；有效的护患目光接触可对患者产生许多积极的影响。

（四）善于交谈

交谈是收集资料、建立和谐护患关系、解决问题的最主要方式。

（五）恰当的反应

在交谈过程中，护理人员的反应非常重要，它是使沟通达到目的的关键因素，常见的沟通反应技巧有：复述、澄清、沉默和同情。同时在结束后，做好记录，为下一次沟通做好准备。患者及家属对医务人员缺乏信任，对医院的不满情绪，也有些患者或家属由于文化水平低，法制观念淡薄，可能为达到某种私欲故意制造纠纷，都会在有效的沟通和澄清问题中发生逆转。促使医患纠纷逐渐转向良性发展。

四、建立良好护患关系

医疗卫生事业健康发展的必要条件就是构建和谐护患关系。随着现代医学模式的现代性转变，医护工作既要关注患者的疾病，更要从人的生物、心理、社会方面综合性关注患者。唯有如此，才能构建和谐的医患关系。

首先，要从护理理念入手。充分认识以患者为中心的现代护理观念。这就要求护士提供护理服务的同时必须尊重患者，平等相待，急患者之所急，想患者之所想，帮患者之所需，达到有效的双向沟通，更好地融洽护患关系，努力营造良好的护理氛围。其次，突出个性化护理意识。坚持以人为本的护理理念，就应该突出患者的个体差异，努力做到因人施护，对症施护，让患者感受到被尊重、被关怀。再次，加强教育培养。通过经常性的教育警示，全面提高护士职业素质，同时培养良好的心理素质和自我控制能力。总之，护士良好的职业素养是减少护患纠纷的关键。

五、参加职业保险

目前，我国医疗纠纷数量不断增长，医疗损害索赔数额不断攀高，由医院和医护人员自留危险的方式变得越发不可取。而职业保险则是护理风险管理中有效的危险财务转移手段。以小额的固定保费支出，换取对未来不确定的巨大危险损失的经济保障，使危险的损害后果得以减轻或消化。

职业保险指专业从业者定期向保险公司交纳少量的保险费。在职业保险范围内，如果发生事故，则由保险公司向受害者支付相应的赔偿。因此，如果护理人员参加职业保险，一旦由于自己的过错对患者造成损害时，以及病患对自我造成损害时，可以从下面几方面获益：

①保险公司在规定的范围内为护理人员提供法定代理人，以保证其受到法庭的公正审判；②保险公司在护理人员败诉后代护理人员为受害人支付巨额赔偿金，以减轻护理人员的经济损失；③由于受害人能得到保险公司及时恰当的经济补偿，减轻了护理人员心理上的内疚感，从而能帮助护理人员尽快恢复心理平衡。

在保费缴纳方面，医院、个人可按照一定的比例分担。针对护生的保费缴纳方面，可以将实习生的档案等留存学校，由学校和用人单位共同支付实习生的保费，必要情况下也可以约定将实习生的部分补贴直接作为保费缴纳工伤保险，从而分散风险。在保护了实习生权利的基础上，减小了实习单位的赔偿风险，能提高用人单位招用实习生的积极性。总体来说，这是当前社会法制背景下，比较适合保护医患双方的方式。

（张翔堂）

思考题

一、选择题

1. 患者，女性，34岁，因"不孕症"就诊。经各项检查后，发现患者患有梅毒。门诊护士将此信息告诉了科室其他护士和来就诊的患者。该护士的行为属于

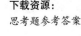

下载资源：
思考题参考答案

    A. 侵犯患者公平权   B. 侵犯患者隐私权   C. 侵犯患者同意权

    D. 侵犯患者生命健康权   E. 侵犯患者风险知情权

2. 《护士条例》的根本宗旨是

    A. 维护护士合法权益   B. 促进护理事业发展，保障医疗安全和人体健康

    C. 规范护理行为   D. 保持护士队伍稳定

    E. 保证护理专业性

3. 《医疗事故处理条例》规定，对负有责任的医务人员尚不够刑事处罚的，依法给予行政处分或纪律处分。卫生行政部门可以责令暂停执业活动多长时间

    A. 6个月以上1年以下   B. 8个月以上   C. 10个月

    D. 两年   E. 3个月

4. 关于紧急救护，以下说法不正确的是

    A. 遇有患者病情危急时，护士应立即通知医师

    B. 医师不能马上赶到时，护士应当先行实施必要的紧急救护

    C. 护士实施必要的抢救措施，要避免对患者造成伤害

    D. 护士有权独立抢救危重患者

    E. 必须依照诊疗技术规范救治患者

二、简答题

1. 医疗护理行为法律风险管理的基本途径有哪些？

2. 应该如何防范特殊病区的法律风险？

3. 医疗文件的规范化管理有哪些要求？

主要参考文献

1. 孙丽芳，张志斌.护理伦理学.南京：东南大学出版社，2012.
2. 龚玉芳，方珏，医学伦理学.北京：清华大学出版社，2013.
3. 吴晓霞，景汇泉.护理伦理学.北京：北京大学医学出版社，2017.
4. 李本富.医学伦理学.2版.北京：北京大学医学出版社，2010.
5. 孙福川，王明旭.医学伦理学.4版.北京：人民卫生出版社，2013.
6. 孙慕义.医学伦理学.3版.北京：高等教育出版社，2015.
7. 姜小鹰，刘俊荣.护理伦理学.北京：人民卫生出版社，2018.
8. 孙宏玉.护理伦理学.北京：北京大学医学出版社，2015.
9. 徐桂莲，高玉萍.护理伦理与法规（临床案例版）.武汉：华中科技大学出版社，2016.
10. 陈秋云.护理伦理与法规.北京：中国医药科技出版社，2015.
11. 伍天章.医学伦理学.北京：高等教育出版社，2017.
12. 唐启群，张武丽，崔香淑.护理伦理与法规.北京：北京大学医学出版社，2015.